大きな活字と写真でよくわかる!

古武術に学ぶ 100歳まで動けるカラダ

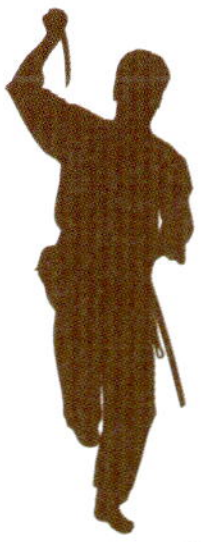

びわこ成蹊スポーツ大学教授
高橋佳三 監修

宝島社

はじめに

皆様、こんにちは。びわこ成蹊スポーツ大学の高橋佳三です。この度、宝島社から出版されている私の2冊の本を合本し、新たにシニア向けの身体の動かし方に関する本を出版する運びとなりました。

本書を手に取っていただき、心から感謝申し上げます。

本書のタイトルには、シニア世代の方々が健康で充実した生活を送るために適切な身体の動かし方を知っていただき、長く健康に過ごしていただきたいという願いが込められています。年齢を重ねると、どうしても身体を動かすのがおっくうになったり、動きが鈍くなったりしがちですが、適切な運動を取り入れることで、何歳までも身体を維持・向上させながら、日常生活の質を大きく向上させることができます。

これまでに宝島社から出版した2冊の本の内容を再編集した部分があります。それが、「前屈」と「開脚」です。以前の本と伝えたい内容は似ていますが、しかしこの1年ほどの間にとても研究が進み、当人比ながらとても変化・進歩したのがこの前屈と開脚だったので、ぜひその姿を残しておこうと思いました。私のように、50歳になっても気づきが得られ、大きく進歩することができます。

皆様にとって、本書がなにかひとつでも気づきを得られるものになり、

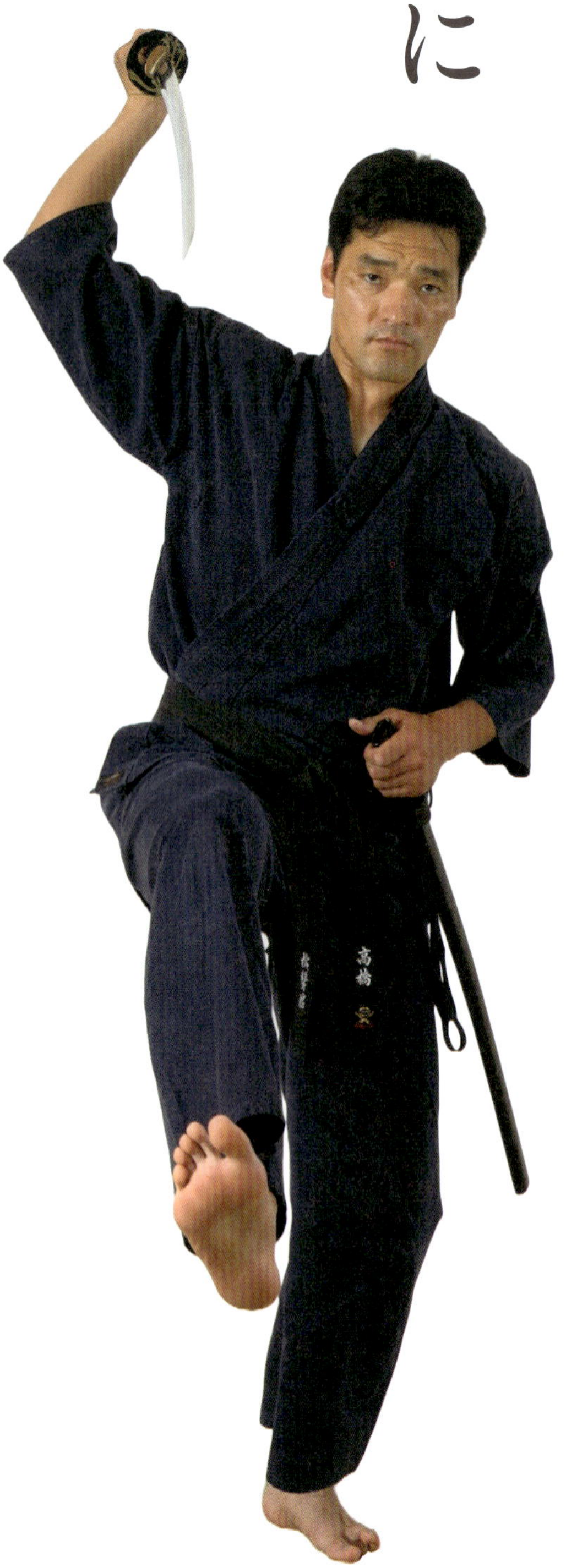

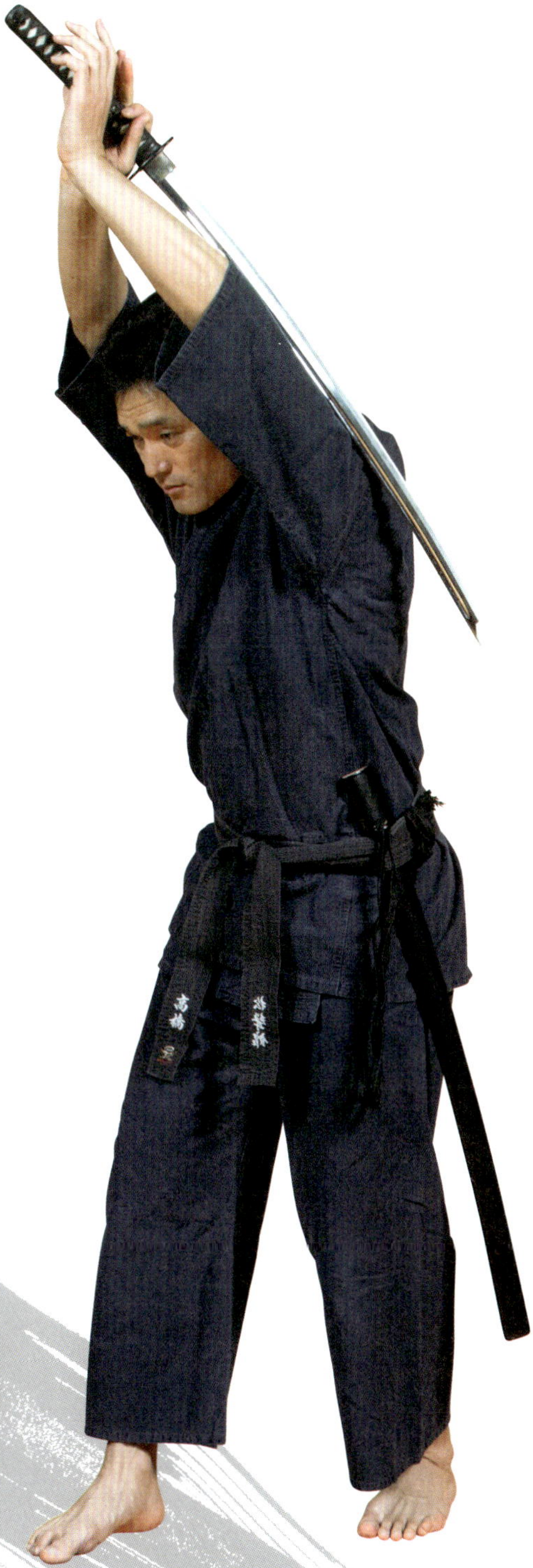

皆様が少しでも健康で元気な毎日を送る手助けができれば幸いです。身体を動かすことの楽しさや、その効果を実感していただけることを願っています。

なお、前屈や開脚のところで少し触れていますが、「決して無理をしない」ことは、健康を維持する上でとても重要です。無理に膝を伸ばしたり、股関節を動かしたりせず、ご自身の身体の状態を感じながら、のんびりゆったり、ゆっくりと運動をする所から始めてください。この本を執筆している最中に、本学で地域の方々対象の公開講座を行いましたが、2週間で全員の前屈が見違えるようになりました。やはり全員、毎日少しずつ前屈や開脚、足指を動かすなどされていたそうです。他にも、歩くのがラクになった、運動が楽しくなった、という声もお伺いしました。少しずつでいいので継続していただくことが、よりよい成果につながることを実感しております。

最後に、この本の出版にあたり、多くの方々のご協力とご支援をいただきましたことに深く感謝申し上げます。そして、何よりもこの本を手に取ってくださった皆さんに、心からの感謝を申し上げます。

それでは、ご自身の身体の変化をお楽しみください。

高橋佳三

目次

第3章 動けるカラダを作る実践トレーニング

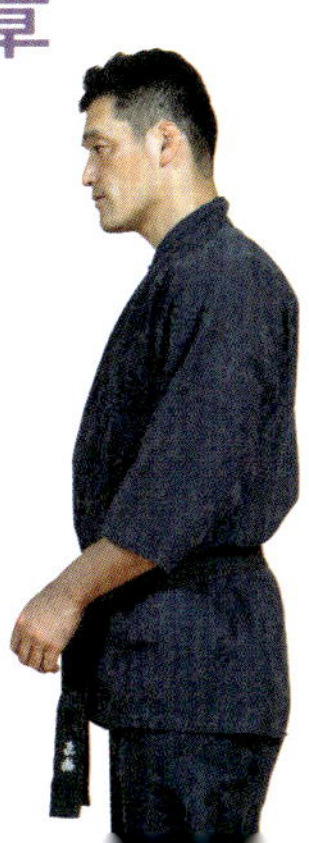

STAFF
カバーデザイン:石井恵理子(ニイモモクリエイト)
本文デザイン&DTP:近藤みどり
撮影:尾上達也
佐々木一雄(BAKU STUDIO)
編集:田中早紀(宝島社)
制作協力:吉祥寺事務所(大野真)

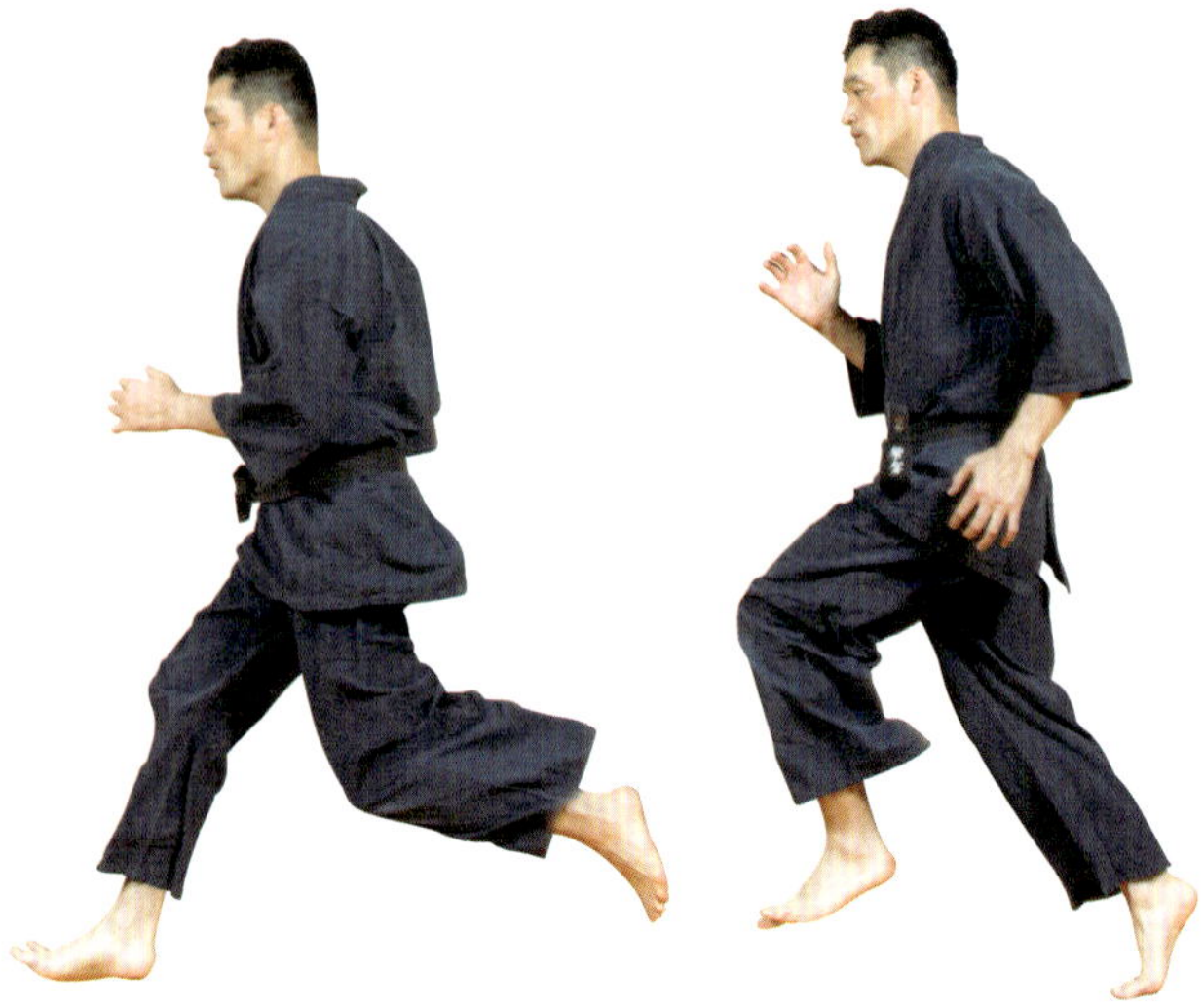

第1章

一生動ける
カラダのための
「姿勢」

古武術とは何か？

一生動けるカラダを作るメソッド

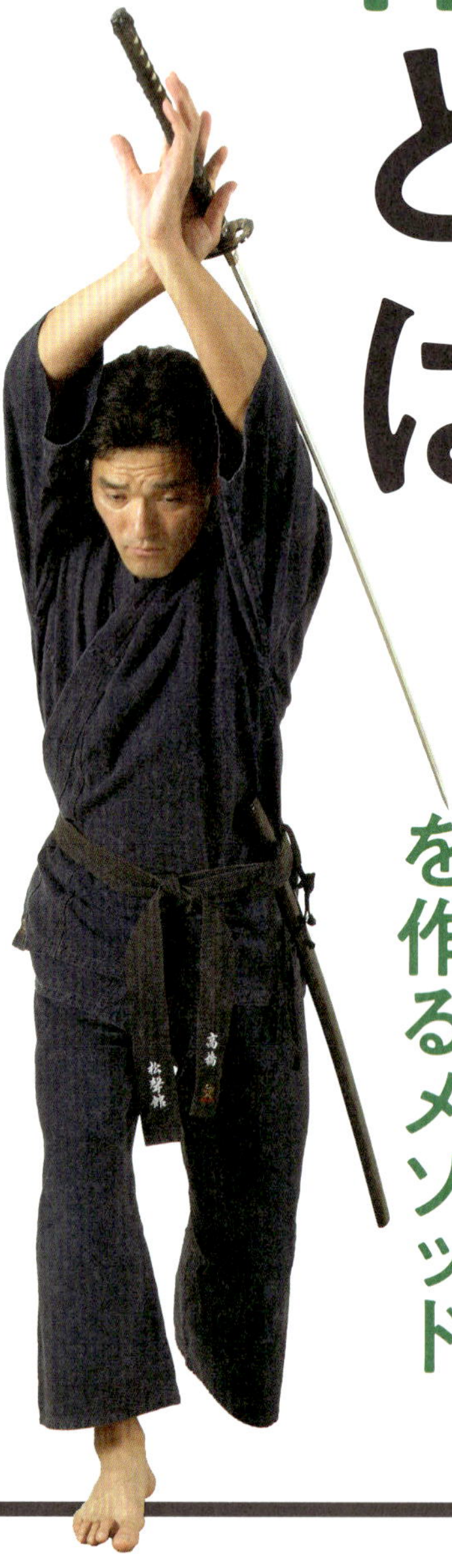

明治時代以前の日本人の体の動かし方

古武術とは、文字通り「古い時代の武術」のことを指します。時代として区分するなら、明治維新よりも前まで、江戸時代の頃の日本人の多くが普通に行っていた動きがもとになっているものです。

ひとくちに武術と言っても、剣道や柔道などさまざまだと思われるかもしれません。しかし、昔の人たちは刀があれば刀、なければその辺に落ちている棒を用いて対抗しなければならなかった。棒もなければ、今度は体術で相手を制さなければならなかった。そう考えると、たとえ得物《えもの》が変わっても、体の動かし方というのは同じだったのかもしれません。

今日ではスポーツ化するために「〇〇道」と言って、剣道や柔道、合気道と分かれていますが、そうなる以前はなんでもやったのだと思います。ひとつの流派の中に剣術もあるし棒術もあるし、体術もあるのが普通でした。

本書で紹介されているさまざまな体の動かし方を見て、「これのどこが古武術なんだ？」という感想を持つ人も多いかもしれません。

本書では「古武術」と銘を打っていますが、古武術の動きをそのまま紹介しているわけではありません。私自身が古武術やスポーツの研究を通じて体感した体の動かし方が、普段の生活に役に立つかもしれないと思い、紹介しています。そういった意味で、今回監修した本書における身体操法の基本は、私が古武術をやっていなかったら気づかなかったことばかりです。

古武術を学ぶきっかけは桑田真澄投手

そもそも私が古武術を習おうと思ったきっかけは、2002年のことでした。もともと野球をやっていて、当時、読売ジャイアンツに所属していた桑田真澄投手の大ファンでした。ちょうど2002年は、右肘の負傷と手術の後、復帰したものの不振に喘いでいた桑田投手が4年ぶりの二桁勝利、そして防御率2・22の記録で15年ぶりの最優秀防御率のタイトルを取った年だったんです。

久しぶりにタイトルを取ったのが嬉《うれ》しくて、いろいろ調べていたら、桑田投手の活躍の裏に古武術があると報道されており、素直に「やってみたい」と思ったのがきっかけでした。その桑田選手を指導されたのが甲《こう》野《の》善紀《よしのり》先生で、その年末のテレビ番組で紹介されていたのを観て、甲野先生のところへ行かなきゃだめだなと思いました。まず、古武術との出会いは、そうした直感が働いたということが第一の理由です。

第二に「どう指導していいかわからない」という絶望がありました。当時、私は筑波大学野球部のコーチを務めると同時に、スポーツバイオメカニクスの研究を行っていました。スポーツバイオメカニクスとは、数学や物理学を利用しながら人の体の動きを科学的に研究する学問ですが、一方でさまざまなスポーツの指導書や有名なコーチの言うことなど、「体の感覚」に近いものは、なかなかこの学問分野では分析しづらかった。また、研

肩甲骨をきちんと動かせるようになると、肩周辺のこわばりも取れる。腰痛が軽減することもある。

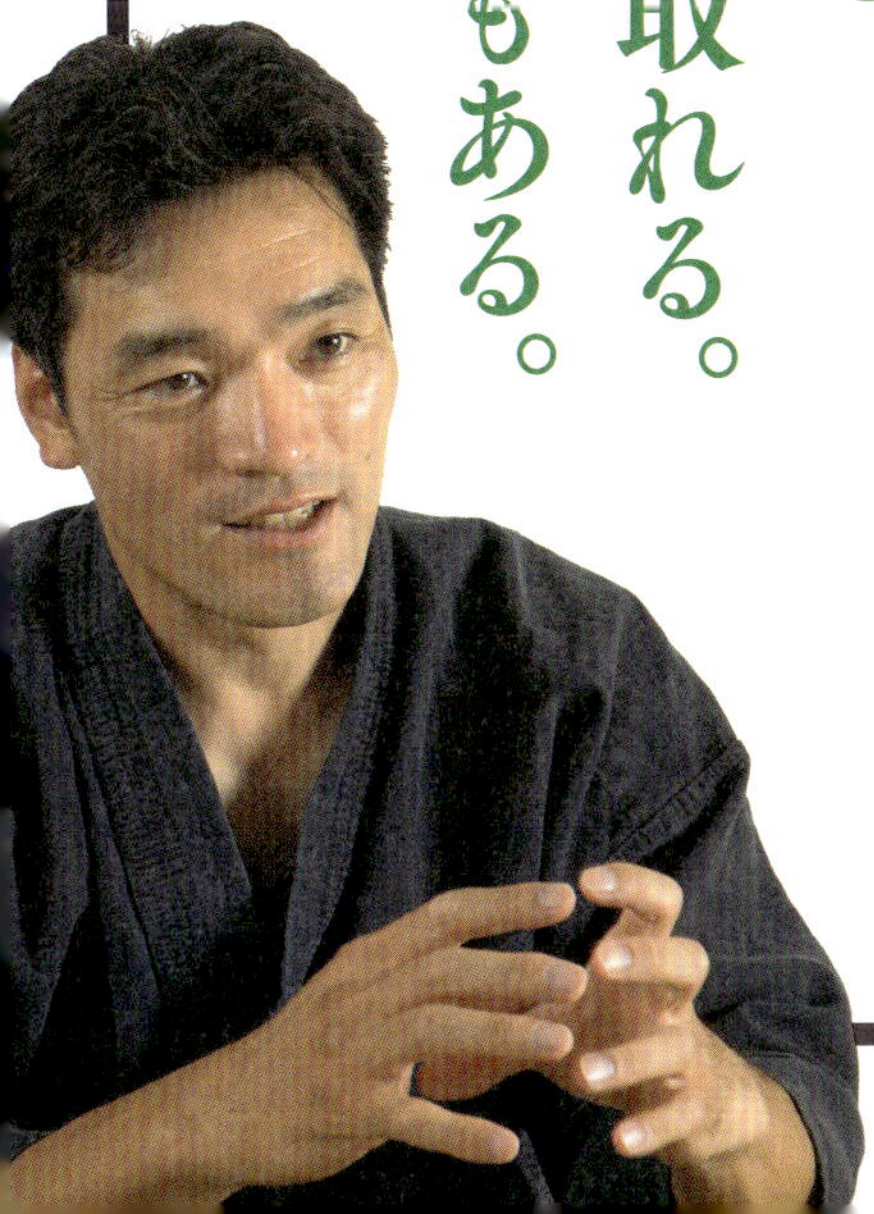

100年の人生を考えると、なるべく動ける体であり続けたいと思うのは当然です。

究の成果をそのまま野球部の学生たちに教えても、大きな成果に結びつきづらく、指導法に悩んでいたということもありました。

そんなときに、古武術の話を聞き、自分のわからない体の感覚がわかるようになるかもしれないと感じたのです。科学的な動きの指導だけでなく、より感覚に基づいた指導もできるのではないかと思いました。そこですぐに甲野先生とコンタクトを取り、年が明けた2003年1月9日に、初めて甲野先生の稽古会に参加しました。以来、毎月のように甲野先生の稽古会に通い、ご指導いただきました。

実際に古武術をやってみて、最初に「肩甲骨の動き」が変わったと思います。古武術をやるまでは、私も肩甲骨は全然動いていませんでした。

甲野先生のもとを訪ねる前、私は肩を一度壊していて、全力投球はもちろん、10mくらいしかボールを投げられないような状態でした。

詳しくは本書を読んでいただければと思いますが、肩甲骨がうまく動かないと肩が上がらず、肘の位置も肩より上には上がりません。それを無理に上げてボールを投げる動作をするので、骨と骨の間に筋肉が挟まるインピンジメント症候群になり、筋肉を痛めてしまいます。四十肩、五十肩も同じような理屈で引き起こされるのではないかと思いますが、肩甲骨が動くと腕が上がるようになるので、きちんとボールが投げられるようになりました。

現代人はデスクワークが中心ですから、背中や肩周辺は基本的にはこわばっていて、うまく使えない。その意味では、肩甲骨をきちんと動かせるようになると、肩周辺のこわばりも取れ

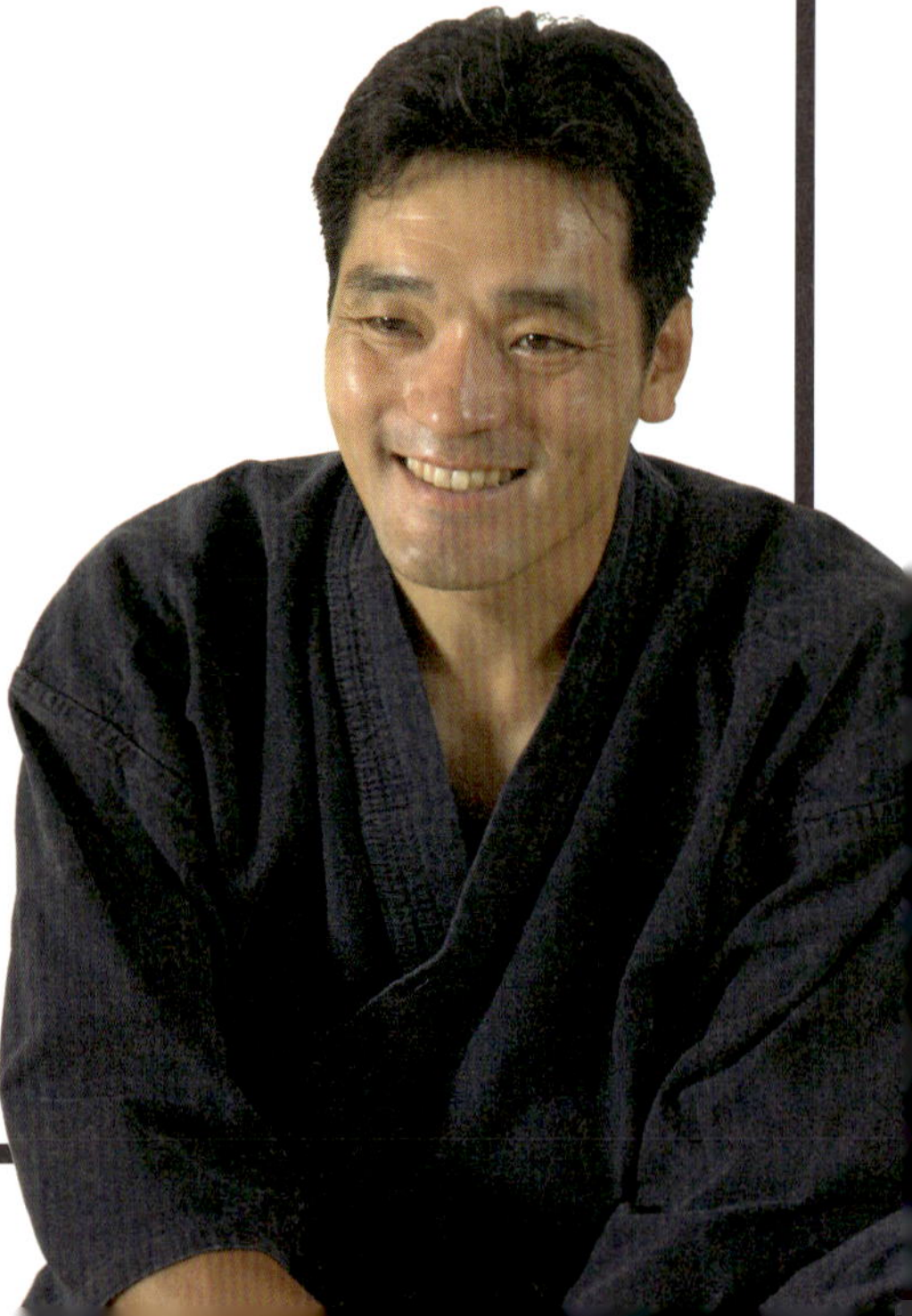

る。また、背中で肩と腰がつながっているわけですから、腰痛が軽減することもある。個人差はもちろんありますが、大きな変化・効果が期待できます。

体にとって楽な動かし方と自分にとって楽な姿勢の違い

本書で紹介している身体操法は、どれが古武術かと厳密に言うことは難しいのですが、体が本来持っている力を引き出す動かし方という意味では、古武術が大きなヒントになっています。

本書では「背骨の積み上げ」と言って、背骨を下から積み上げるイメージで立つという姿勢を紹介しています。背骨がきちんと立っていると、背骨を支えるための筋肉が全部、きちんと働きます。これに偏りがあると、その偏りを正すために一部の筋肉に負荷がかかり、他が緩んでいるというアンバランスな状態になります。結果、部分的に過剰に力が加わるため、怪我《けが》をしやすくなる。それを均等にするのが重要です。いわば、体全体に負荷が散り、偏りがないため、特定の部位だけに負荷がかからないという感覚です。

ですから、頭で考えるような楽な姿勢とはちょっと違います。実際は負荷がかからないことが一番楽な姿勢だと思われがちですが、本書で紹介しているのは、全体に均等に負荷がかかることで、どこか特定の部位にだけ負荷を感じさせないようにしている、とも言えるでしょう。これはどんな動作でも、全身を連動させることが重要であることを意味します。人間の体は、局所的に使うと疲れを感じやすいようですが、全身がくまなく働くと、疲れにくくもなるようです。

人生１００年時代の体の動かし方

科学や医療の発達がめざましい現代ですが、江戸時代の人の寿命がだいたい60年とすれば、今や人生１００年時代です。40年も寿命が延びたということはとてもすごいことだと思いますが、体の使い方という点では、江戸時代の人たちに比べると、現代人はむしろ劣っているのではないでしょうか。

私自身、古武術の動きが形作られた江戸時代の暮らしや考え方、その全てを肯定するわけでもないですし、逆に現代の全てを否定するつもりもありません。しかし、１００年の人生を考えると、なるべく動ける体であり続けたいと思うのは当然です。老化とともに訪れる筋力の衰え、これはしょうがない。けれども、体の動かし方をよく理解し、身につけることができれば、ある程度までは、動ける体を維持することができると思います。

背骨の積み上げ

頭から、体幹、足まで骨をまっすぐに並べる

動けるカラダを作るために、まずは基本となる姿勢をチェックしてみましょう。

「きちんと立ってください」と言うと、多くの方が学校で習う「気をつけ」の姿勢を思い浮かべると思います。これは、かかとをしっかりとつけて、胸を張り、背筋を伸ばした姿勢です。しかし、この姿勢は、例えばスポーツのあらゆる場面で体勢を変化させながら、迅速に対応することには不向きで、どこへでも動けるような姿勢ではありません。

1

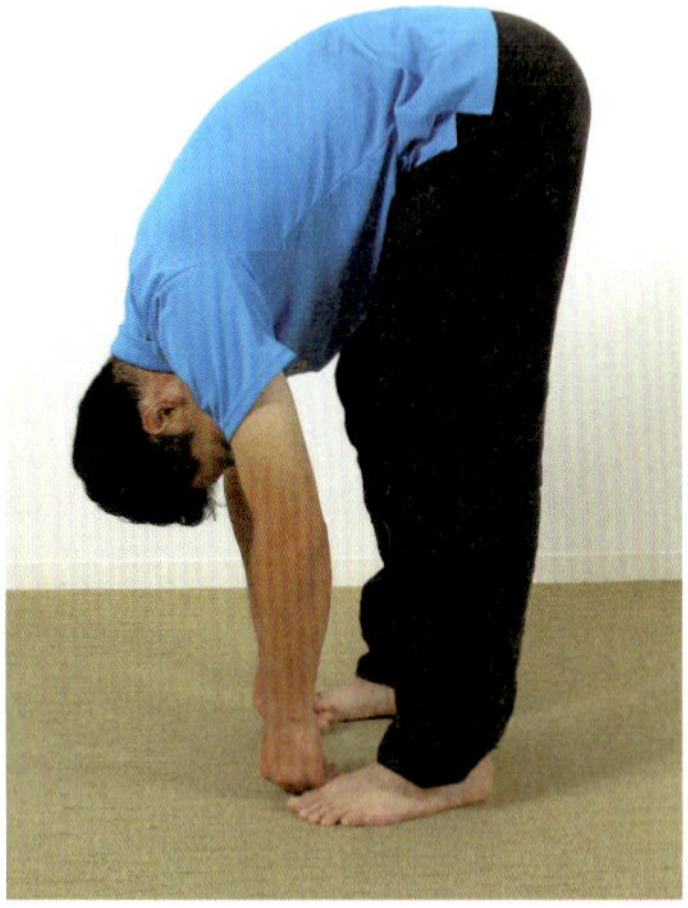

軽く足を開いて立ち、体を前に倒した姿勢でスタート。

2

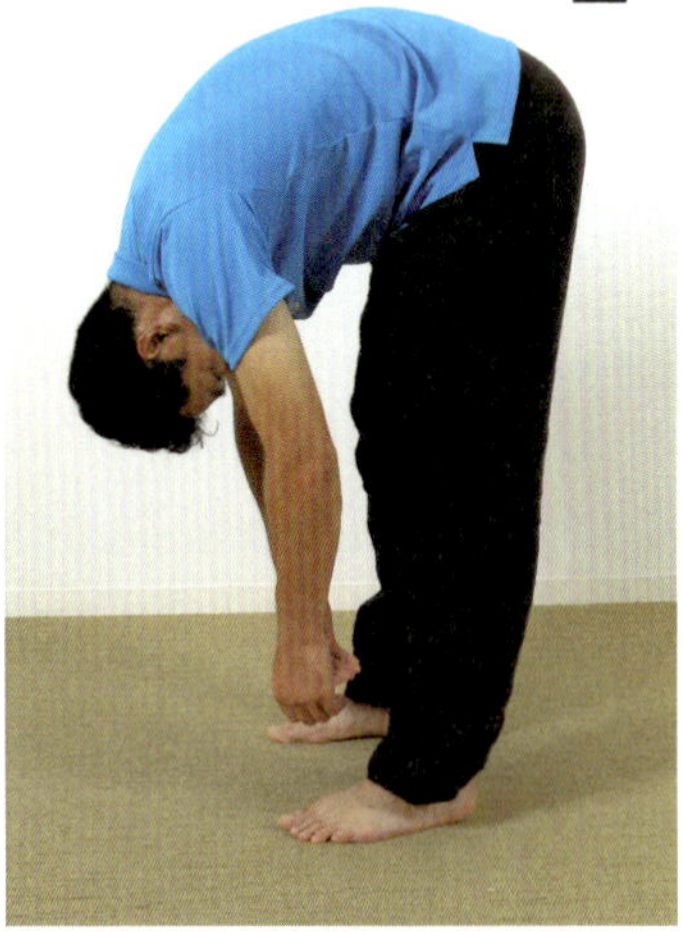

背骨の一番下の骨を意識し、順番に積み上げていくイメージで。

5

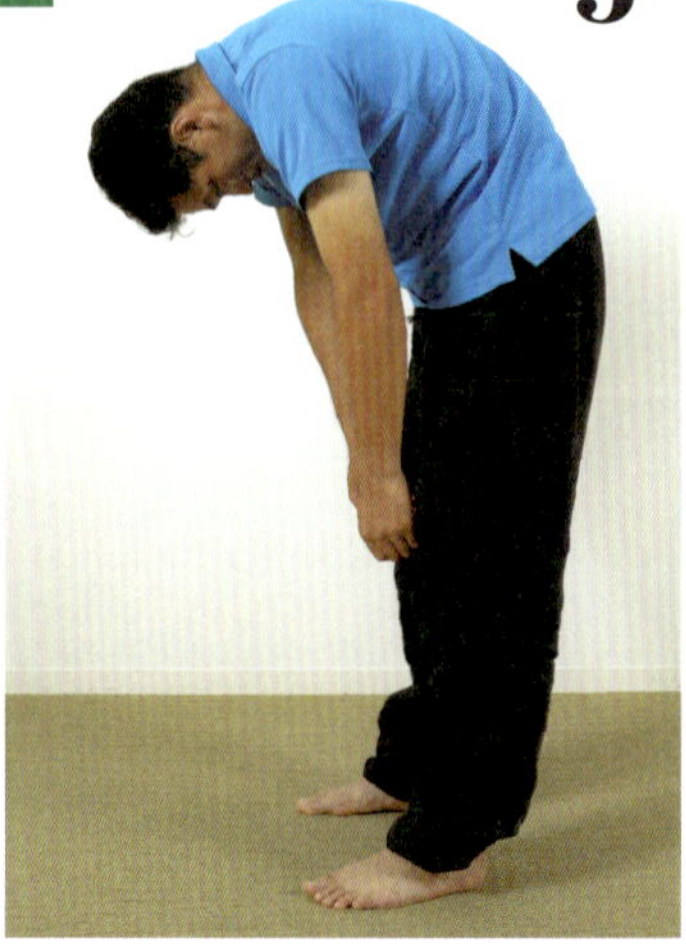

少しずつ上体を起こし、最後に頭を起こす。

6

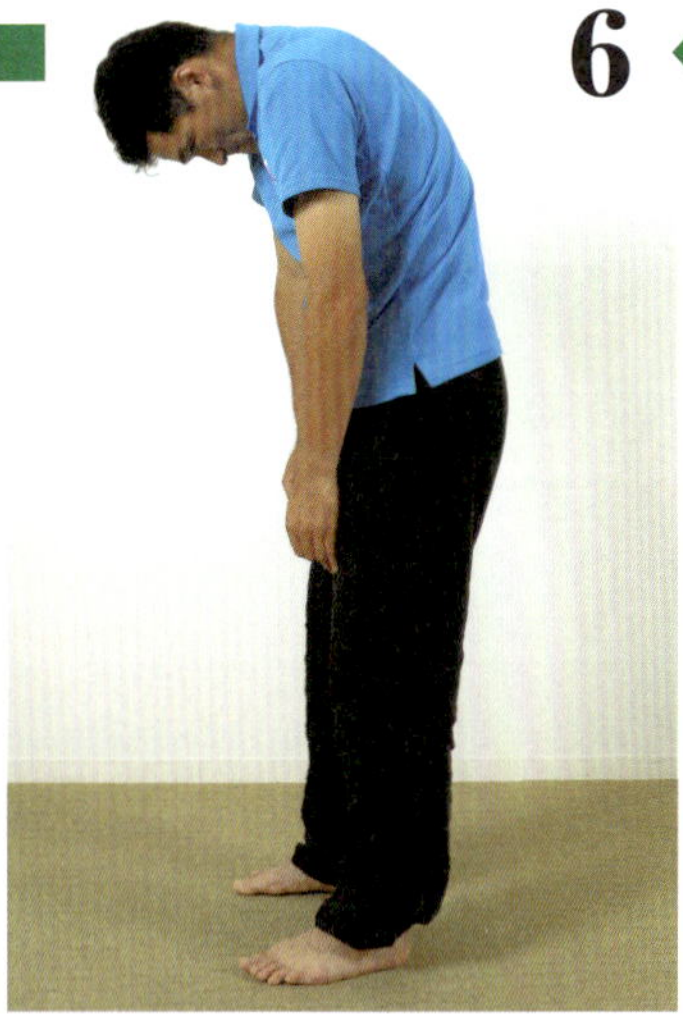

そこで、ぜひ、やってみていただきたいのが、「背骨の積み上げ」です。前屈の姿勢から、背骨を下から順番に、まるで積み木をひとつずつ積んでいくようなイメージで、上に上がっていきます。ひとつずつ積み上げていく感覚で背骨から最後に頭までを起こすと、足から体幹、頭まで全部がつながったようなイメージになります。

この姿勢で立つことで、どんな体勢にもすぐに動き出すことができます。また、通常の「気をつけ」のような姿勢では、別の人に足を持ち上げられるとすぐにぐらついてしまいますが、この背骨の積み上げを行うと、簡単にはぐらつきません。体幹から足までちゃんと力が伝わって、全身で対応できるようになります。

3

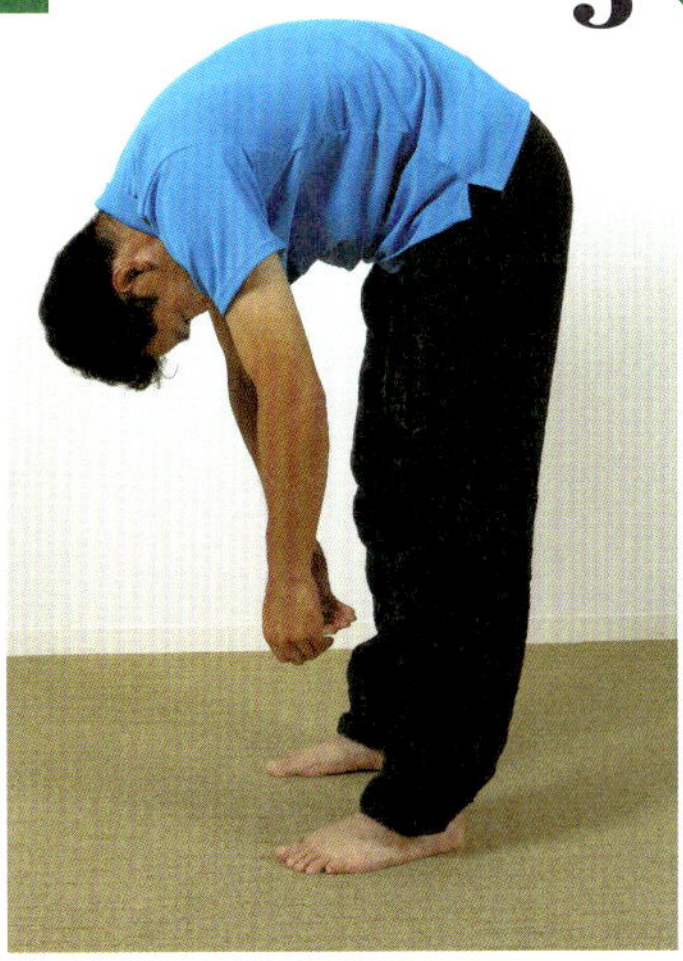

腰、背中、首とひとつずつ順番にゆっくり、ゆっくりと。

4

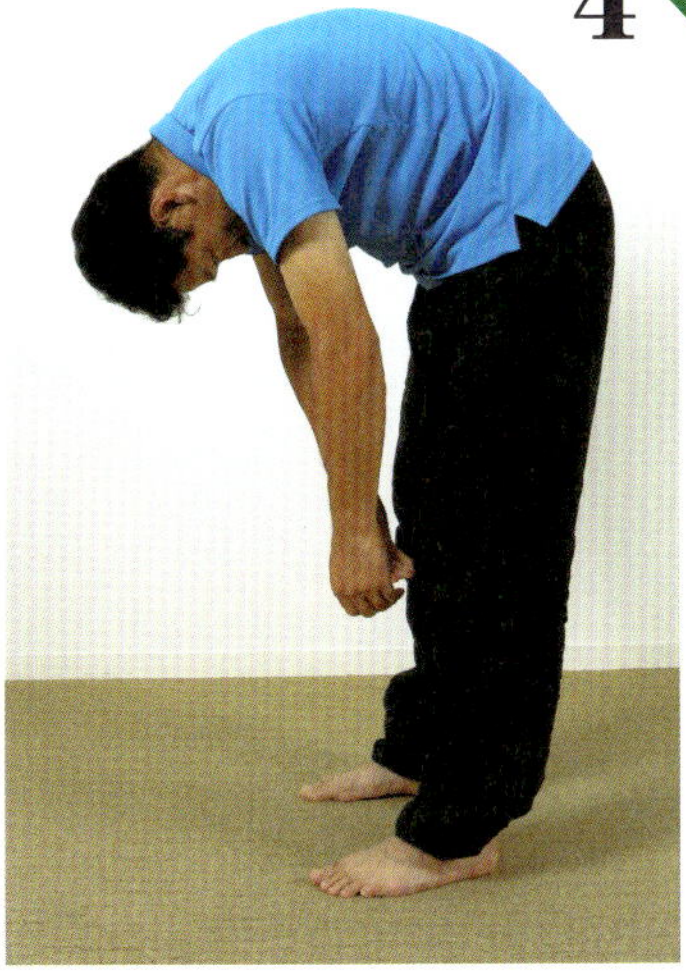

7

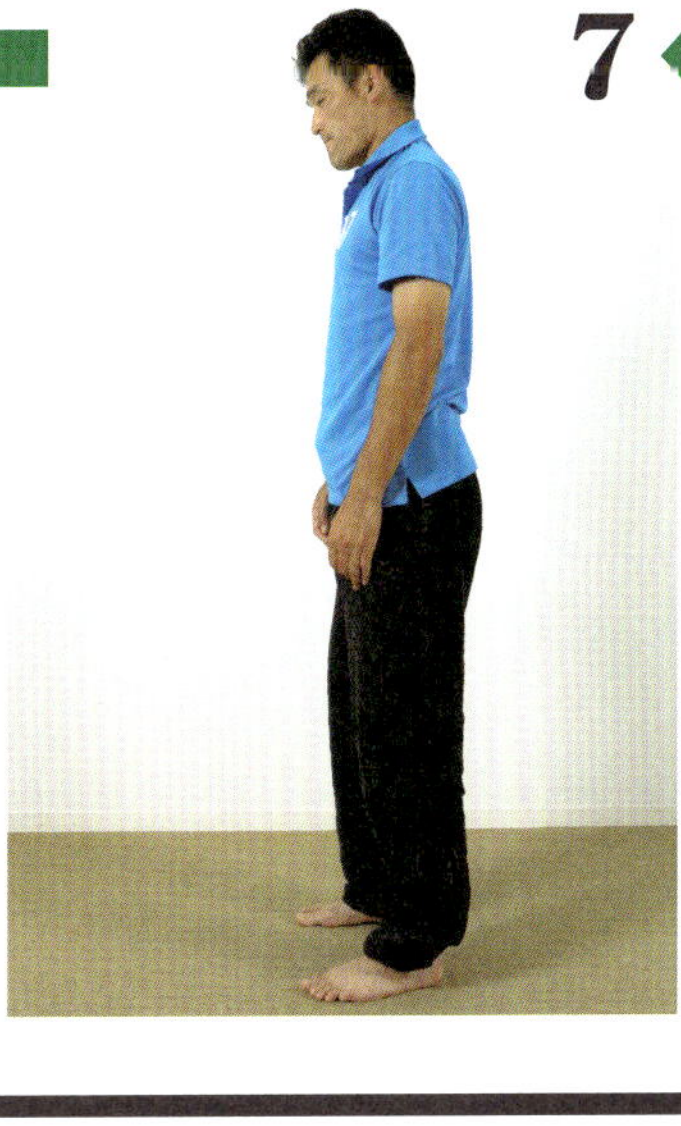

8

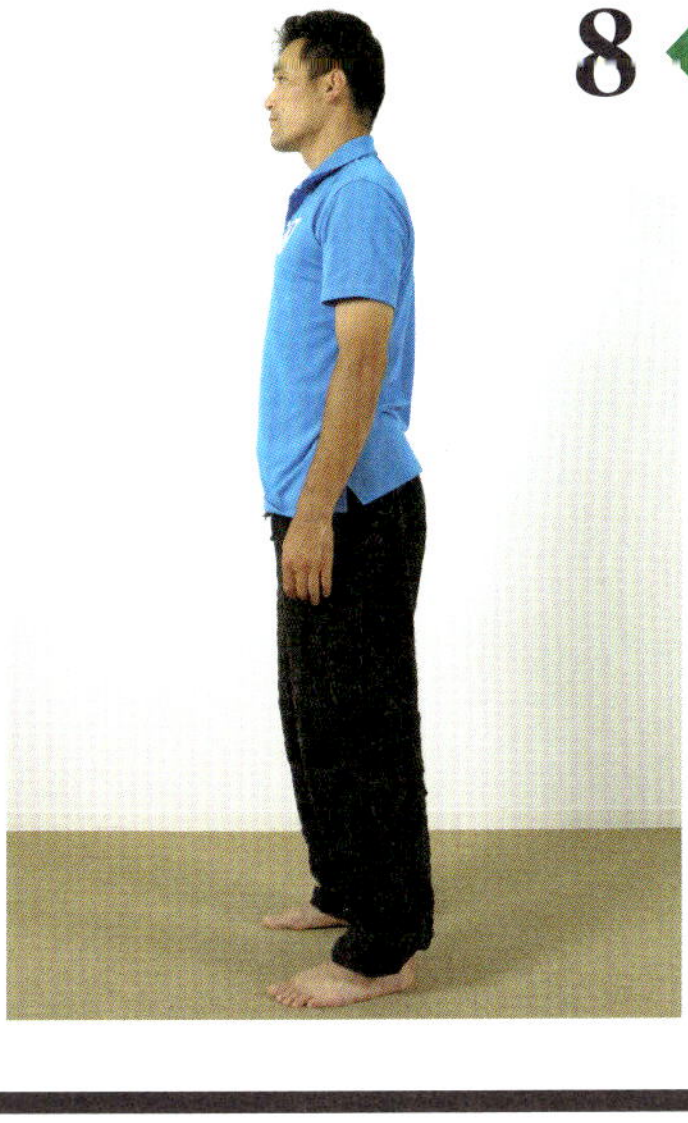

肩をゆっくりと下ろし、体幹や全身にうっすら力が入っているのを感じてみよう。

注目!!

「背骨の積み上げ」のワンポイント

下腹に手を添えて押す感覚で

下から少しずつ背骨を積み上げていき、最後に頭が上がるイメージで行います。頭から上げてしまったり、速くやりすぎると背中の途中から上がったりしてしまい、体幹と足がきちんとつながりません。お腹《なか》の一番下から、上へと上がってくる感じを大事にして、ひとつひとつ積み上げていくことをイメージしてください。最初は、下腹に手を添えてやってもよいでしょう。そのまま下腹を押してやる感覚で、上体を下から順番に起こしていきます。

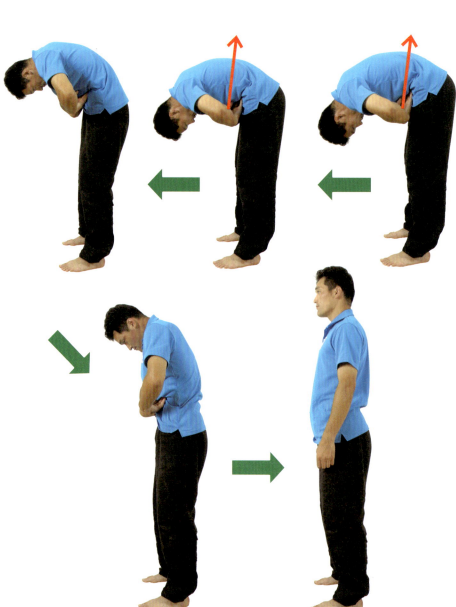

よくあるNG例

失敗例❶

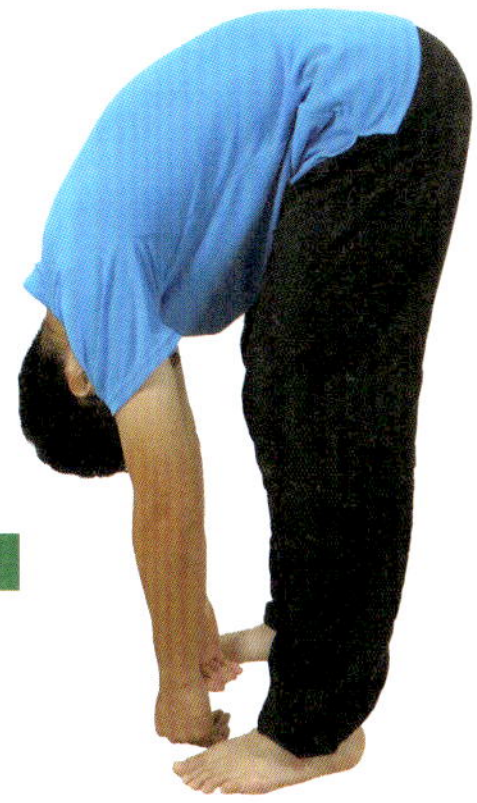

まずは前屈の状態からスタート。背骨の一番下の骨を意識していないと、動かし方が違ってしまう。

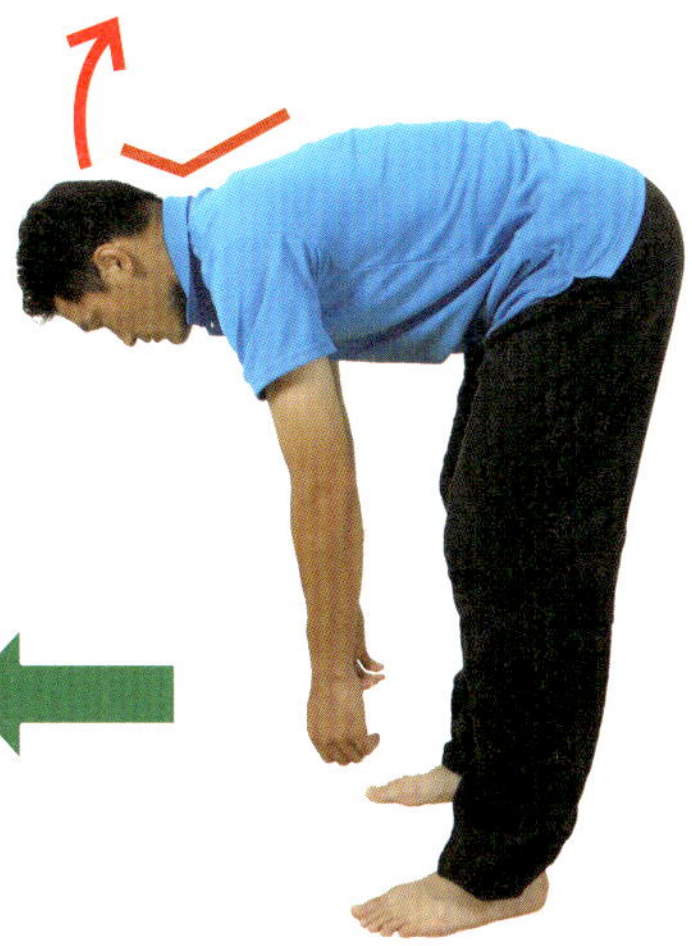

腰から順番に動かすのではなく、頭から上げてしまっている。

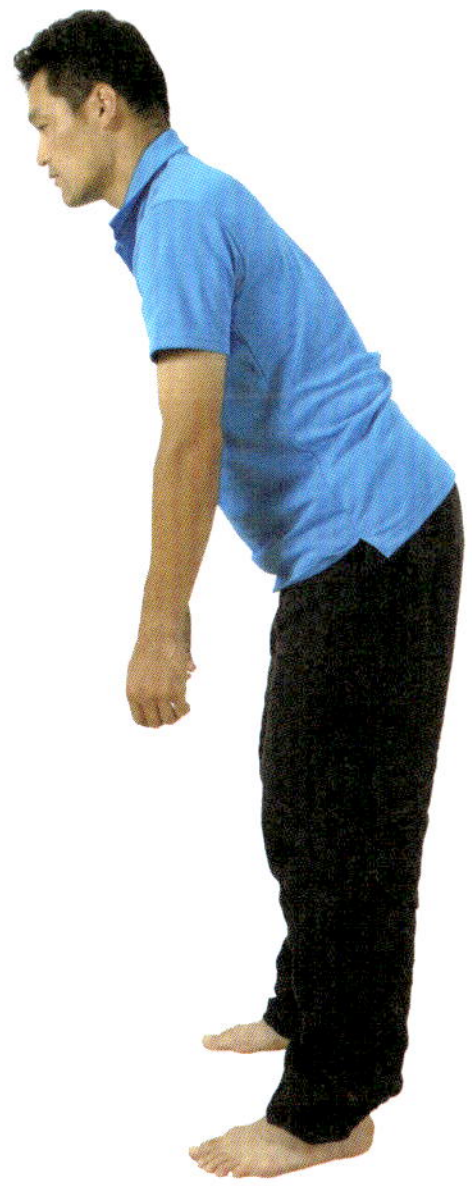

このため、下から順番に積み上がらず、体幹と足のラインが分断されてしまい、力が分散する。

失敗例❷

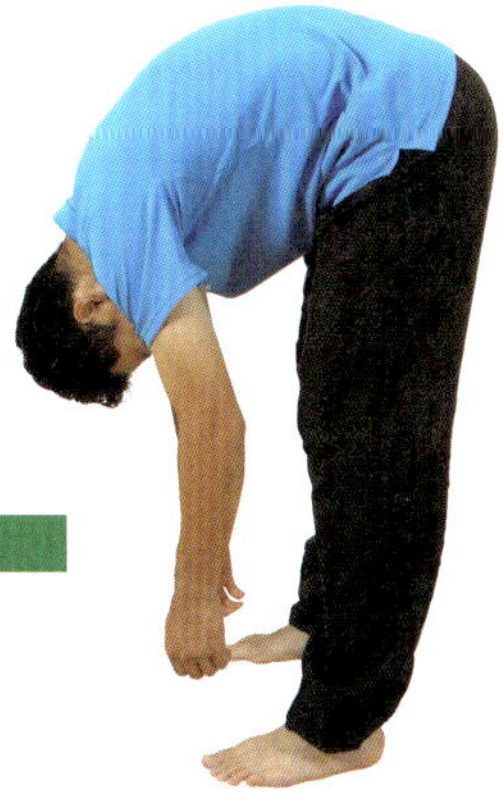

同じく前屈の状態からスタート。最初は、背骨の一番下から動かしているように見えるが……。

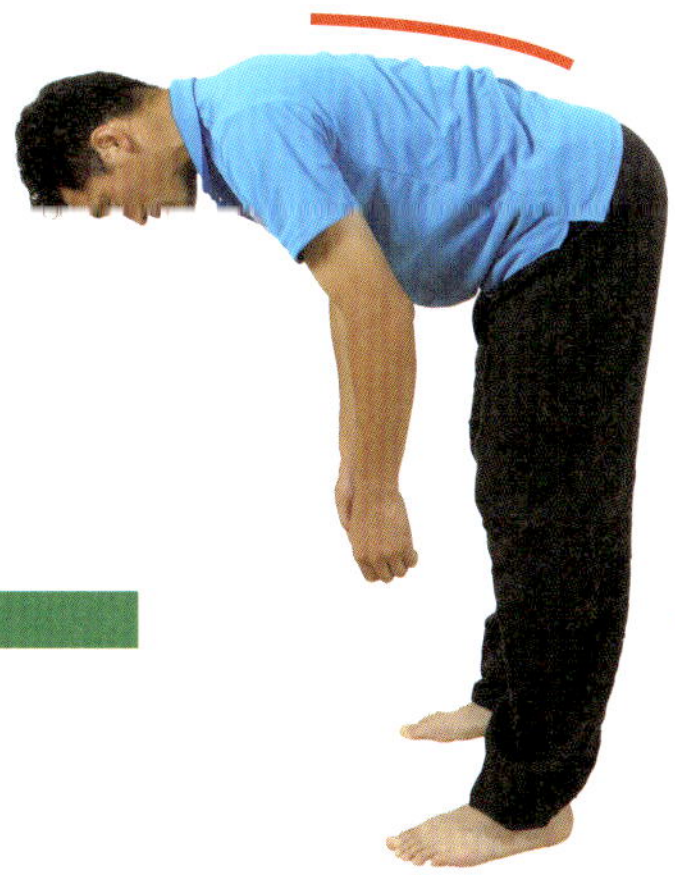

途中から腰が中に入りすぎてしまい、背中の真ん中から曲がってしまっている。

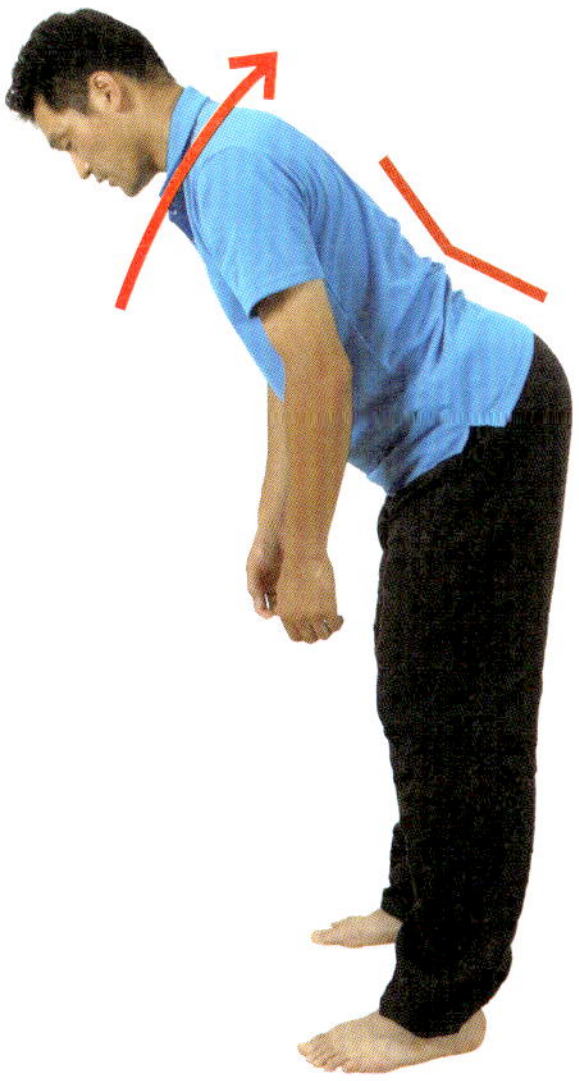

結果、お尻が後ろにポコンと出てしまい、背中が反ってしまう状態に。こうなると、うまく背骨が並ばない。

天と地

重心は天地の中心に留める

背骨の積み上げをして姿勢を作る際に、上＝天に伸び上がる感覚と、下＝地に重心を落とす感覚の両方が、体の中にある状態が重要です。

これはどちらか一方に偏りすぎてもいけません。天に重心が偏りすぎると、姿勢は、極端に言えばつま先立ちになって前のめりになりすぎてしまいます。また、地に重心がありすぎても、お尻が下に落ちてしまい、今度は後ろに倒れやすいような姿勢になって

背骨の積み上げから

天と地のバランスを意識

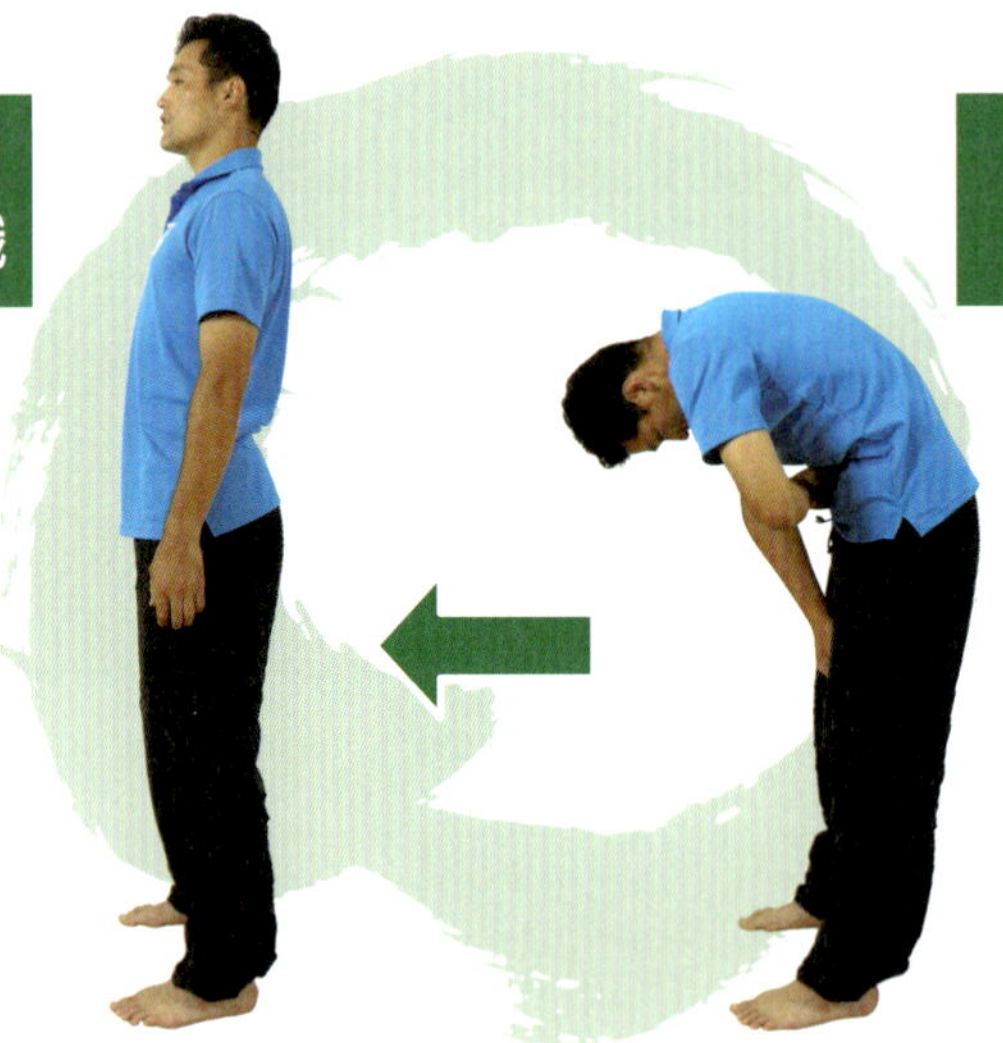

背骨の積み上げをするときに、上に伸び上がったり、下に重心を落としすぎたりと、どちらか一方に偏らないようにする。偏りがあるとふらつきやすく、動ける姿勢とは言えない。

よい例

NG例

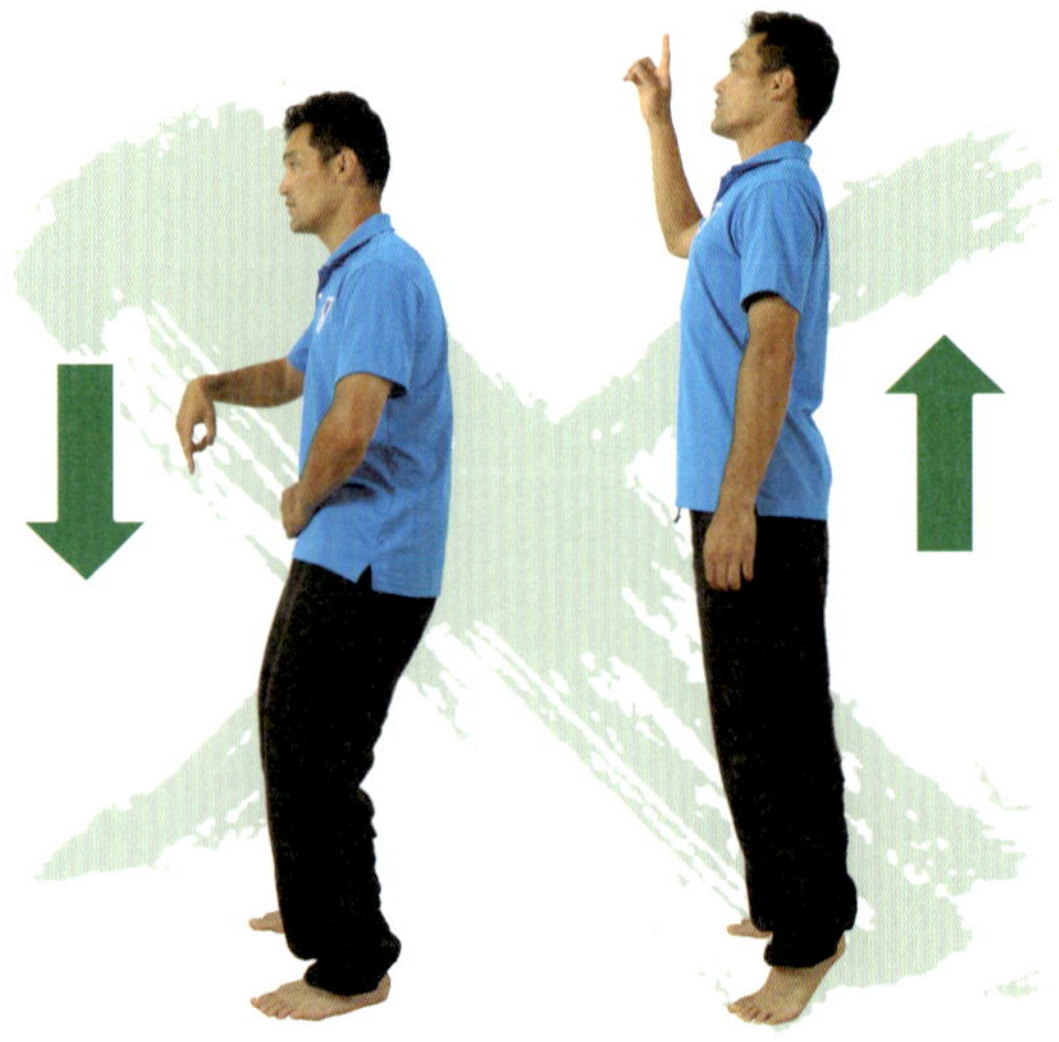

地に重心が偏りすぎた例

下＝地に重心を落としすぎた、極端な例。お尻が下がり、かかとに重心がかかりすぎている。やや猫背となり、後ろに倒れやすい姿勢になってしまっている。

天に重心が偏りすぎた例

上＝天に伸び上がりすぎた、極端な例。かかとが浮いてつま先立ちとなり、胸を張り背中が反りすぎてしまっている。

しまいます。

よい姿勢をしようとすると、多くの人は天を意識しすぎてしまって、上に伸び上がってしまう傾向があるようです。

天と地、いずれかにバランスが偏っていると、どちらの場合もふらつきやすい姿勢になりがちです。背骨を積み上げて、体幹と足をきちんと並べても重心がぐらついてしまっては、すぐに動ける体勢とは言い難いものです。

天に伸び上がる力と、地に重心を置く力、それぞれのベクトルが体の中で拮抗《きっこう》するような感覚を持ってもらうとわかりやすいでしょう。背骨の積み上げを行うことで、体幹から足までちゃんと力が伝わって、全身で対応できるようになるのです。

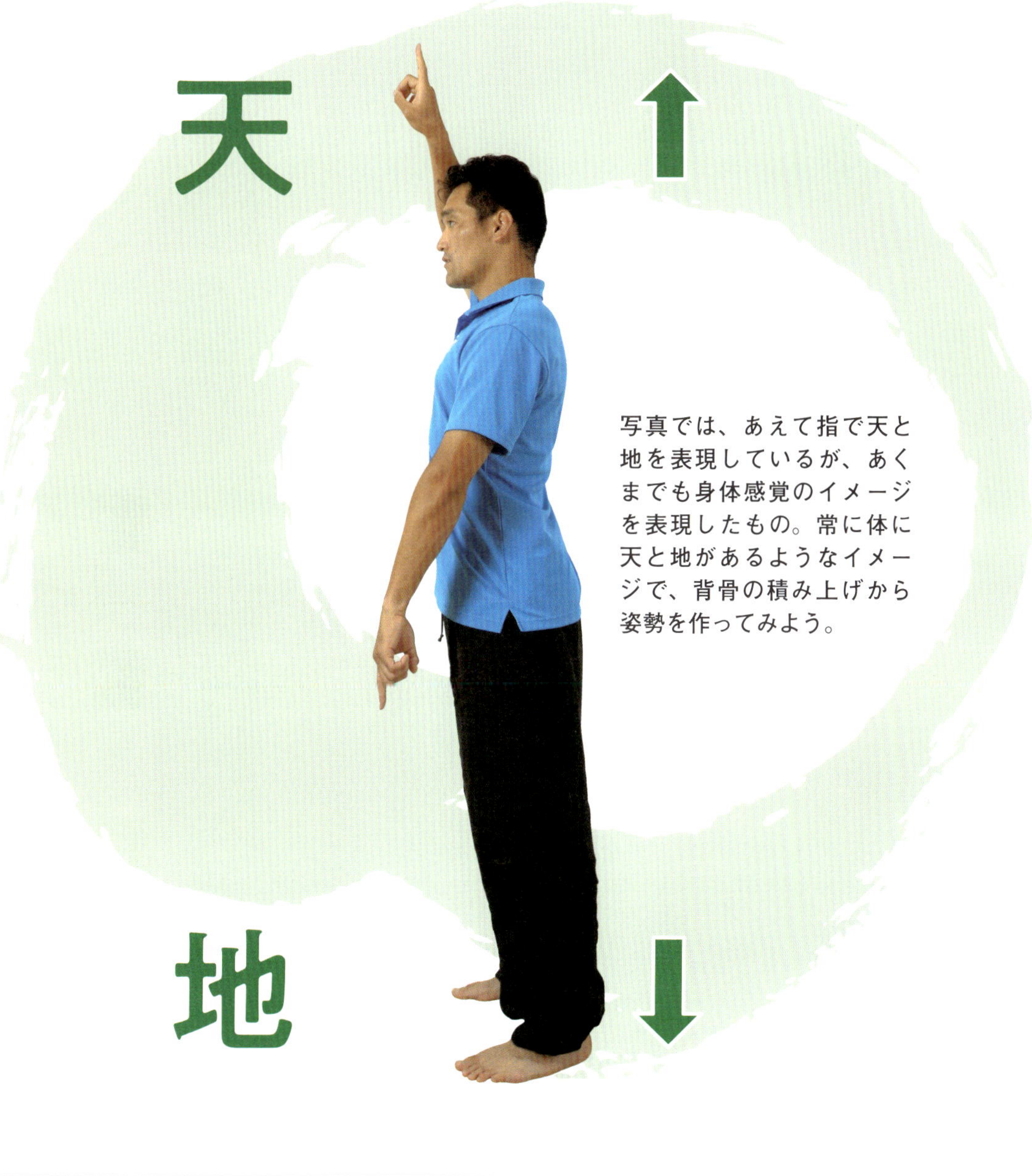

写真では、あえて指で天と地を表現しているが、あくまでも身体感覚のイメージを表現したもの。常に体に天と地があるようなイメージで、背骨の積み上げから姿勢を作ってみよう。

足の小指に力を入れる

どの指に力を入れるかで、膝の向きが変わる

加齢とともに、筋肉や関節が衰えていき、転倒したり、膝を強く打って皿（膝蓋骨《しつがいこう》）を割ってしまったり、あるいは靭帯《じんたい》を損傷したりするなど、大怪我につながることもあります。もちろん身体的な衰えは加齢によって出てきてしまうことではありますが、適切な体の動かし方を知っていれば防ぐことは可能です。例えば、普段、歩いたり走ったりする際に、足の親指と小指のどちらに力が入っているか（うまく使えているか）もひとつの目安です。

NG例

親指に力が入っている例

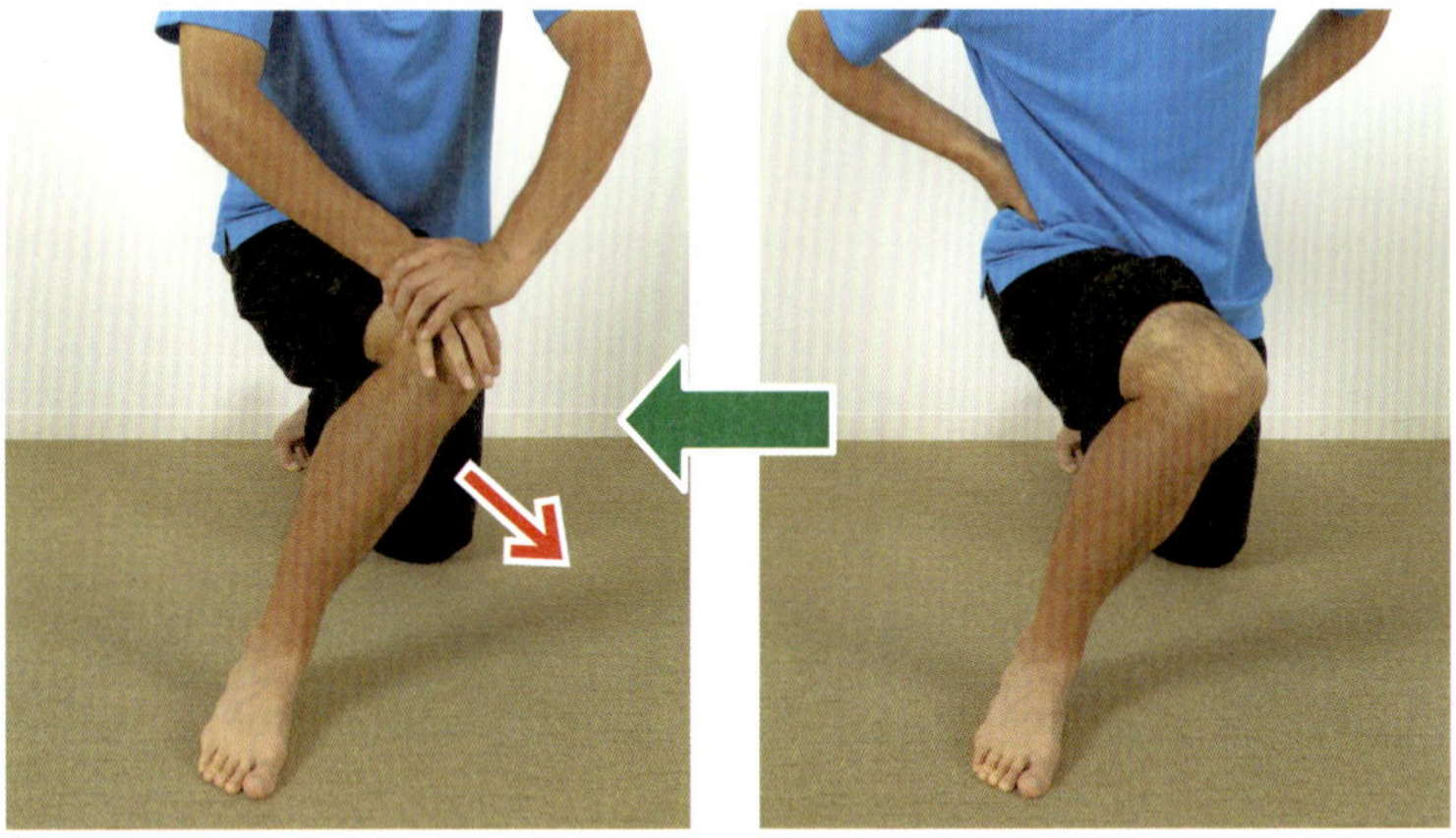

親指に力が入っていると膝は内側を向く。このとき、膝に力を入れると内側に流れてしまい、そのまま膝から地面に落ちる形となる。結果、膝蓋骨の損傷や、踏みきる際に膝をねじってしまい、膝前十字靭帯損傷などにつながる。

よい例

小指に力が入っている例

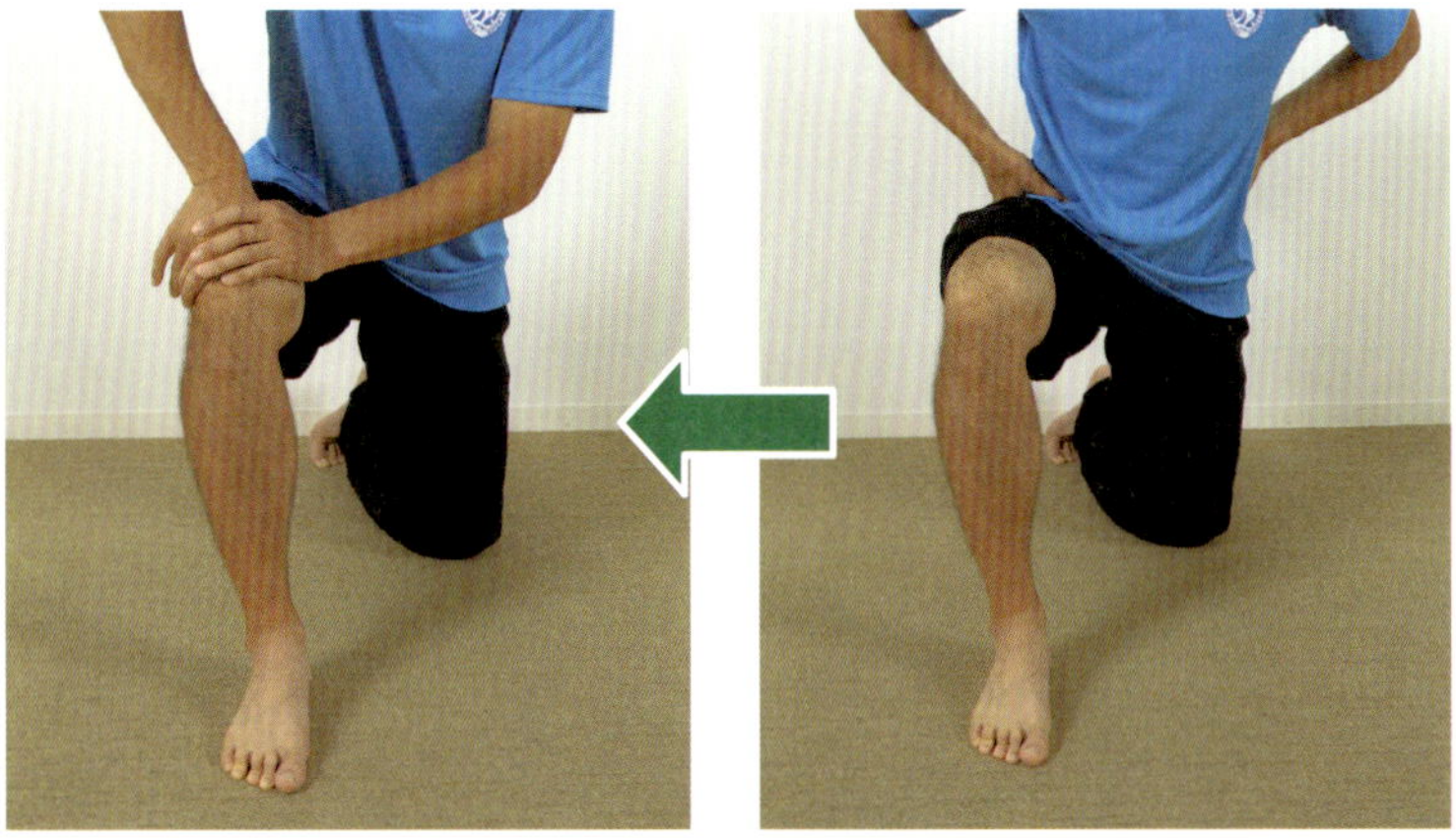

小指に力が入っていると、膝は自然と外側を向く。こうすることで、膝に力をかけても、内側には入らない。膝をねじることもなくなるので、膝の怪我の多くを未然に防ぐことができる。

すぐ動き出せる姿勢になる!!

足指と膝の向き

頭から、体幹、足まで骨をまっすぐに並べる

「膝を前に」と意識すると、多くの人がお尻が落ち、膝を曲げて前に出してしまってはいないでしょうか。それは、「天と地」で言えば、「地」にしか意識が向いていないような姿勢で、すぐに動き出せる姿勢にはなりません。スポーツ指導の現場では、親指、すなわち「母《ぼ》趾球《しきゅう》」を意識することがよく説かれますが、これは体にブレーキをかけるような力になります。親指から地面について歩くと、止まる力を出しながら歩くことになり、楽に歩くことができません。

足の小指に力を入れると膝が外側に向く

よい例

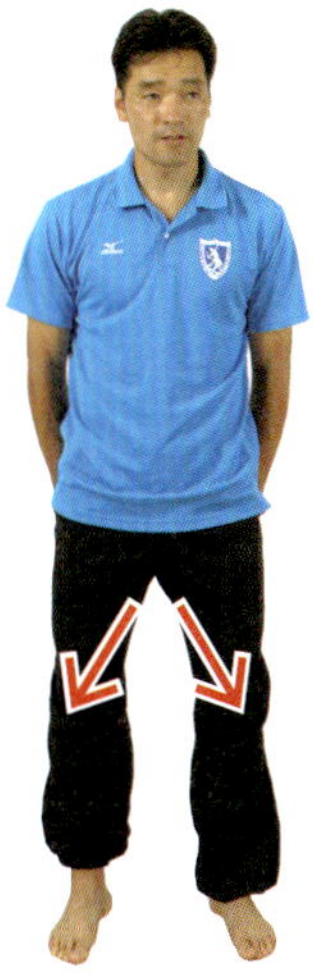

小指に力を入れて立つと、膝は外側を向く。つま先や土踏まず側が少し浮いているような状態になる。自然と前のめりとなり、前進する力が出しやすい。

足の親指に力を入れると膝が内側に入る

NG例

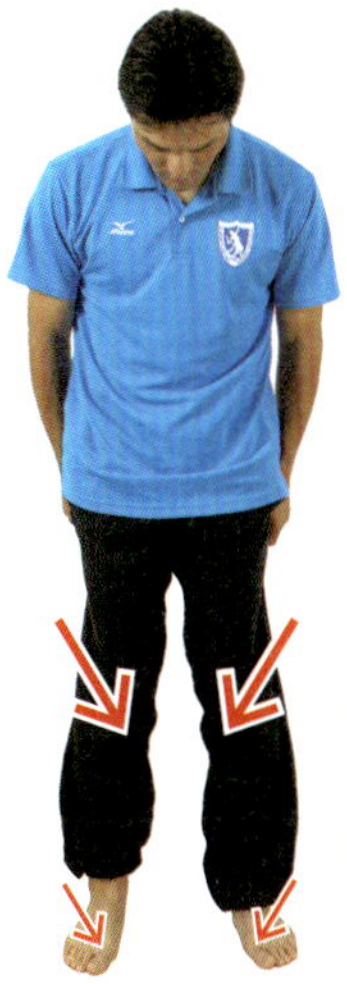

親指に力を入れて立つと、膝が内側に向く。お尻が下に落ちやすく、どちらかと言うと、体の前進を止めるような働きになる。

親指に力を入れて歩く

NG例

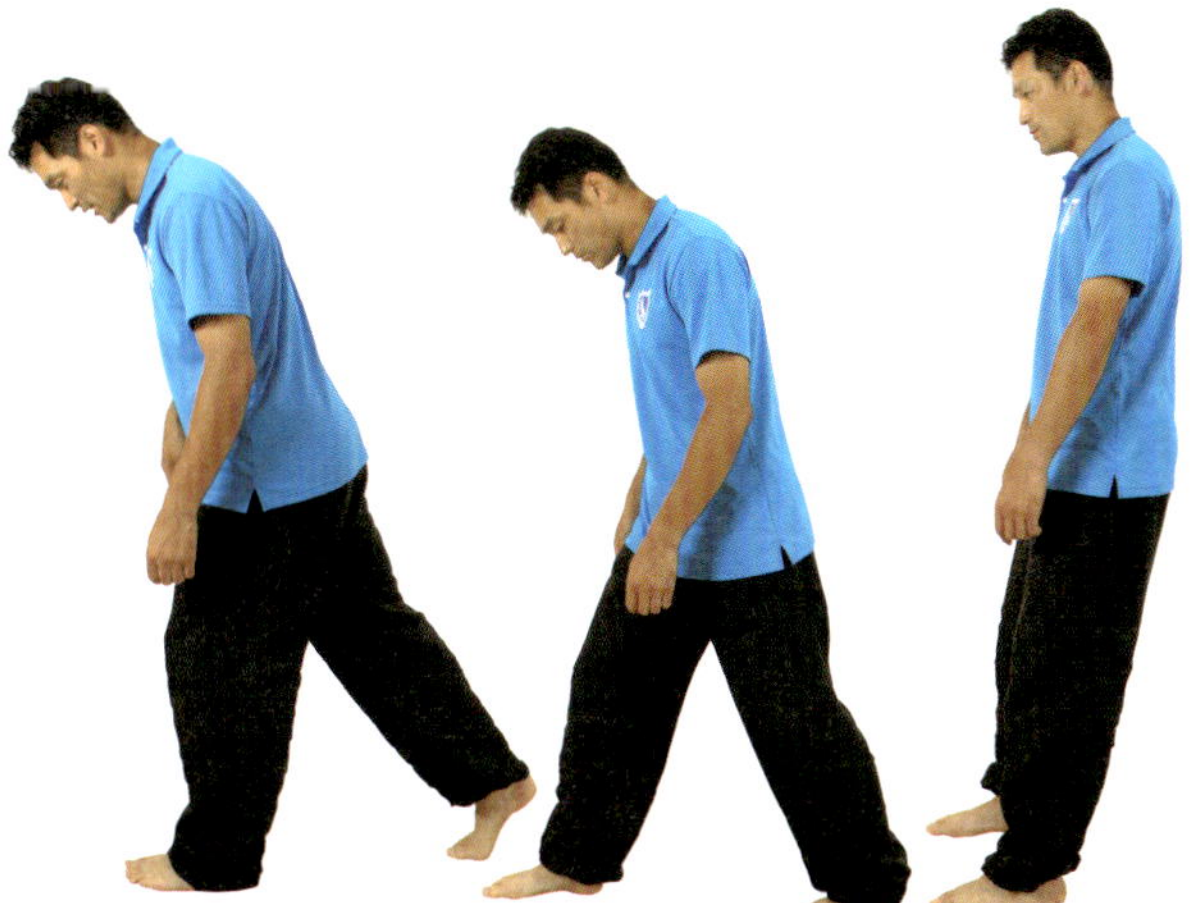

1 2 3

❶ 膝は前に出ているが、重心は地にあり、お尻が後ろに落ちてしまっている状態。これではすぐに動き出すことは難しい。

❷ そのまま親指に力を入れて歩くと、膝が内側に向き、足を出すたびにブレーキをかけるような歩き方になってしまう。

❸ 結果、足首や膝に負担のかかる歩き方となり、関節や靭帯の怪我につながりやすくなってしまう。

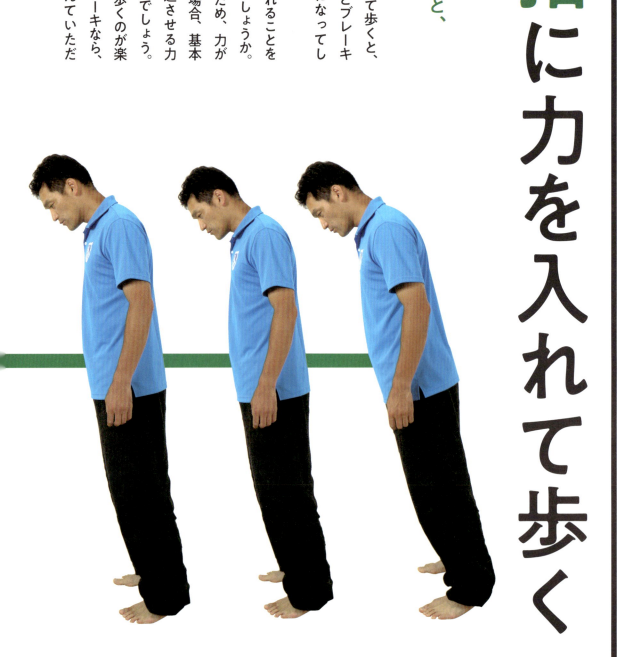

小指に力を入れて歩く

小指に力が入ると、体は前に進む

足の親指に力を入れて歩くと、膝が内側に向き、自然とブレーキがかかるような体勢になってしまいます。

一方、小指に力を入れることを意識して歩くと、どうでしょうか。膝は自然と外側を向くため、力が前方に働きます。この場合、基本的に小指は前へと推進させる力が働くと考えるとよいでしょう。自然と前に動くため、歩くのが楽になります。親指がブレーキなら、小指はアクセルと考えていただ

ければよいでしょう。

スポーツ指導の現場では、よく親指を意識しろと言われます。しかし、体の動かし方からすると、それは正解の半分です。もちろん親指も使いますが、それは前に進む動作の最後の最後です。動作の最初から親指だと、それはブレーキなので逆に動作を止めてしまいます。一方、小指だけだと、最後まで地面を押すことができません。ですから、最初に小指、次に親指というイメージを持つとよいでしょう。例えば歩きの場合、感覚としては、小指のほうに意識を置いて接地し、最後は親指で蹴り出すようなイメージです。

これまでのスポーツ指導では、親指＝母趾球側を意識することが中心でした。まずは小指を意識することから始めてみましょう。

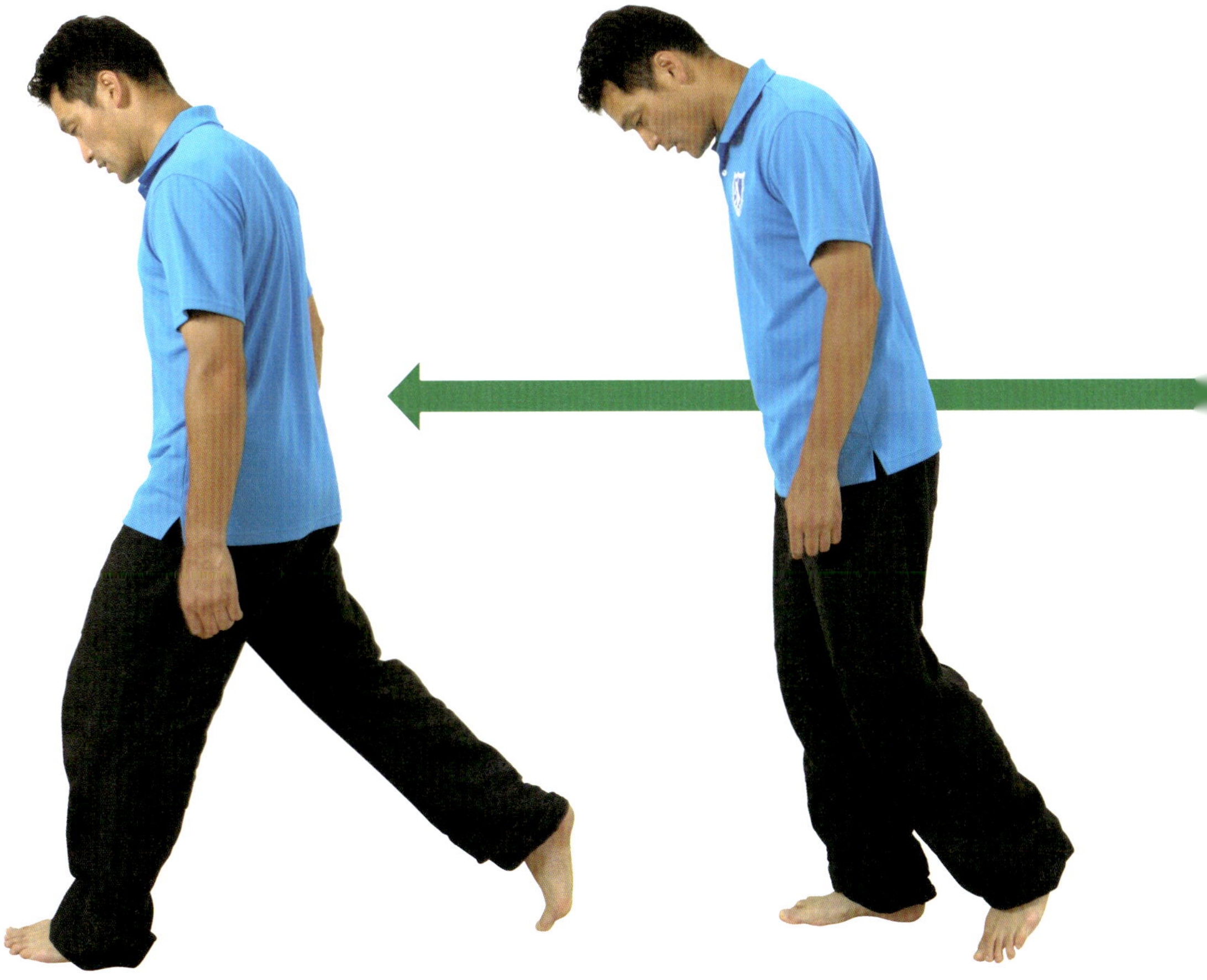

肘の向きを意識する

肘の向きと力の向きを揃える

足の指と膝の向きが全身を連動させて力を出すのに関係してくるように、肘の向きと力の向きもまた連動してきます。例えば、普通に立位の状態になると大概の人が、肘自体は内側に向き、肘頭は外を向きます。腕は内側に曲がりますので、力の向きは体の中心線に向かう形になります。肘頭が外を向いた状態で、手が体の前にくるように肘を曲げると、肩のところで力が抜けて、上から押されると支えることができません。

肘が内側向きの場合

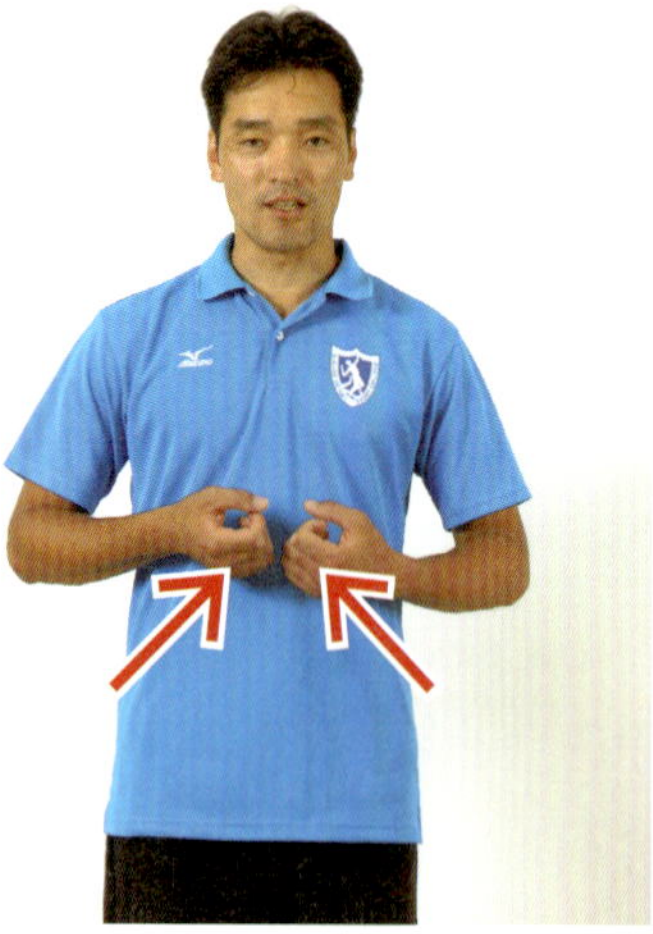

肘の向き＝腕が曲がる向きに力が入る。この場合、斜め上となる。

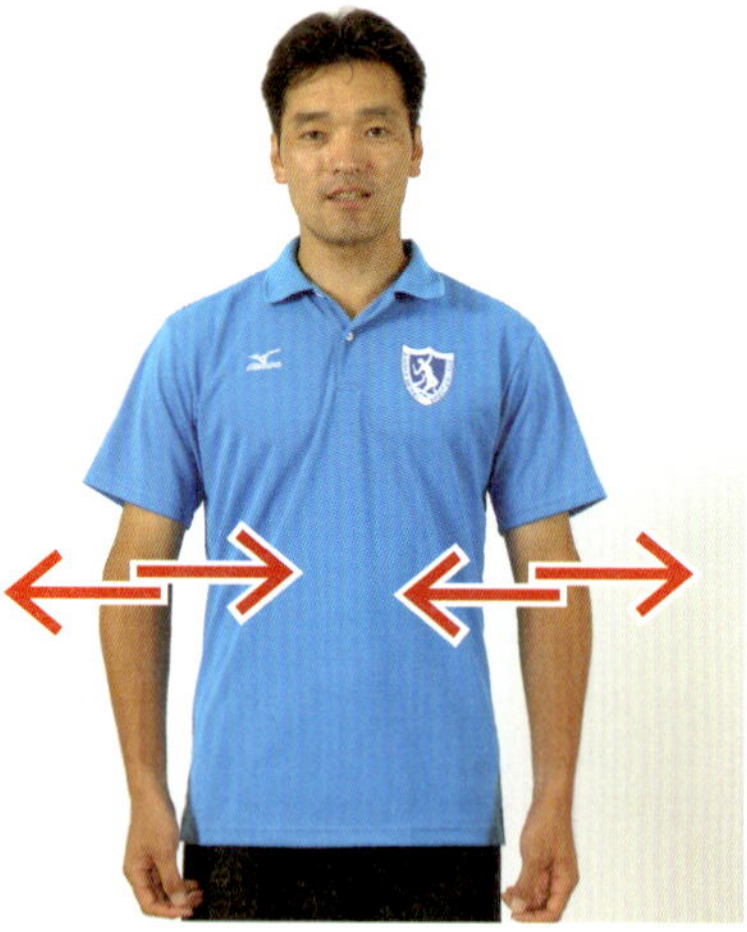

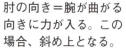

肘が内側を向き、肘頭は外側を向いた状態。

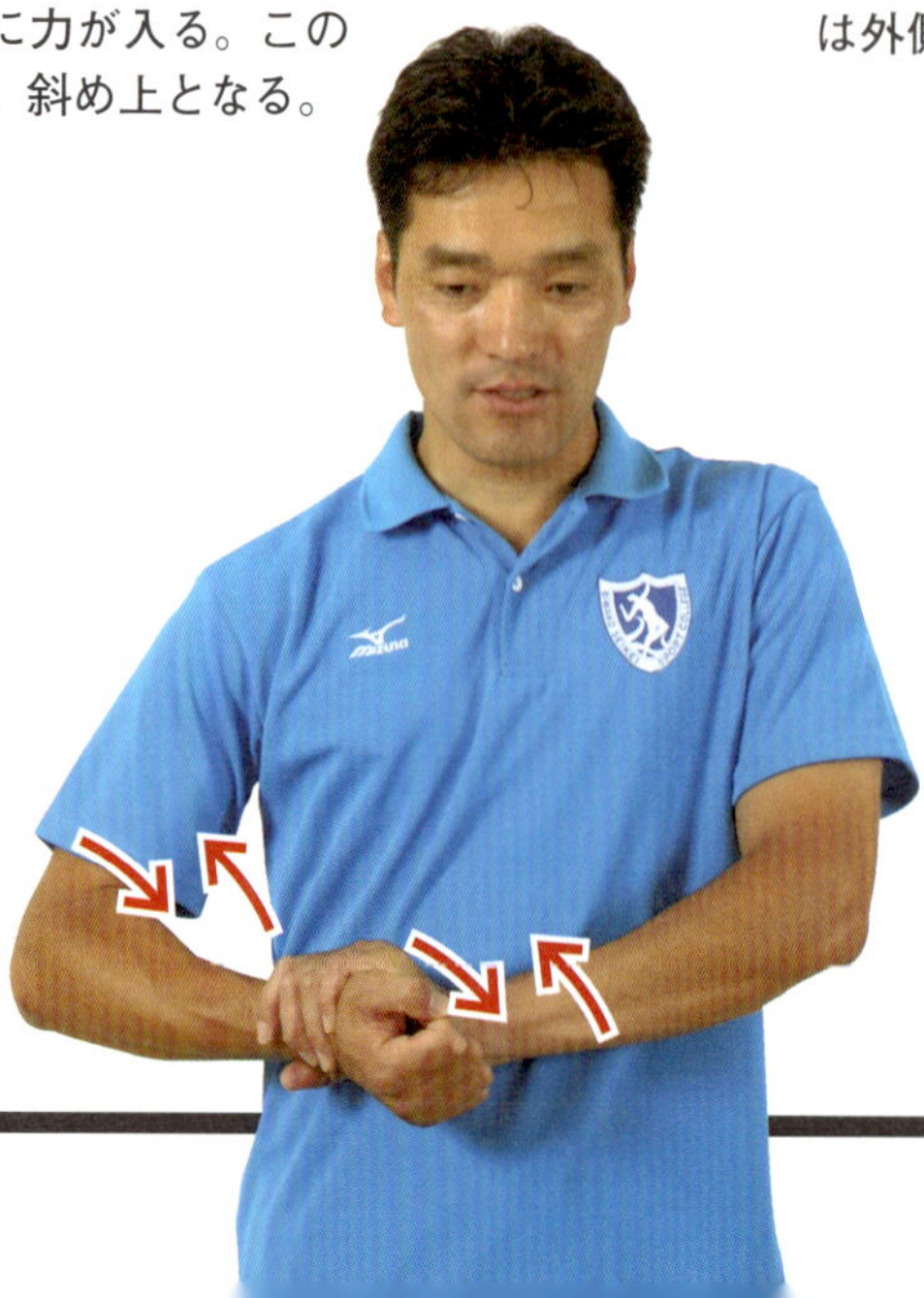

腕が曲がる向きと、腕を曲げようとする向きが一致していれば、大きな力が出せる。しかし、この肘の向きで、まっすぐ上から押されると、うまく力が入らない。

肘頭を真後ろに向けると、肘はやや外側よりの前を向きます。その状態で肘を曲げると、手は体の前方に上がります。これなら、上から押されても肩にしっかり力が入り、腕はびくともしなくなります。つまり、肘の向き＝腕が曲がる向きと、力の向き＝腕を曲げようとする向きが一致しているときに、最も大きな力を発揮できます。物を持ち上げるときに、より大きな力を出したいのであれば、肘の向きと力の向きを揃《そろ》えてあげるとよいでしょう。

　腕が曲がる向きと腕を曲げようとする向きを一致させること。これは感覚的なものですが、きちんとイメージすると驚くほど力の入り方が変わります。

肘が外側向きの場合

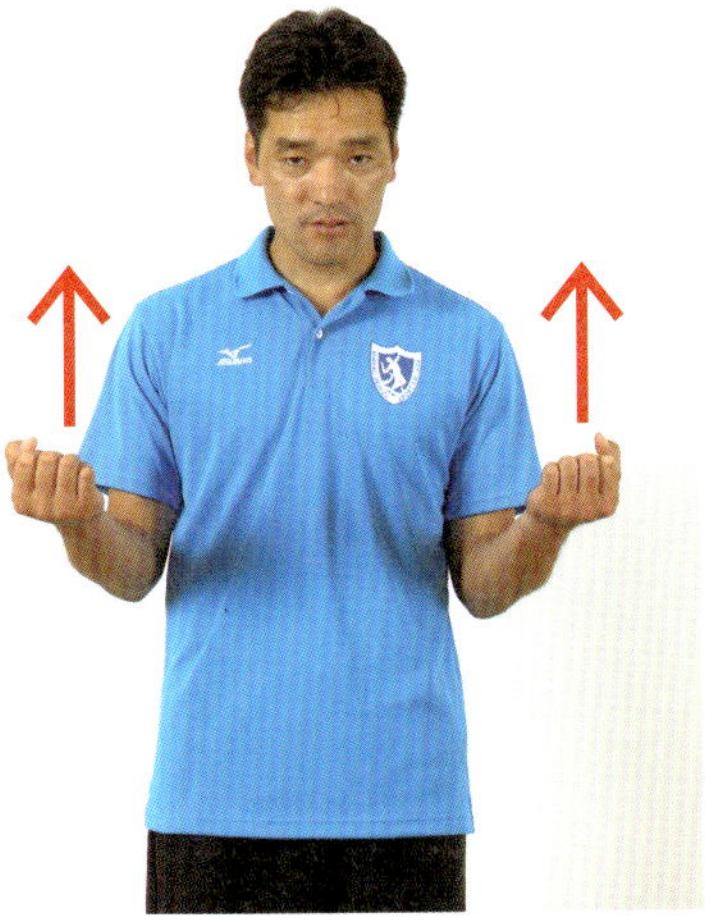

肘の向き＝腕が曲がる向きに力が入る。この場合、上向きとなる。

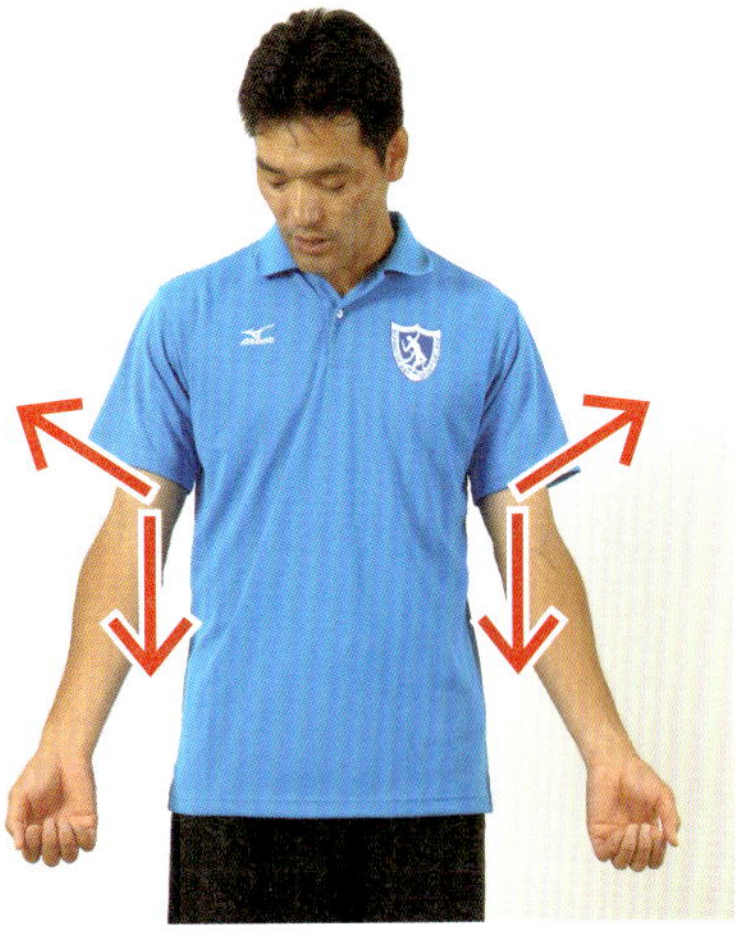

肘がやや外側を向くと、肘頭は真後ろとなる。

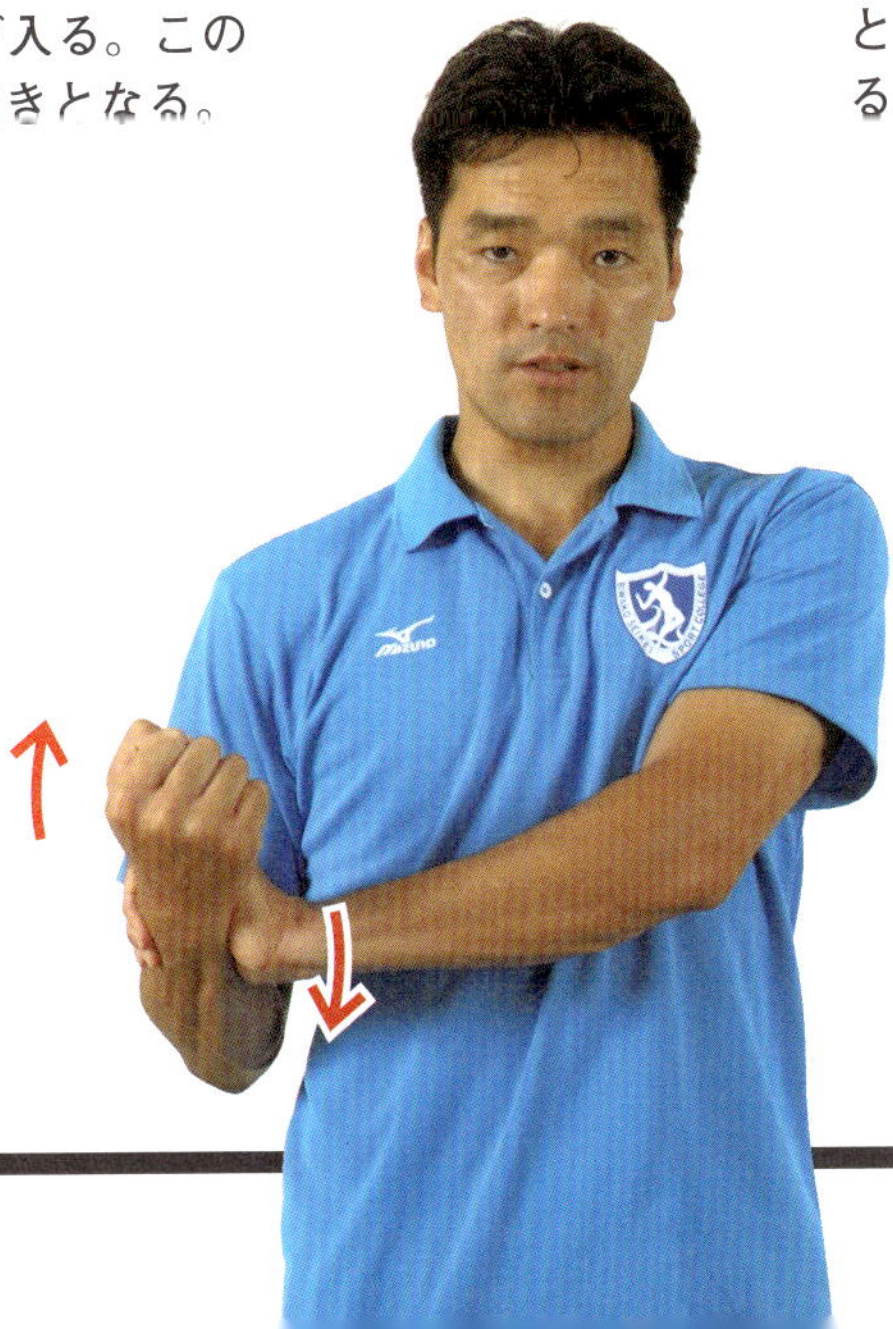

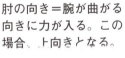

手が体の前方に上がるような肘の向きであれば、上から押されても大きな力を出すことができる。

膝の向きと座り方

膝が内側を向くと骨盤がうまく動かない

前ページで紹介した肘と同じことは膝の向きと動かし方にも言えます。膝の曲げ伸ばしは、基本的には上下移動の力ですが、親指に力を入れ、膝が内側を向いている場合には、適した力を発揮できません。膝が内側に入ることで、足が一列に並ばず、そこで力が逃げてしまうのです。力の向きと曲げる向きが一致することで、十分な力を出すことができます。

また膝が内側に向いた状態は、多くの動作に支障をきたします。

前

膝が内側を向いている場合

NG例

1

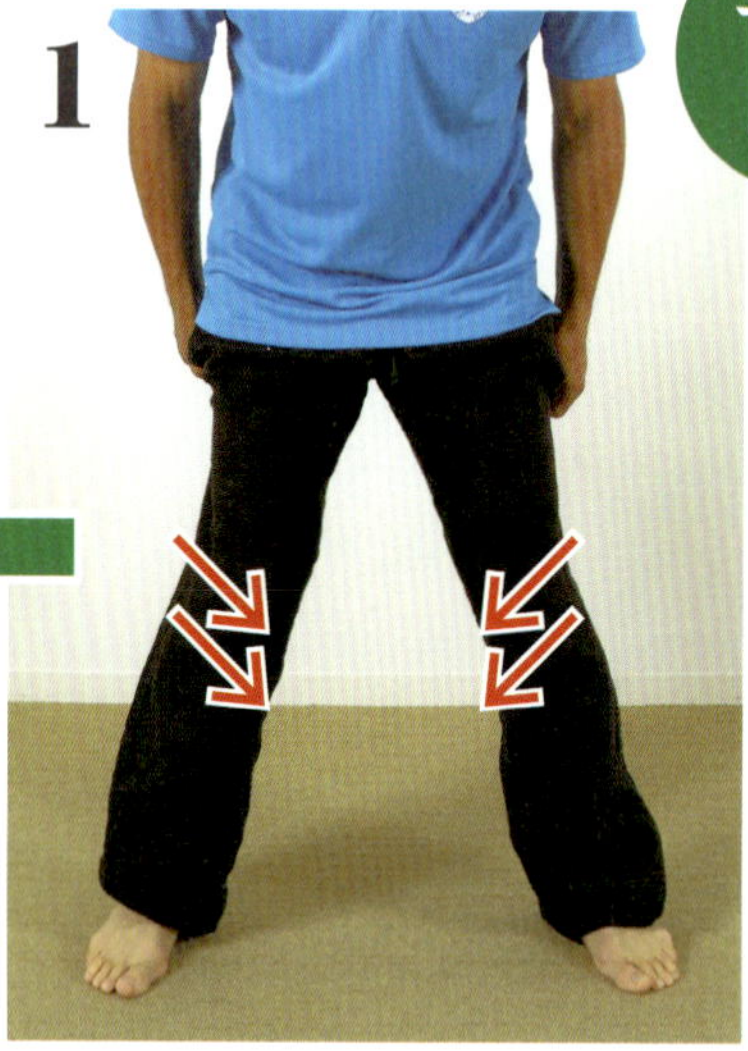

2

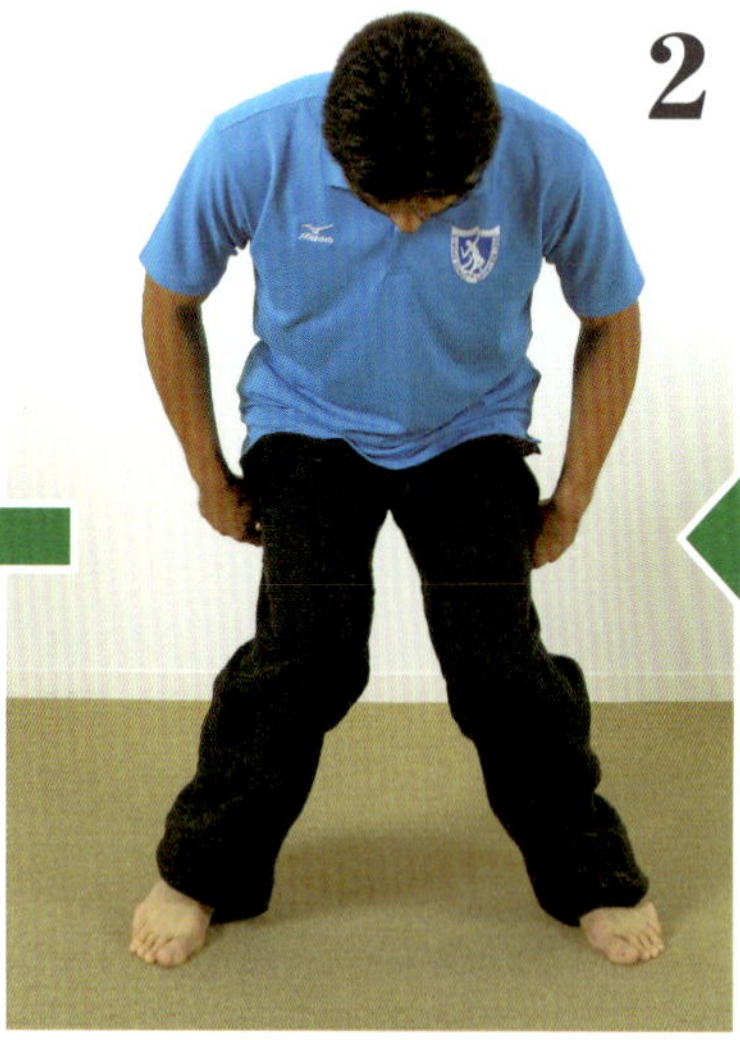

横

1

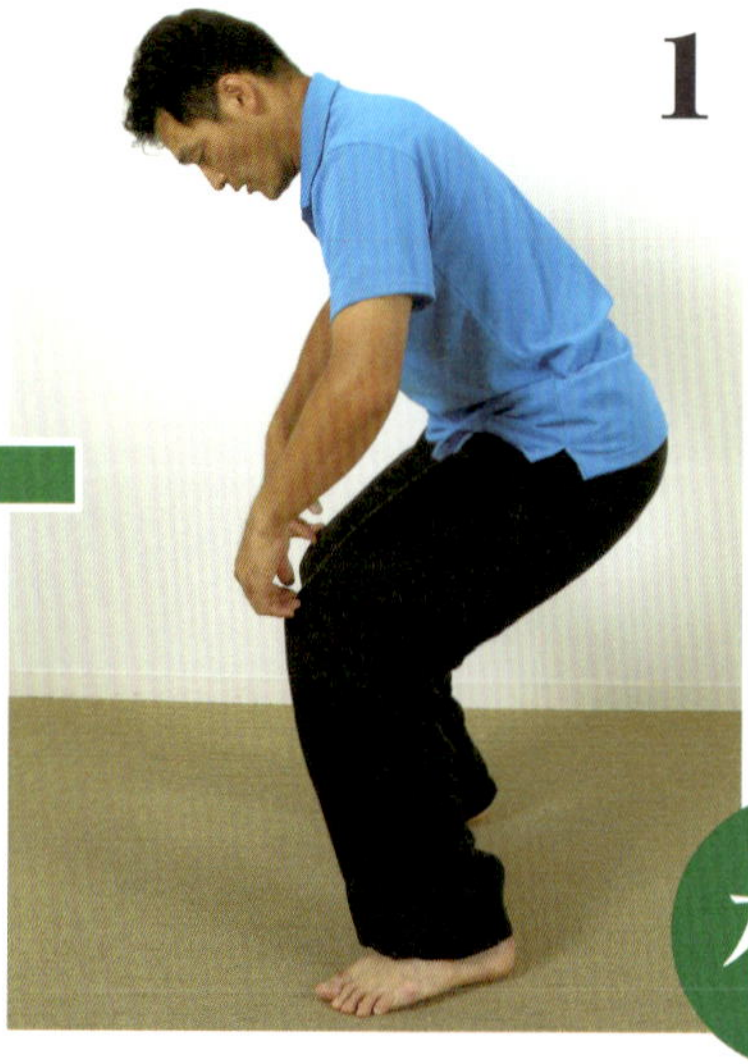

2

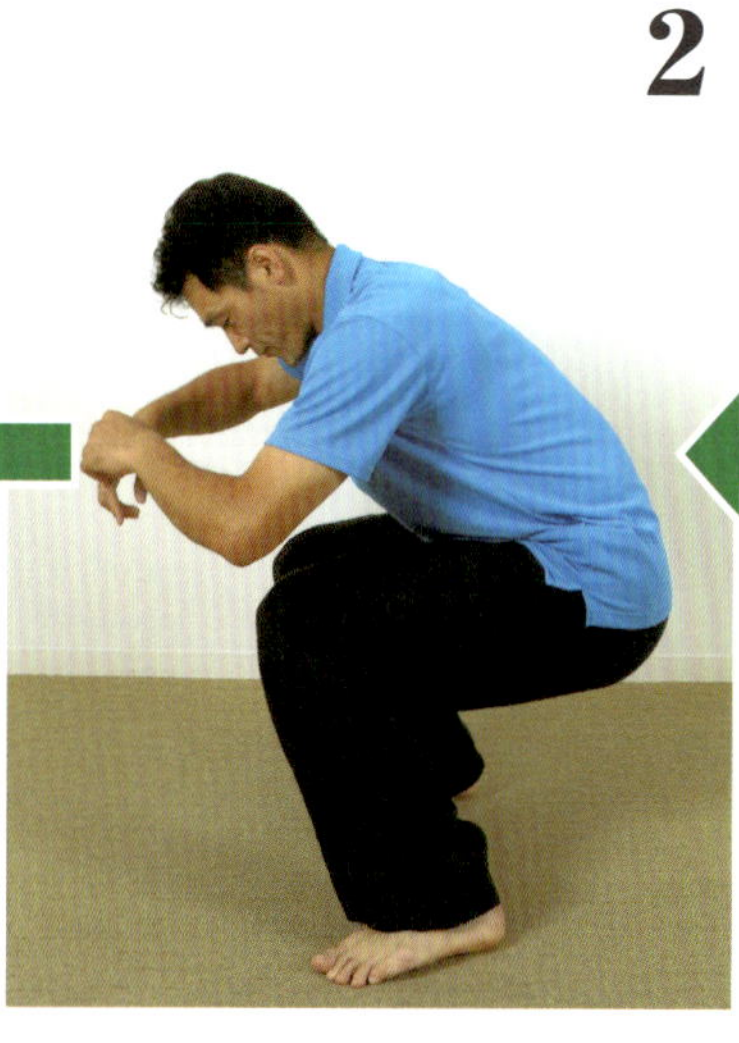

例えば、下の写真にあるように、親指に力を入れ、膝が内側に向いている状態で、膝の曲げ伸ばし(屈伸)をやってみましょう。

途中まではお尻が下がりますが、ある一定のところから下にいかなくなります。骨盤が途中で止まってしまい、これ以上は屈伸ができません。足が胸の前で詰まってしまうような感覚になります。太ももの前側に負荷がかかるような体勢です。27ページで説明するように、これは、現代の日本人に多い姿勢です。

膝が内側に向いてしまうと、骨盤や膝が本来持っている動きを活かしきれず、可動域を狭めてしまいます。

3

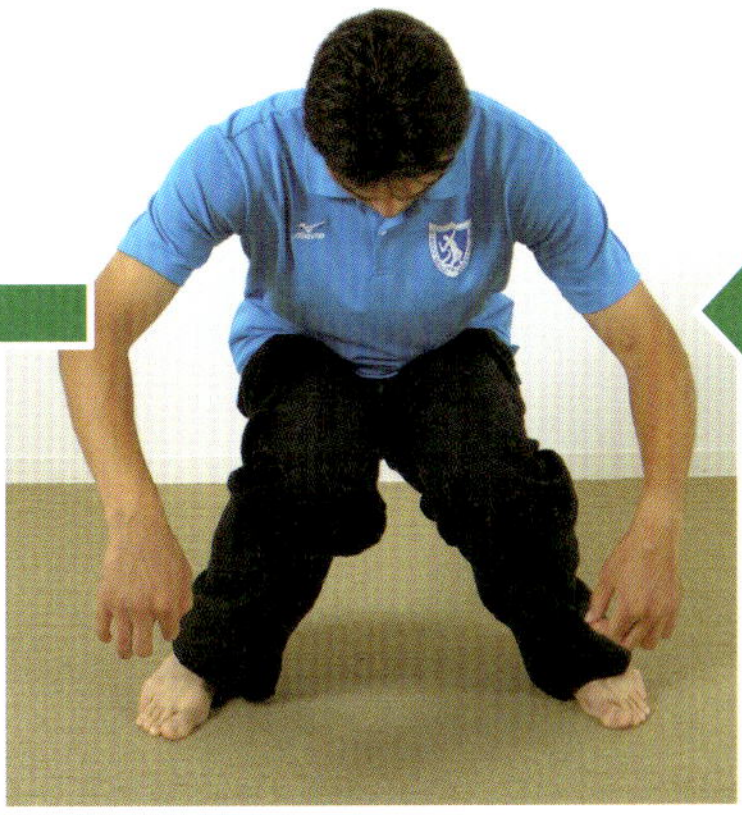

4

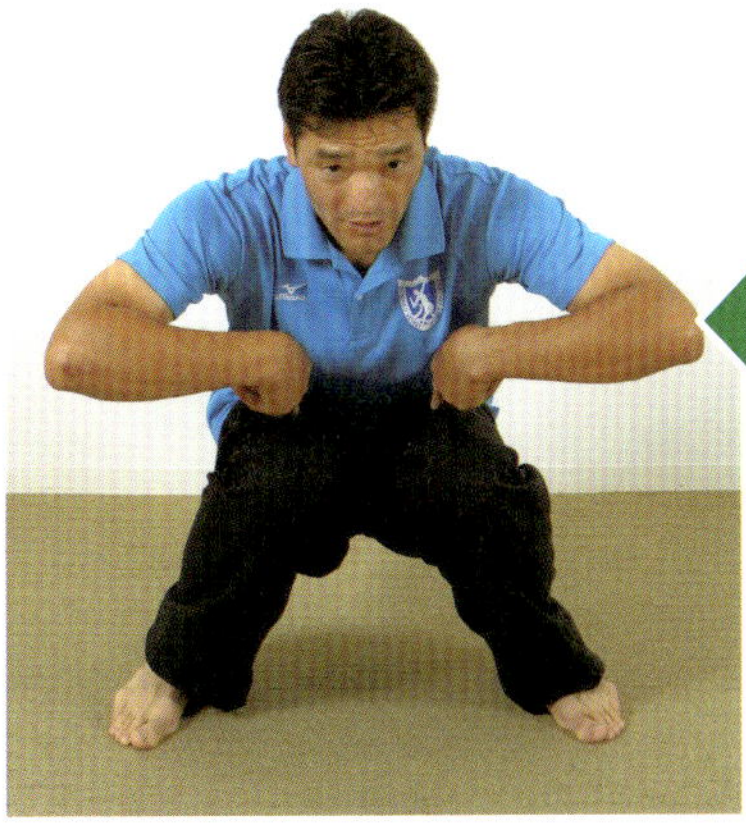

3

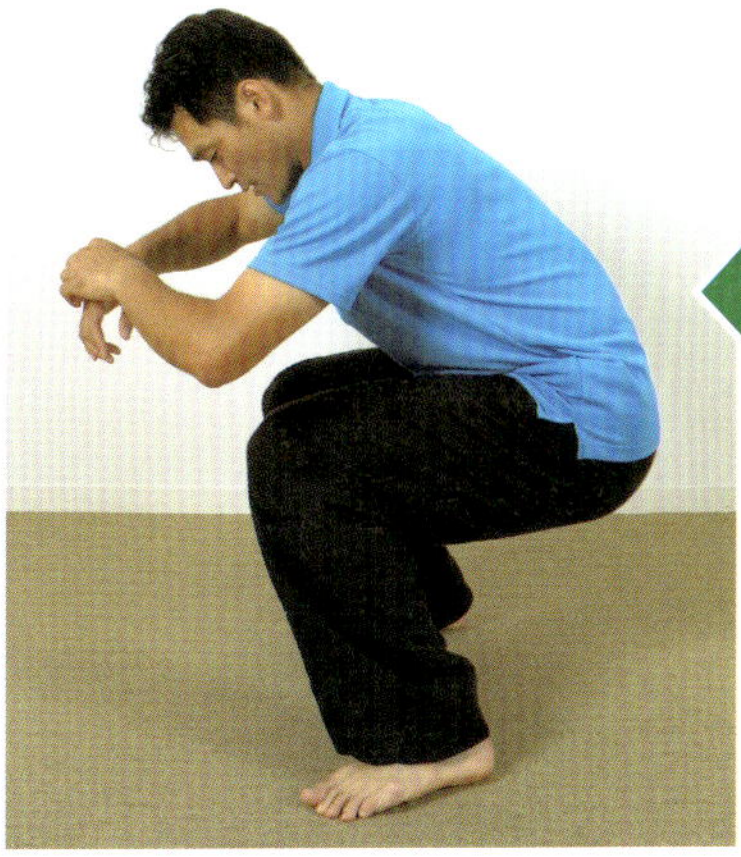

膝が内側に入った状態で座ろうとすると、ある一定のところで骨盤が動かなくなり、お尻が止まってしまう。このとき、大概は足の親指、または足の内側に力が入っていることが多い。

膝が外側に向くと一番楽に座れる

今度は逆に、膝が外側を向いていると、どうでしょうか。

親指に力を入れるのではなく、小指に力を入れることを意識してみてください。すると膝は自然と外側を向きます。

膝の向きをキープして、そのましゃがんでみてください。すると、膝が内側に入っていたときとは違って、途中で骨盤が挟まることなく、お尻が下まできちんと下がります。膝も十分に曲げることができます。前からと横からの写真を、前ページの膝が内側に入ってしまった場合の写真と見比べてみてください。その違いの大きさに気づくことでしょう。体の感覚としても、太ももの後ろに負

膝が外側を向いている場合

よい例

前

1

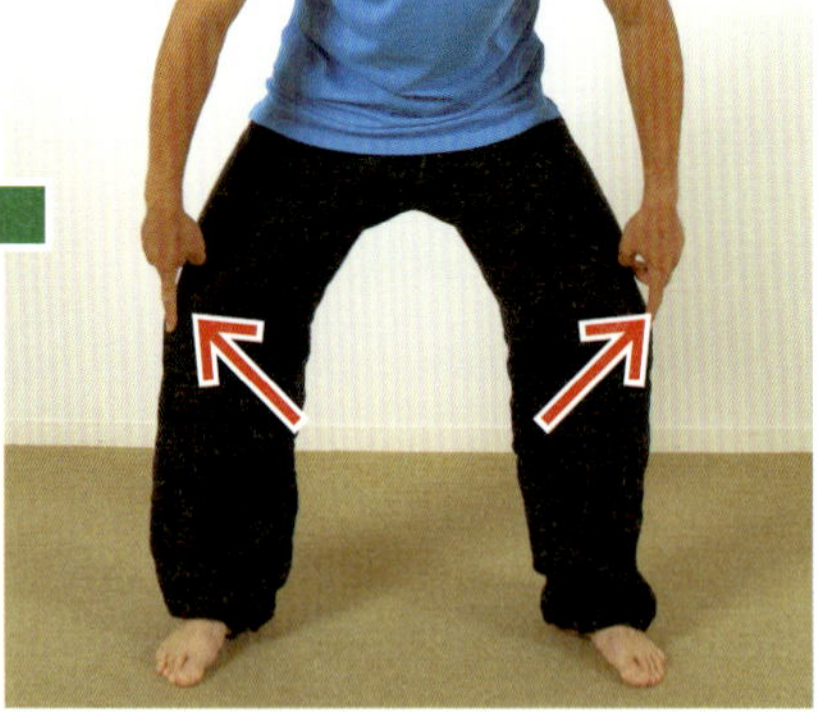

2

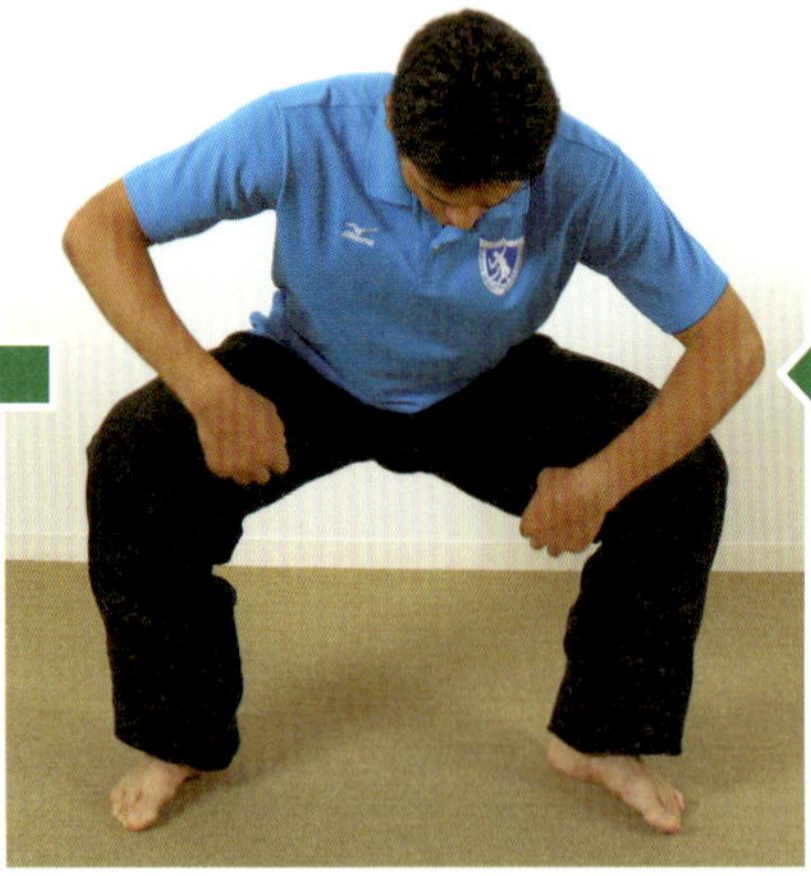

横

1

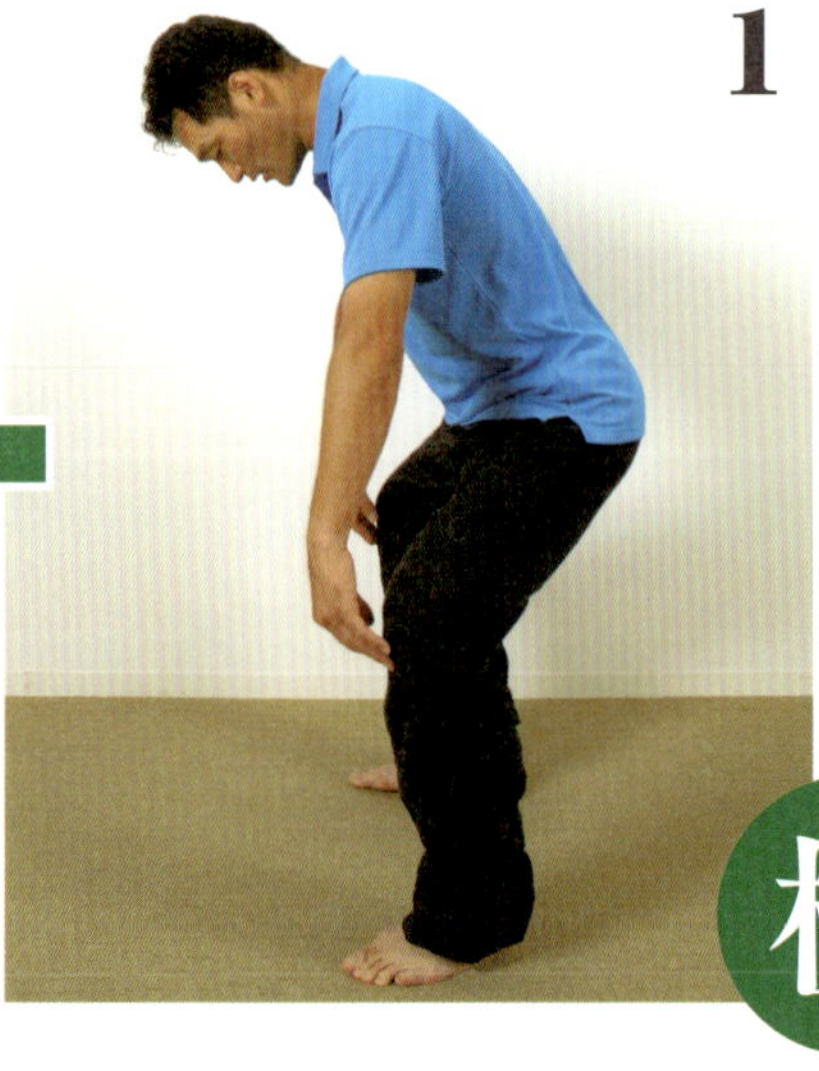

2

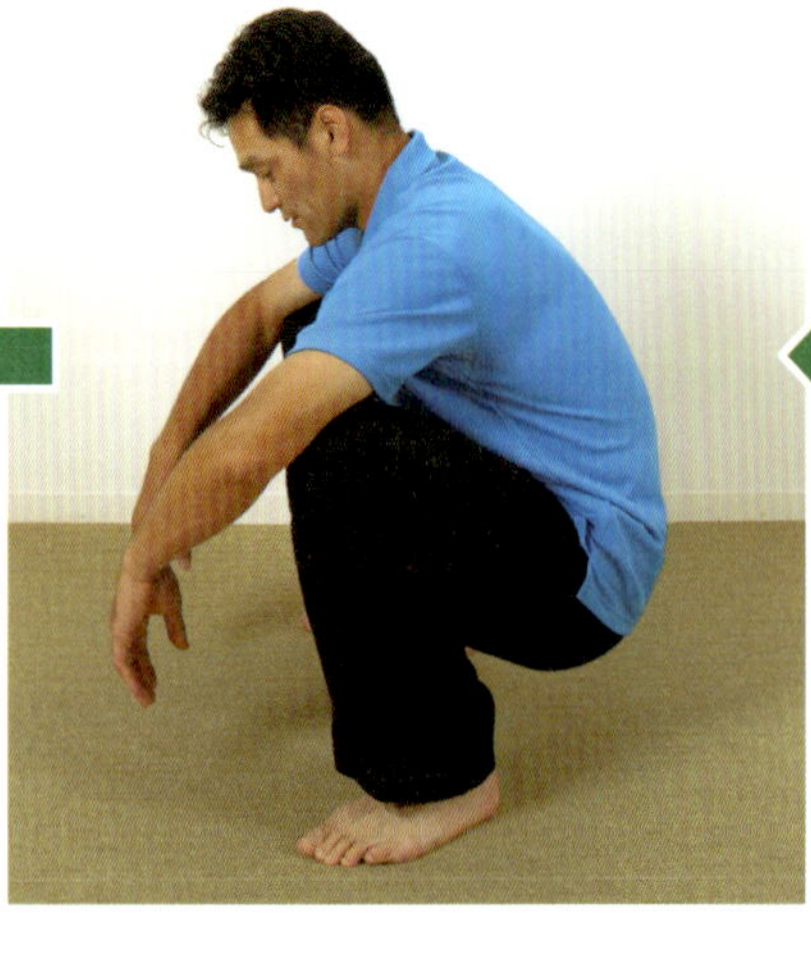

荷がかかるような体勢です。
立位の状態からそのまましゃがむには、膝が外側を向いていることが、一番楽な姿勢と言えるでしょう。

3

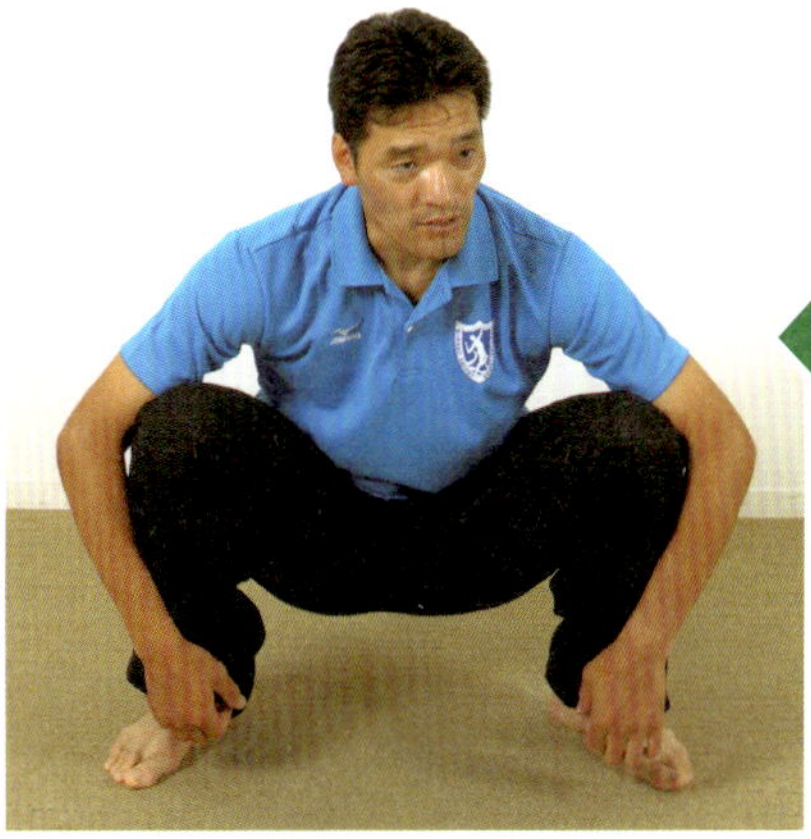

3

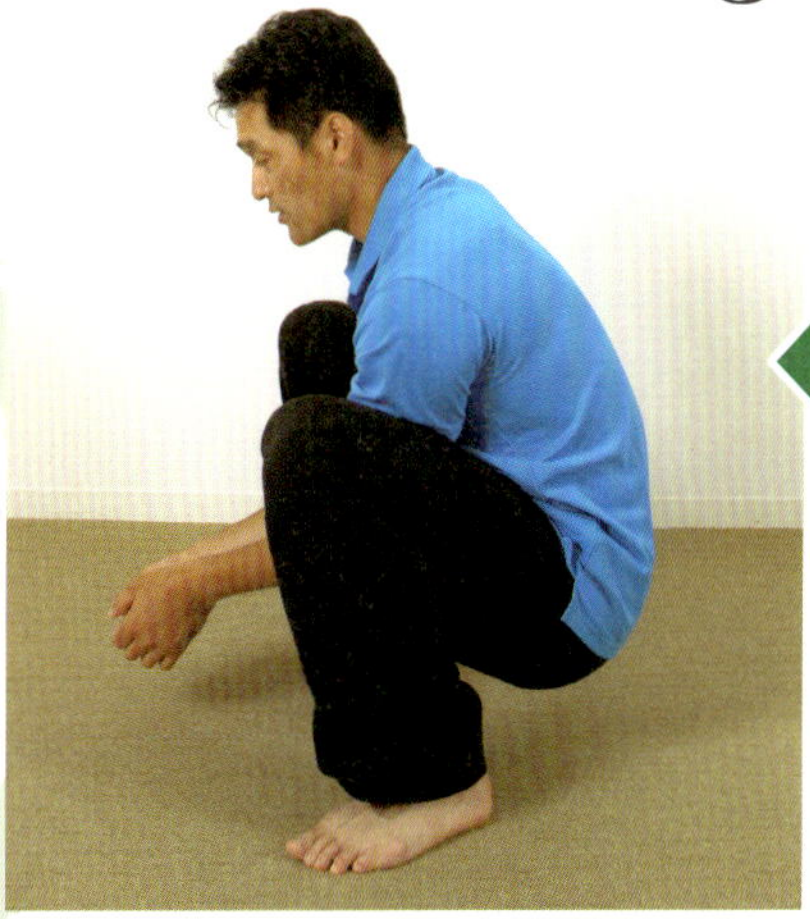

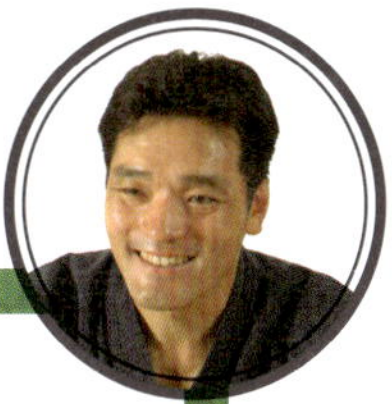

高橋先生の**豆知識**

和式トイレと洋式トイレ

かつて日本の大半の家庭で、トイレは和式でしたが、膝が内側に入った状態だとしゃがむのが大変で、足もしんどくなるため、結果、用を足せなくなります。現代の日本人の多くは和式トイレをうまく使えないそうですが、それは膝が使えなくなったことが一番の原因とも言えます。しかし、膝が外側を向いていると楽にしゃがむことができ、それを維持することもさほど苦ではありません。

膝が外を向いてしゃがみきった体勢は、一番踏ん張れる体勢でもあり、現在、ヨーロッパでも洋式トイレに足置き台を設置している場合もあります。ここに足を置くと膝が骨盤よりも高い位置に来て、ちょうど、右の写真のように膝が外側に向いた姿勢になります。こうすると一番体幹に力を入れることができるため、楽に用を足すことができます。

足指を意識した歩き方

親指中心の歩き方は足に負担が大きい

歩くという動作を、普段から私たちは何も意識せずに行うことができます。しかし、意外に体に負担をかけた歩き方をしてしまっている場合もあります。

例えば、本章で繰り返し説明している通り、親指に力が入ってしまっている場合です。極端な例で言うと、地面に小指がつく前に、親指だけがついてしまっているような状態です。こうなると、小指が地面から浮いてしまいます。着地後に早い段階で親指側に力

NG例

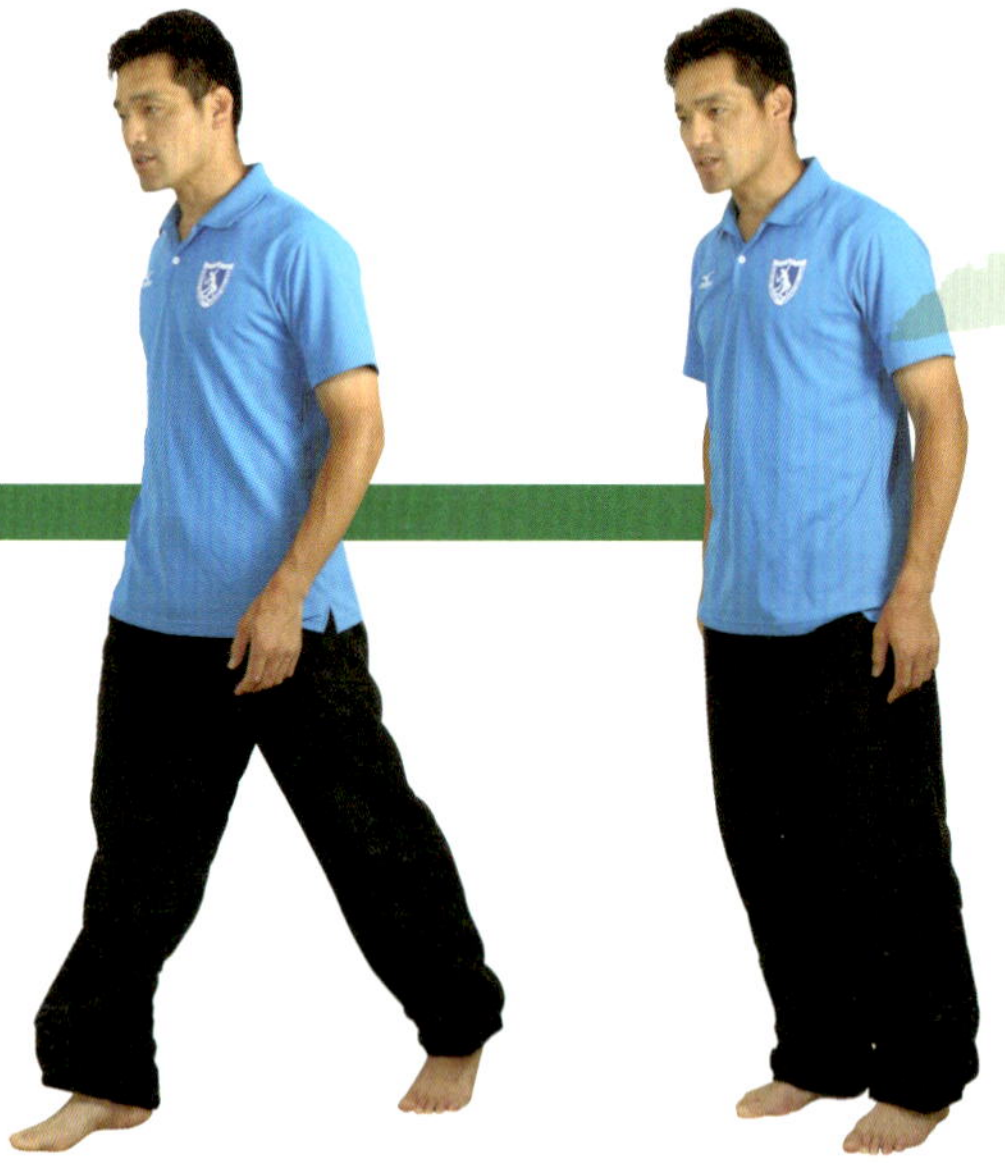

親指はブレーキ

親指に力が入ったまま歩くと、軽やかに歩くことはできない。常にブレーキをかけながら歩いている状態のため、膝や足首にも負担がかかる。

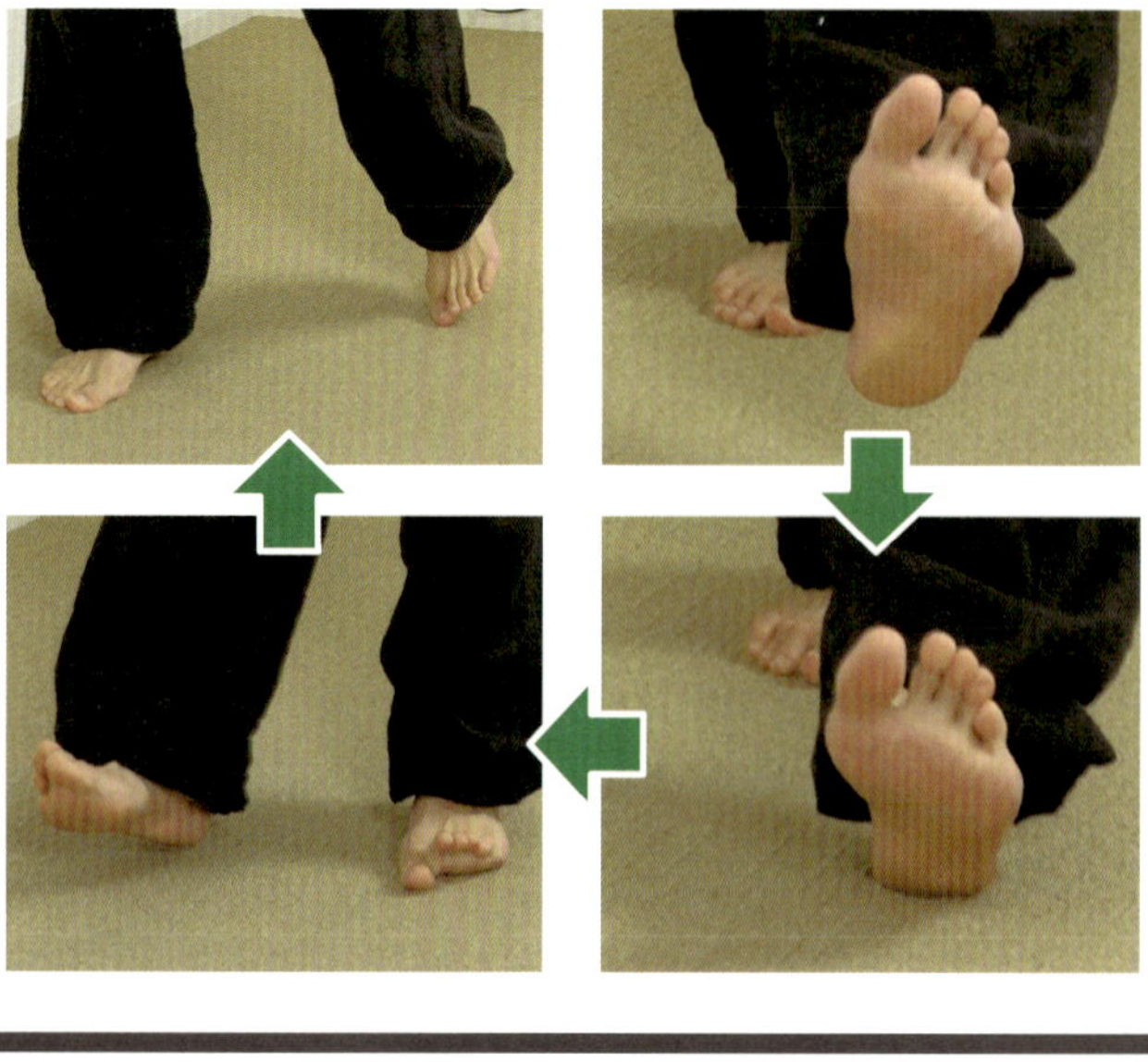

かかとから着地している場合

かかとから着地して歩くと、ベタ足のような重い足取りとなる。これも、膝や足首に負担がかかりやすくなる。

が入ると、膝は自然と内側を向き、前に進もうとする体の動きに対して、力の方向としてはブレーキのように作用します。

　結果、膝が内側に入るので、内股で歩いているようなイメージとなり、一番膝に負担がかかるような歩き方になります。

　また、スポーツ指導の際には、「かかとから地面に接地し、つま先で蹴り出す」という動作を教えることがあります。

　しかし、これはベタ足のように重い歩き方となり、膝や足首に大きな負担となります。

　また、かかとから着地するためブレーキが大きくなり、そのぶん、無駄な動作をしてしまうこともつながります。

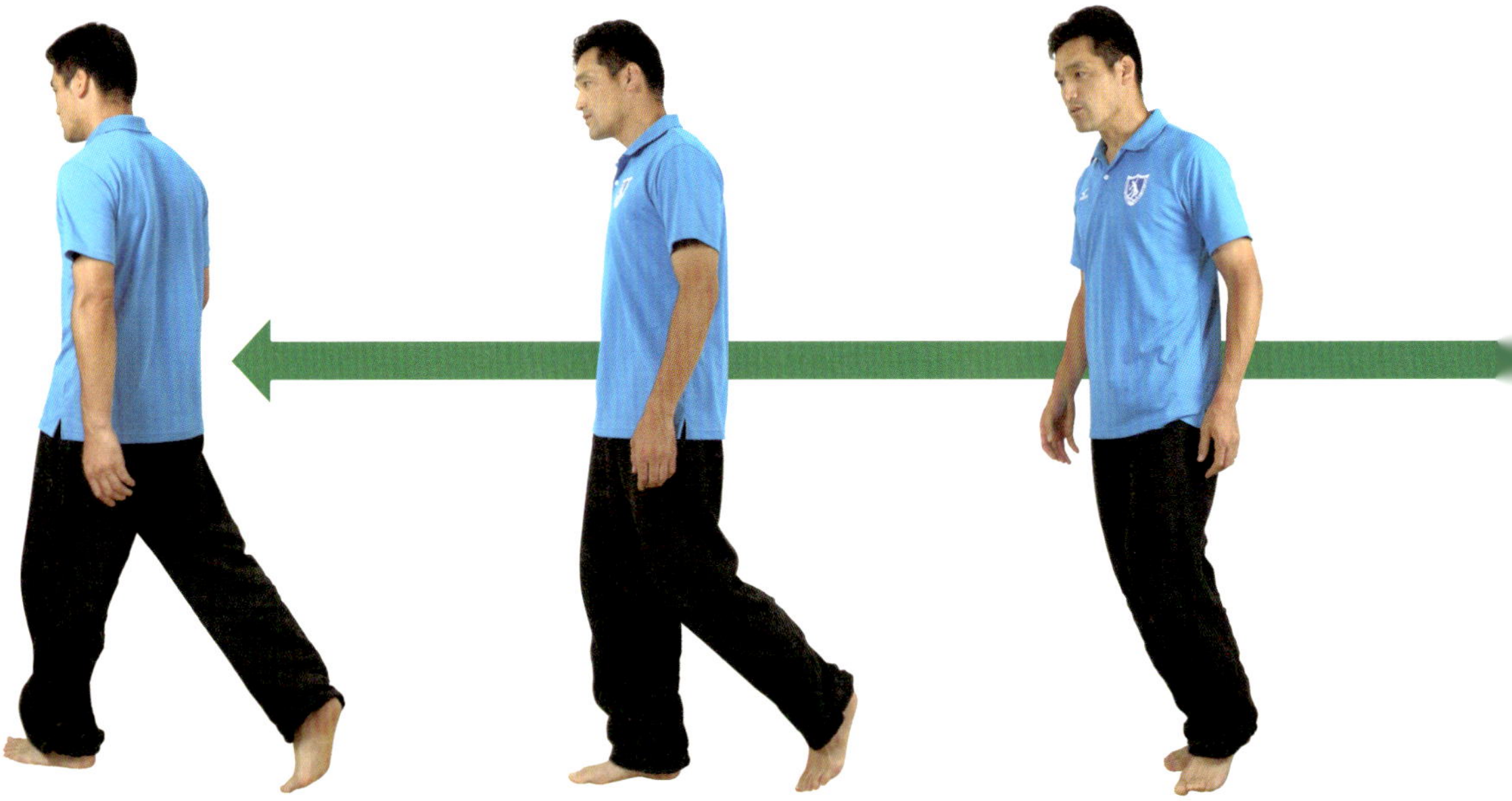

小指を浮かせている場合

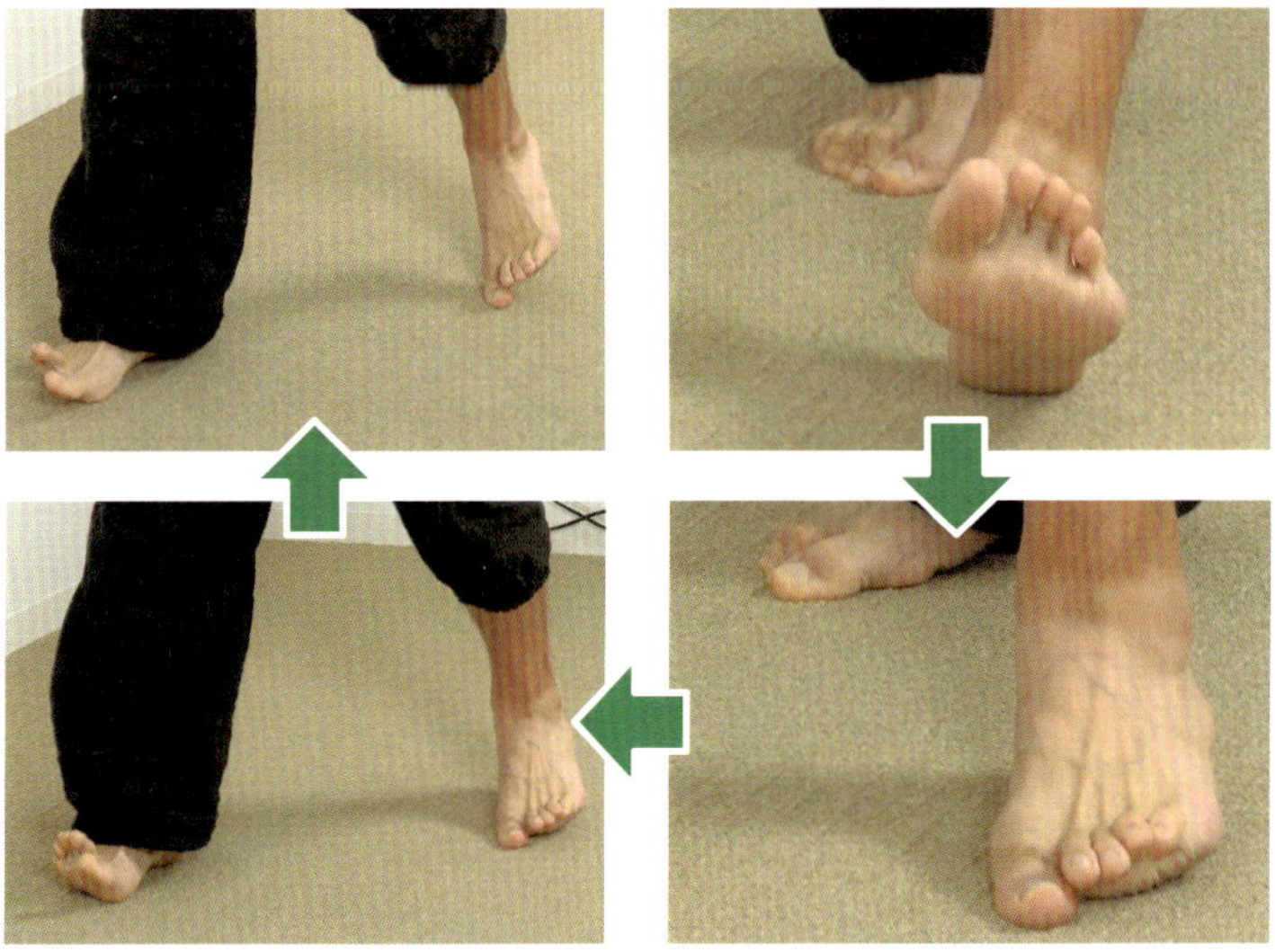

ほとんど小指が地面から浮いているような、極端な例。膝が内側に入るので、内股で歩いているような状態となり、膝に負担がかかる。

地面との着地は小指を意識する

歩き方の基本的な動作は、背骨を積み上げ、天と地のバランスが保たれた状態を作ることから始めます。

この状態から、そのまま体を前に傾けると、倒れないように足の親指に力が入ると思います。その親指の力をすっと抜くと、体はさらに前へと倒れ、転ばないように足が勝手に前に出てきますので、自然かつ楽に歩くことができます。

この場合、注意したいのは、親指に力を入れたまま歩かないこと。親指の力を抜いて、小指のほうを意識して歩いてみてください。体が前方に進んだ際に小指に力を入れると、足が前へ出ていく

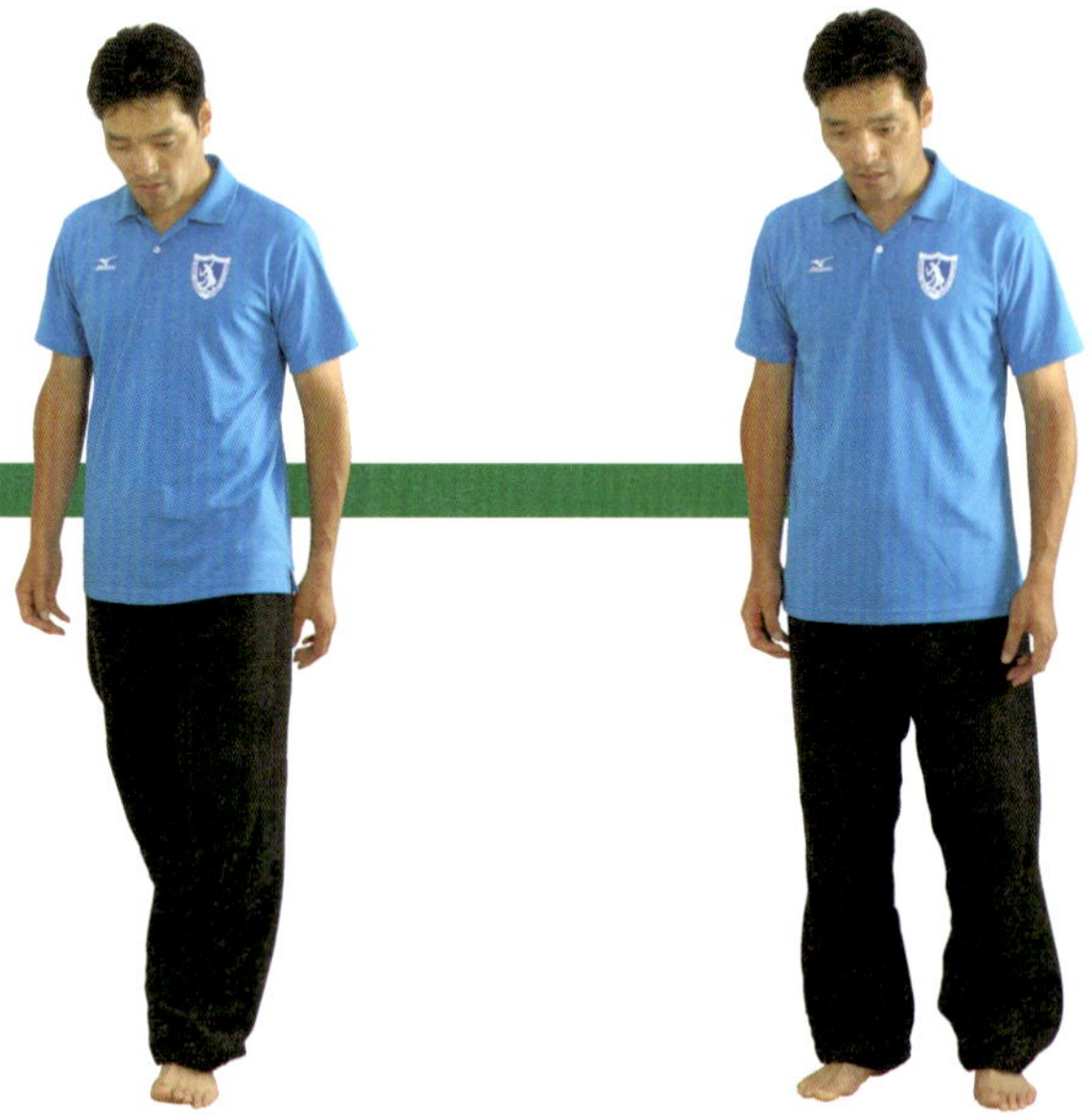

小指はアクセル

よい例

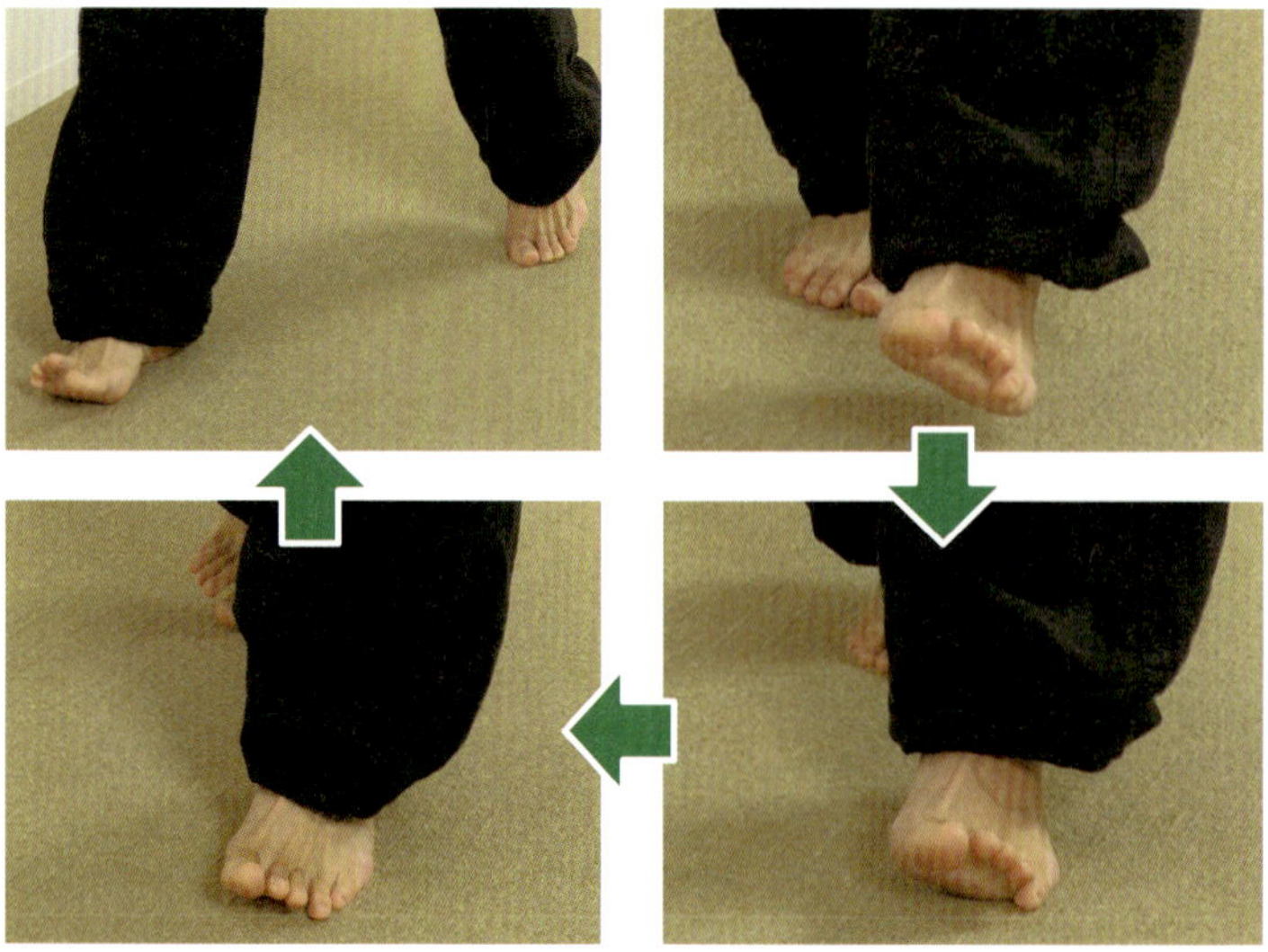

小指に力を入れて歩く

足の親指に力が集中していると楽に歩くことができない。逆に小指に力を入れて歩けば、自然と足が前に出ていく。小指に力が入れば、膝もやや外側に向くため、膝の負担も軽減する。

ので、それを続ければ自然と軽やかに歩けるようになります。

イメージとしては小指側、つまり足の裏の外側で最初に地面に着地しようとする感じです。本章で紹介した通り、親指はブレーキ、小指はアクセルと覚えてもらうとよいでしょう。小指に力を入れると膝は外側ないし前を向き、内側には入りません。そのため膝への負担も軽減されます。

もちろん前述した通り、小指だけでなく、きちんと親指を使うことも大切です。最後の最後に地面を蹴り出すときは、親指も含め、指全体で地面を蹴り出します。ただ、スポーツ指導の際には親指を強調することが多く、その結果、歩く動作の最初から親指になってしまうと、ブレーキをかけ続けることになります。

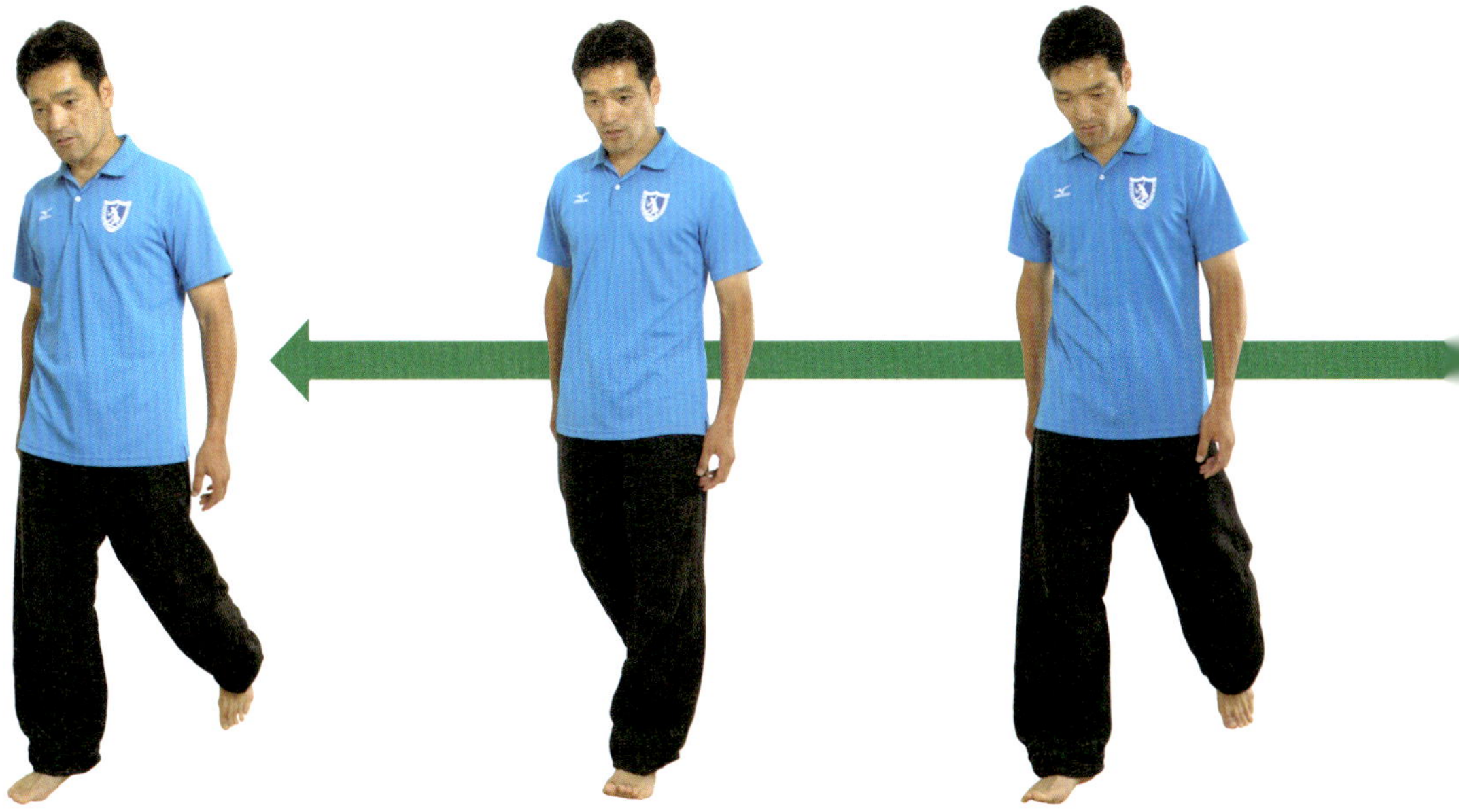

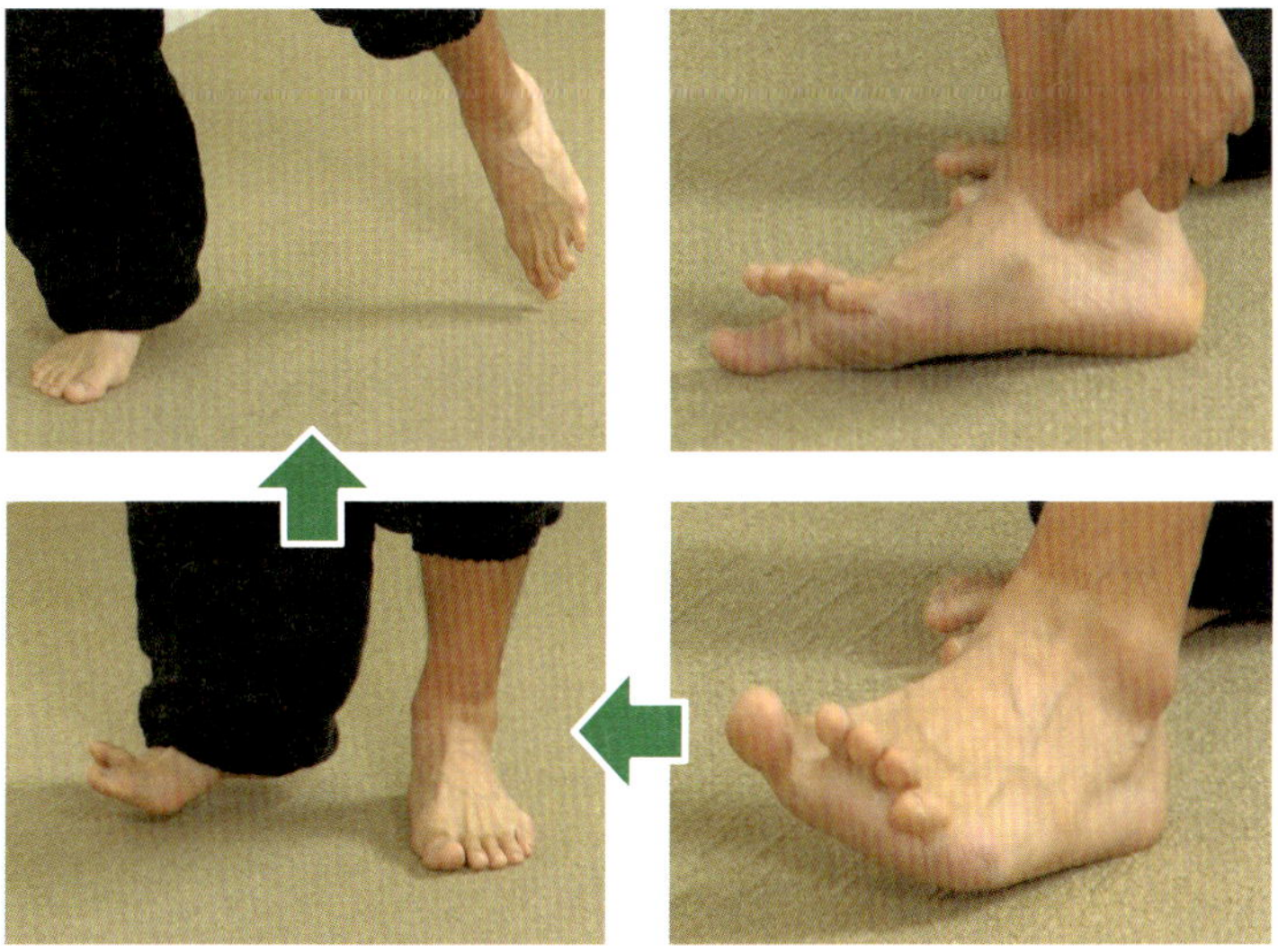

小指側から着地することを意識

足の親指側＝つま先で地面に着地するのではなく、小指側＝足の裏の外側で着地するイメージ。こうするとつま先で着地するよりも、地面からの反発を受け止めやすく、前進する力に回すことができる。

足指を意識した走り方

小指側を意識した軽やかな走り方

スポーツ指導の際には、しばしば親指を意識することを強調されます。そのため、小指側はおろそかとなりがちです。

実際に親指＝母趾球＝つま先側に力を入れて、かかとを浮かして立った状態から、その場でジャンプしてみると、どうでしょうか。あまり、軽やかなジャンプにはならないのではないでしょうか。地面から素直に力をもらってジャンプするのではなく、自分で膝を曲げてジャンプしているような

つま先（親指）のみでジャンプ

NG例

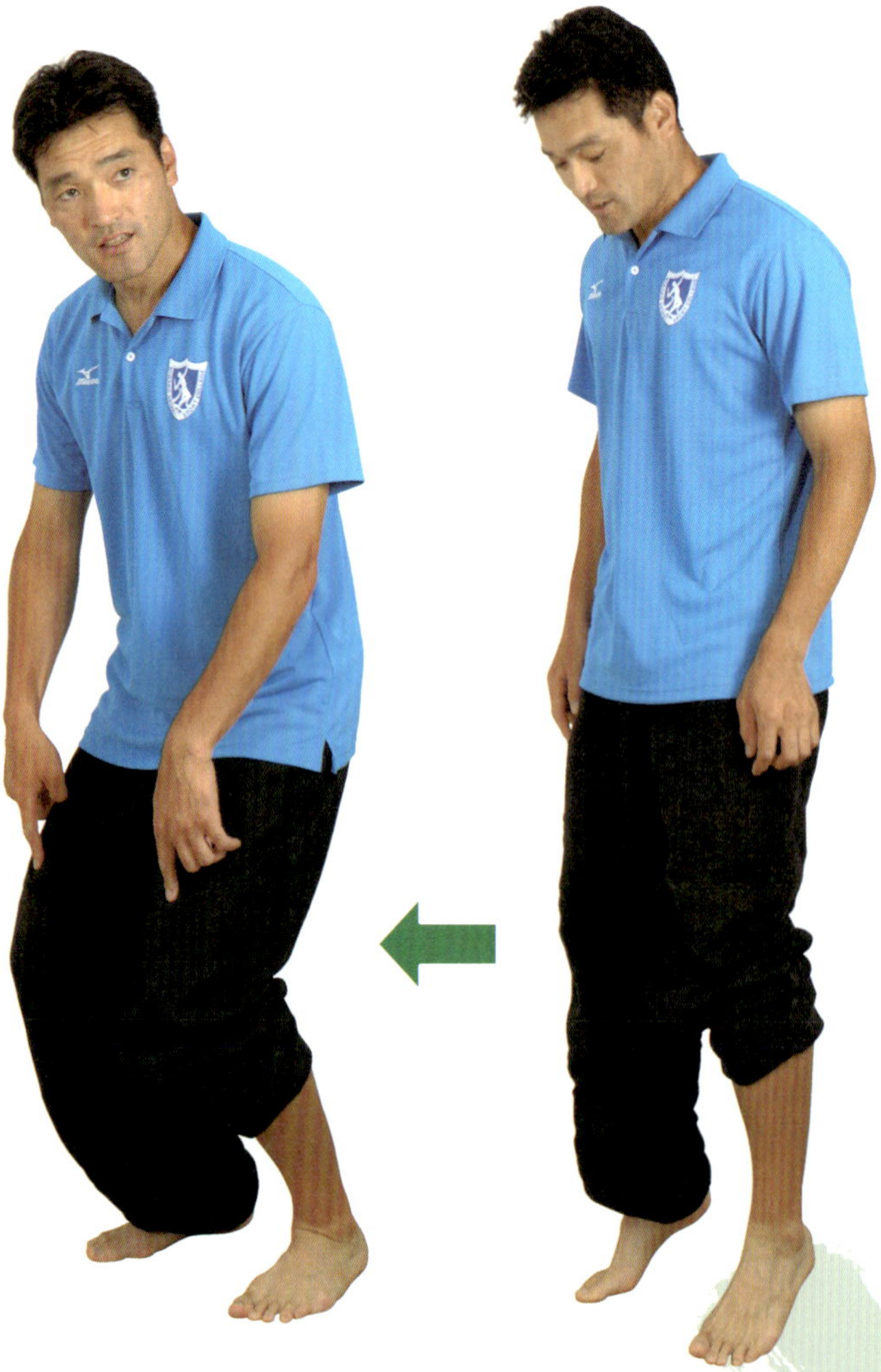

親指＝母趾球＝つま先側でジャンプした際には、地面からの力が膝下で途切れてしまい、うまく体に伝わらない。結果、膝だけでジャンプするような形となってしまい、重い跳ね方になる。そのぶん、膝にも負担が大きい。

感覚です。結果、膝に負担をかける、重そうなジャンプになります。

今度は小指側を意識し、足の裏の薬指のつけ根くらいを地面につく感じでジャンプしてみると、どうでしょうか。この状態でジャンプすると、一番地面から力が返ってきますので、膝を曲げなくても、自然かつ軽やかに跳ねることができます。

走る際に意識してもらいたいのは、このイメージです。

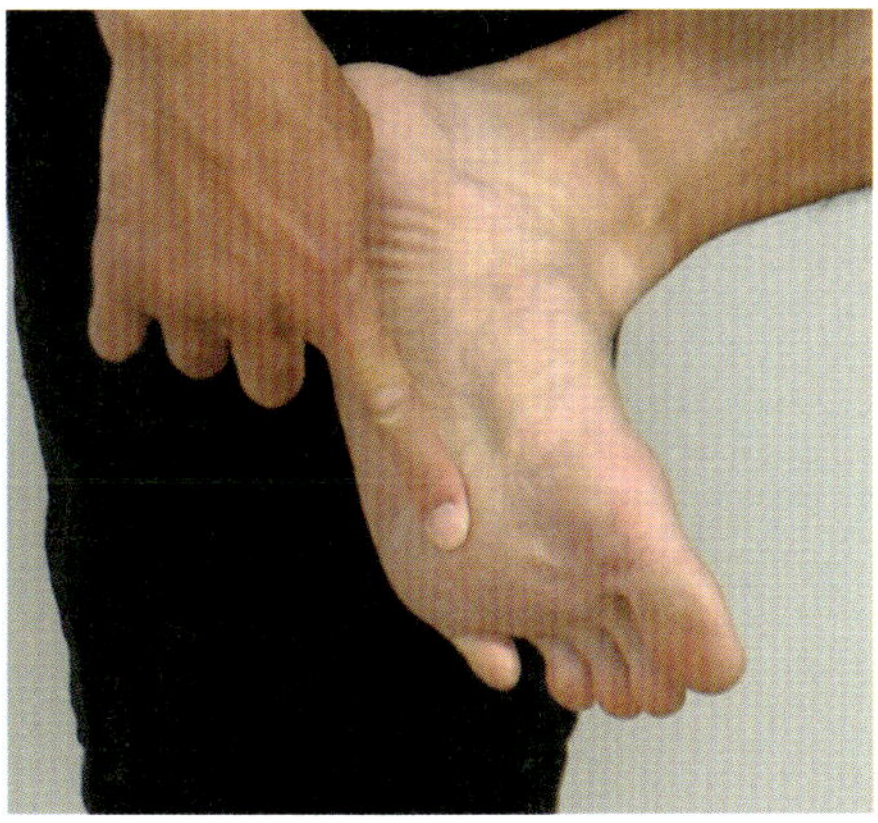

歩く場合と同様、走る場合も小指側を意識する。母趾球ではなく、小指側＝足の裏の外側から地面につくことをイメージするとよい。

薬指のつけ根（小指側）でジャンプ

よい例

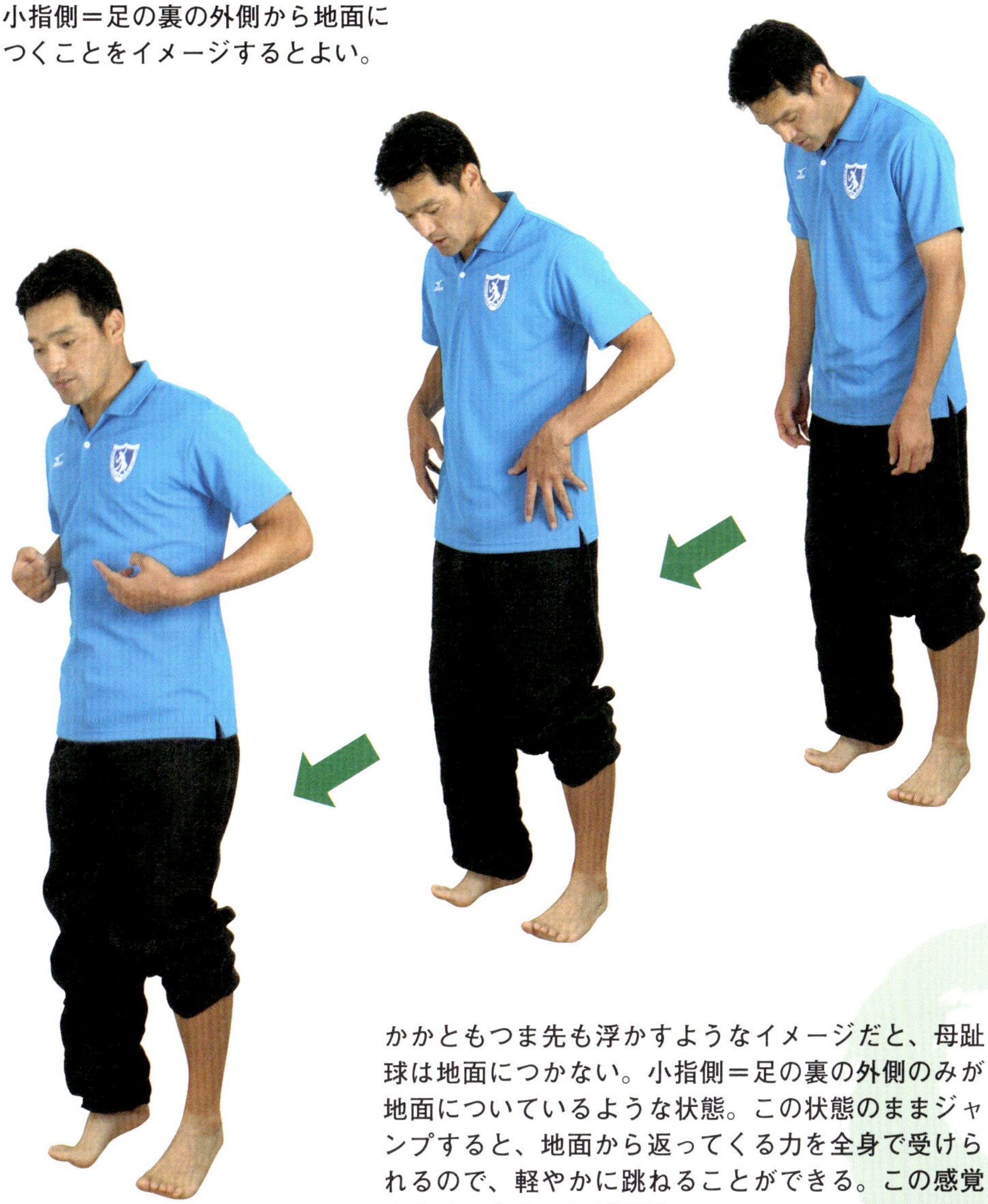

かかともつま先も浮かすようなイメージだと、母趾球は地面につかない。小指側＝足の裏の外側のみが地面についているような状態。この状態のままジャンプすると、地面から返ってくる力を全身で受けられるので、軽やかに跳ねることができる。この感覚のまま、走ることが重要。

「かかとをついて走れ」という指導のカラクリ

今でもスポーツ指導の現場では「かかとから入れ」としばしば言われます。結論から言うと、あまりよいとは言えません。かかとから入ってしまうと、ベタ足のようになり、重い感覚で走ることになります。すると、地面からの力をうまくもらえず、膝や足首に大きな負担をかける原因となります。「かかとをついて走れ」と指導している方も、実際に自分で走ってみると、かかとが最初についていないことが多いです。軽やかに走っている人は、かかとをつきにいきながらも、実は小指側で地面を受け止めています。こうすると、体が前に回転するようなイメージになるため、そのまま前方

よい走り方の例

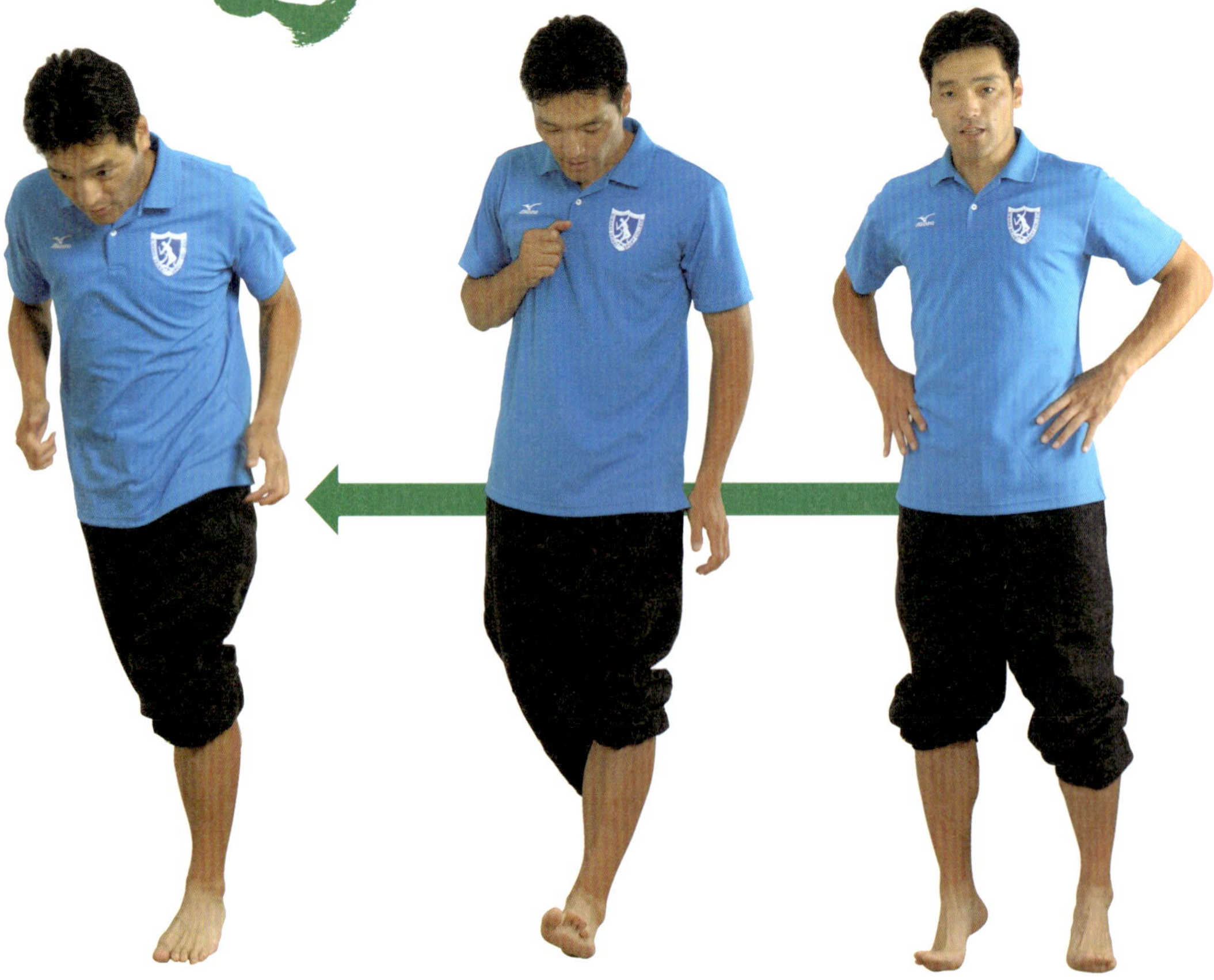

小指で地面からの力を受け取り、跳ねるようにして、最後に親指で蹴り出すイメージ。

そのままの状態から、体を前へと倒すと、自然と走れる。地面との接地は、小指が最初。

かかと、つま先を浮かし、小指側（薬指のつけ根）でのみ、地面に接しているような状態を保つ。

への推進力がつき、速く走れるのです。

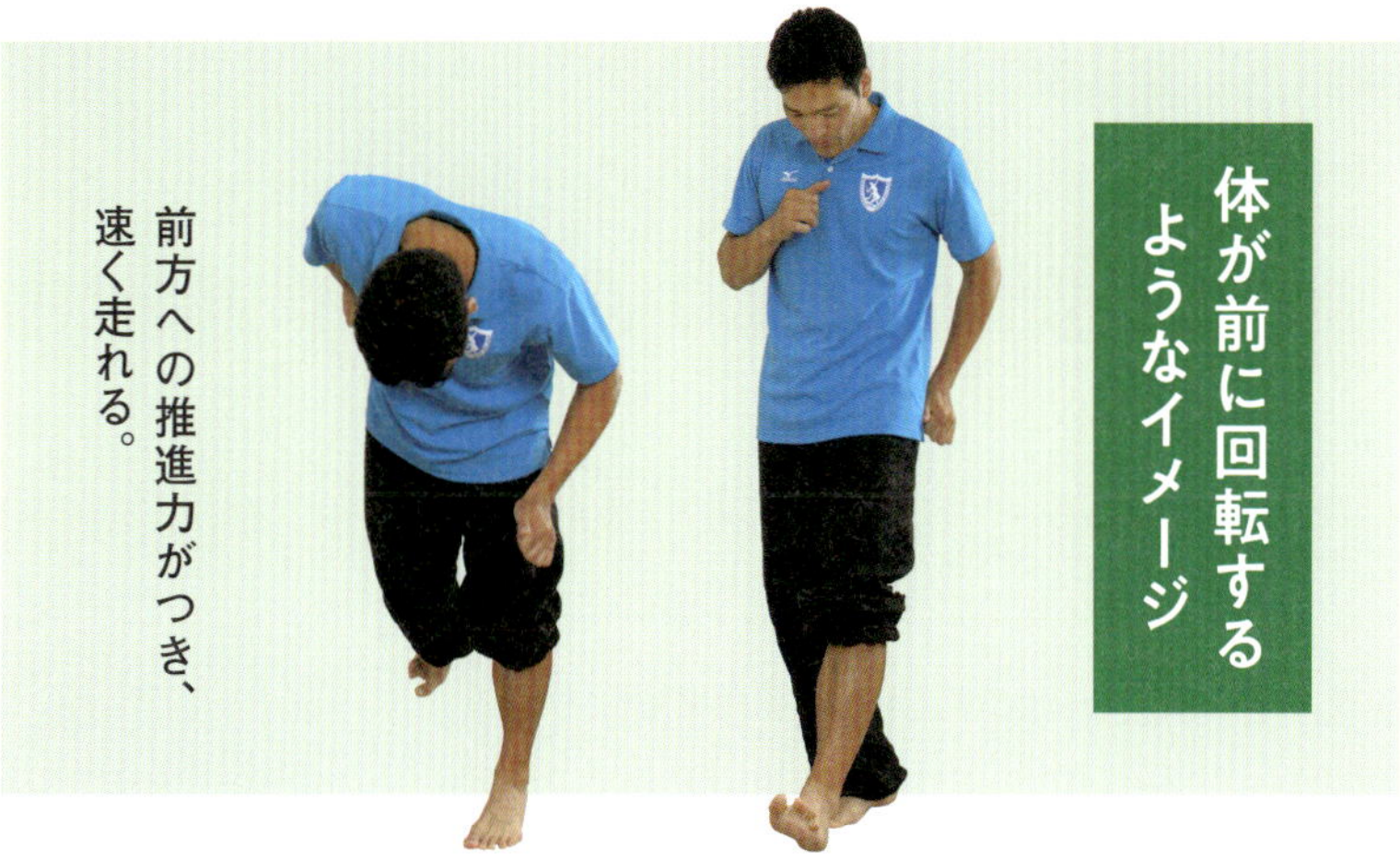

体が前に回転するようなイメージ

前方への推進力がつき、速く走れる。

✕ 悪い走り方の例

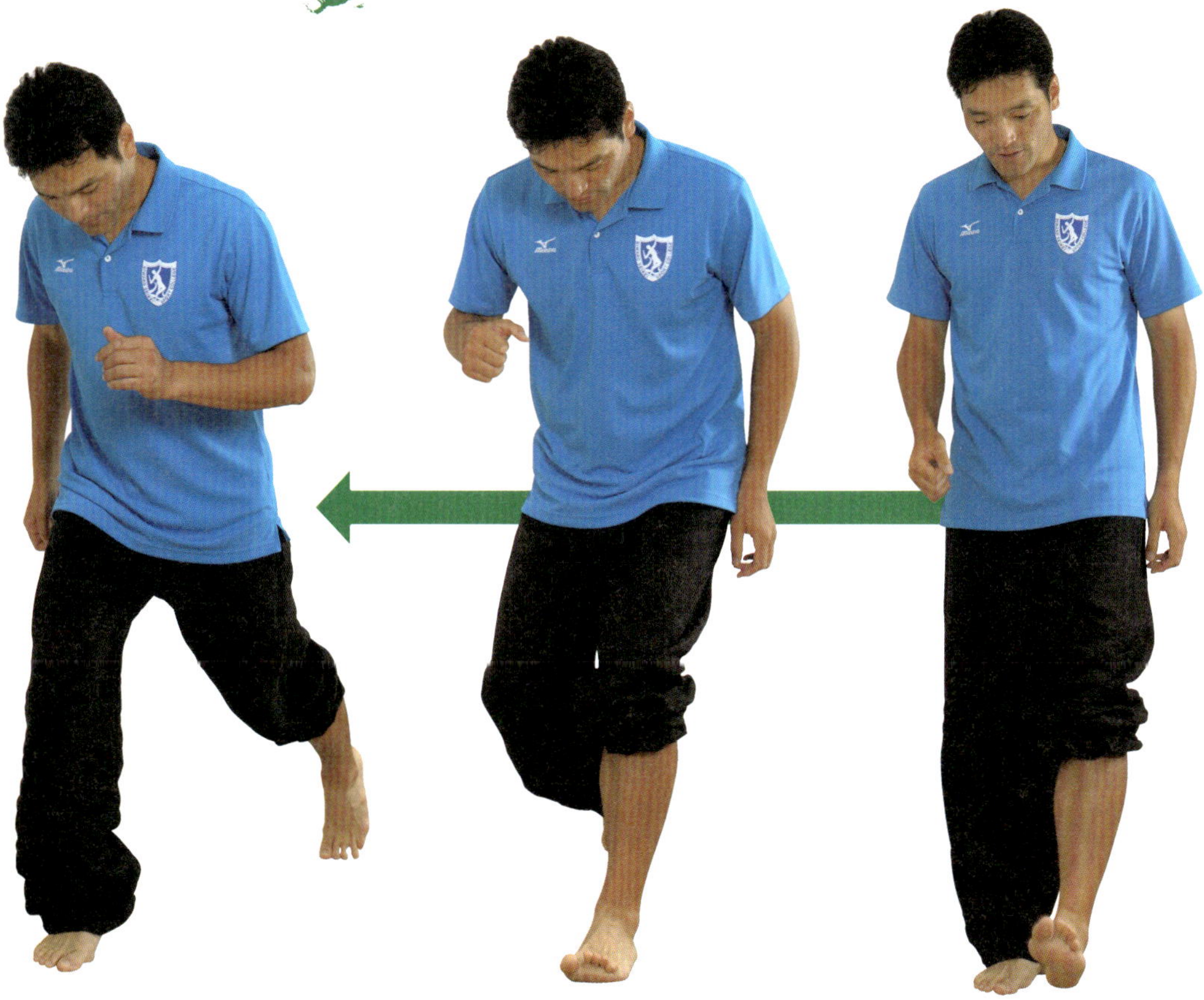

重い走り方となり、結果的に足首や膝に、より負担の大きい走り方となる。

地面からの力をうまく受け取れず、足首と膝をいっぱいに使って走るようなイメージ。

親指＝母趾球に力が入ったような状態。ペタッと足の裏全面が地面についてしまうようなイメージで走ることになる。

Column 01

古武術をスポーツに活かす!!

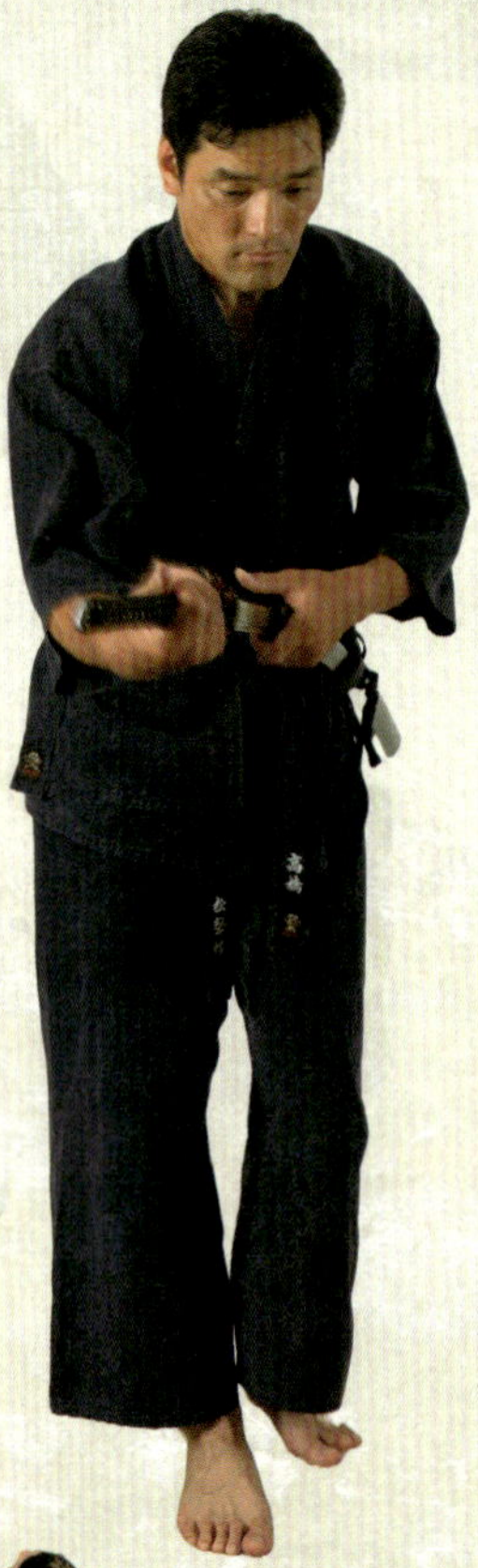

逆手抜飛刀打《さかてぬきひとううち》が野球の牽制球に

甲野善紀先生は、プロ野球選手（当時）の桑田真澄氏を指導した際、古武術における逆手抜飛刀打を披露し、これを野球における牽制《けんせい》球の動作に応用されたそうです。斬り合いの相手がすでに刀を抜いて対峙《たいじ》してきた際に、相手の突きを避けながら、瞬時、刀を抜き反対に突きにいける動作です。うまく膝を抜き、尻もちをつくように後ろに下がって、その間に刀を抜くという動作になります。この動作を野球の牽制球に活かすと、反動が必要ないため、相手に牽制の動きが読まれづらく、かつ早くボールを投げることができます。

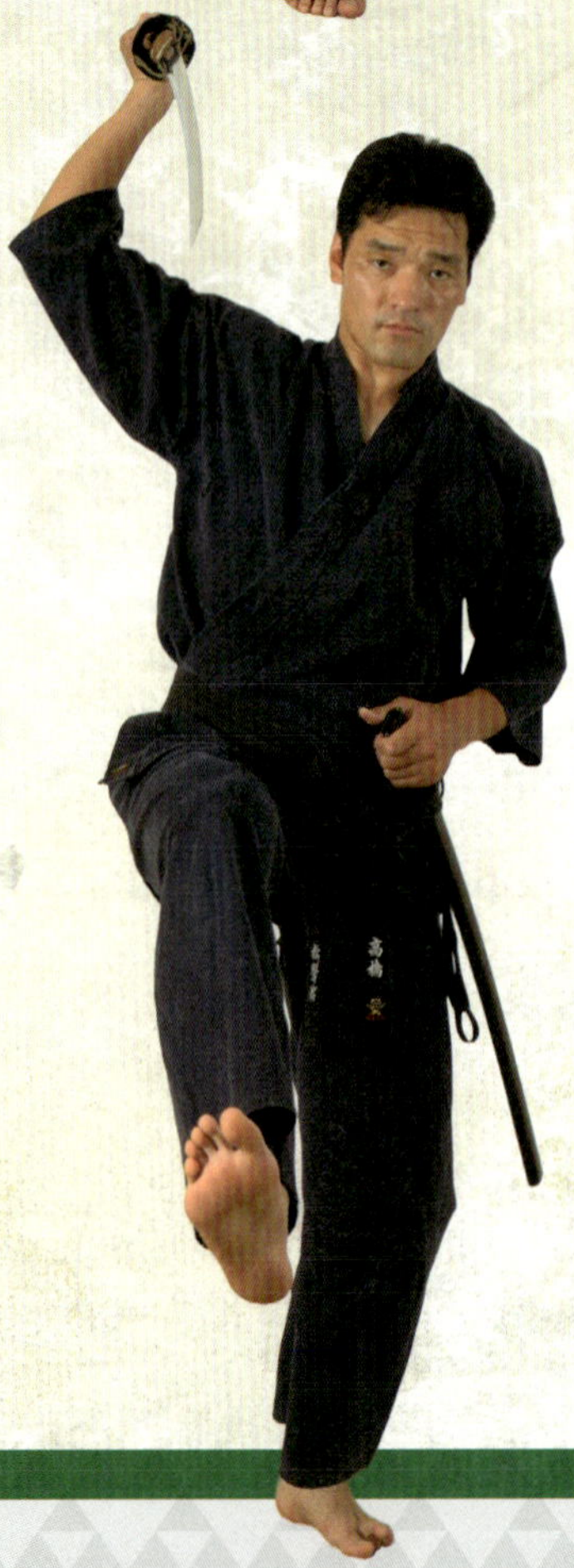

運動・スポーツが苦手な人はいない!

本書では古武術にヒントを得たさまざまな身体操法を紹介していますが、そもそも運動やスポーツが嫌い・苦手と思い込んでいる人も多いのではないでしょうか。そのきっかけとなっているのが、学校の体育の授業の経験が、という場合がしばしばです。いつの間にか､体育の授業で「速く走れる人はスポーツが得意」「高く跳べない人は運動が苦手」という基準ができてしまっているように感じます。そうした固定観念にとらわれず、走ることが好きなら、跳びはねることが楽しいなら「運動･スポーツは得意」と思えばいいのではないでしょうか。苦手意識を取り払い、運動やスポーツなど体を動かすことを楽しめようになるきっかけに、本書がなれば幸いです。

第2章

カラダの動きを取り戻す

前屈と開脚

本来の体の動かし方を習得する

体の故障や怪我を未然に防ぐには、柔軟性のある体が有利だとされますが、そもそも体の柔らかさ、硬さとはなんでしょうか。筋肉や筋の柔軟性とも言えますが、ここでは、その前段階として、体の動かし方に注目していただきたいと思います。例えば、読者の皆さんは、前屈や開脚をする際に、どのような体の動かし方をしているでしょうか。

第1章では、背骨の積み上げや足指と膝の向きについて紹介しましたが、基本の姿勢は同じです。

前屈

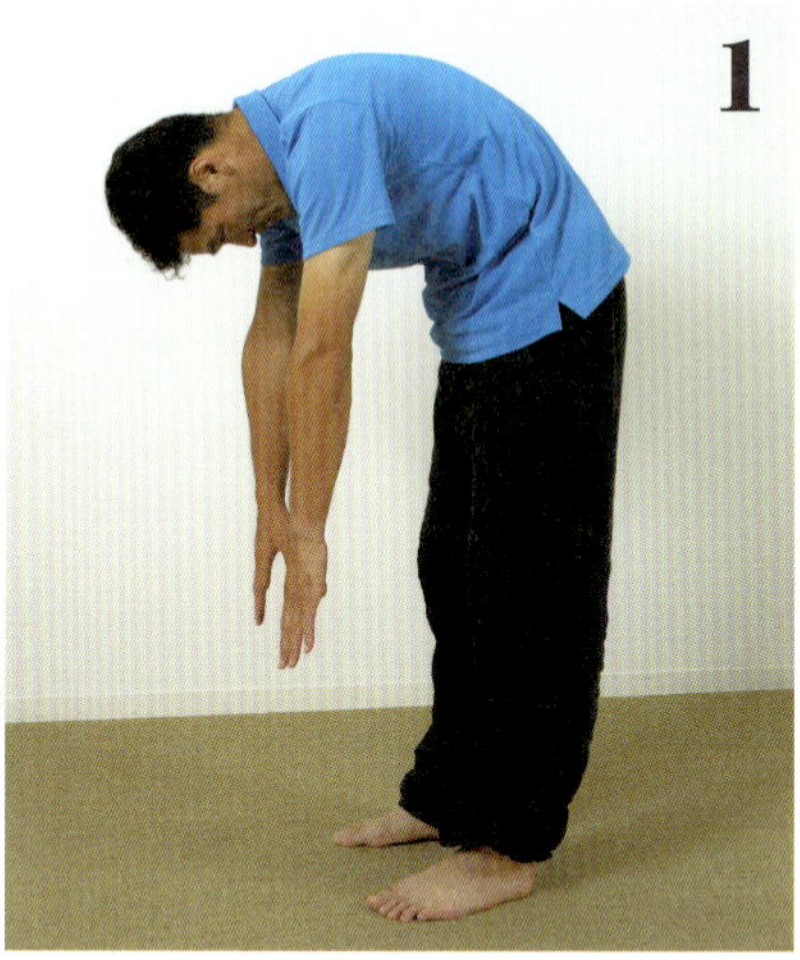
1

掌はおろか、指先も床に触れることができない状態。

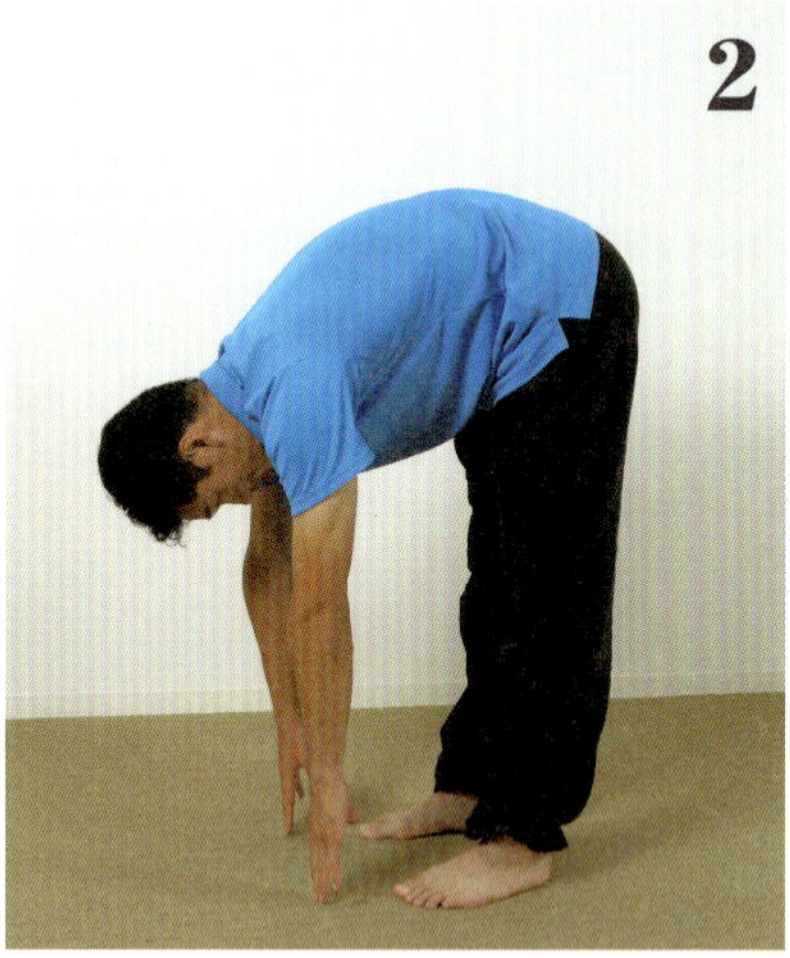
2

指先で床に触れることはできるが、指の腹や掌まではつかない状態。

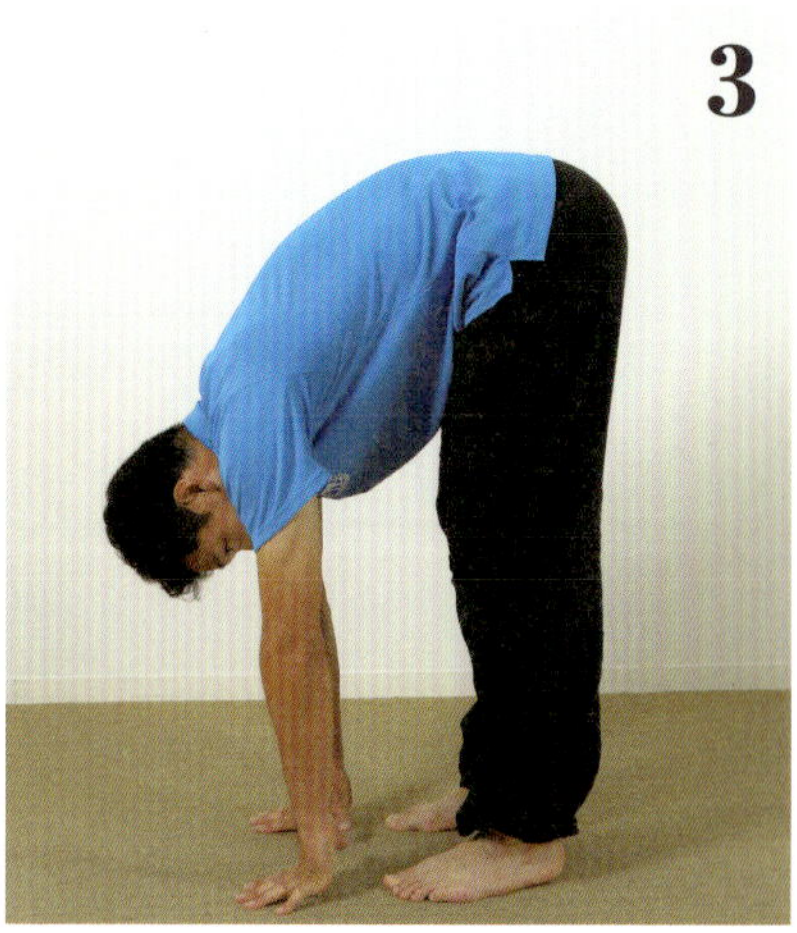
3

手の指は全て床につくような状態。掌まではつかない。

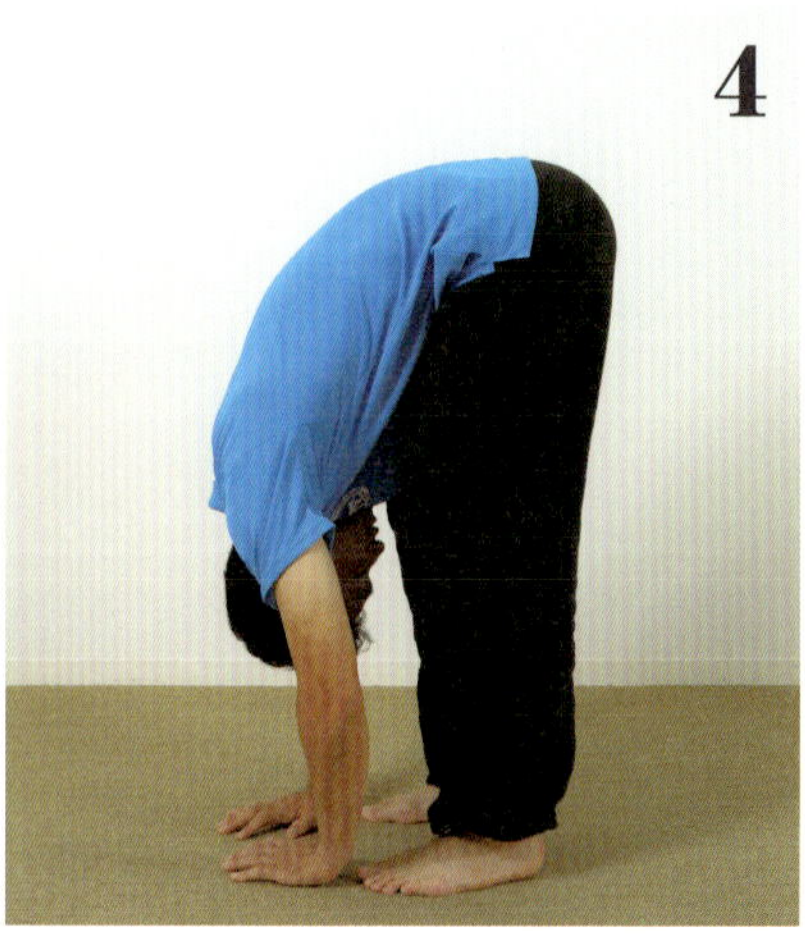
4

掌全体が床につくような状態。

開脚

筋力トレーニングなどをする前段階として、体の動きを整えることが重要です。本章では、体本来の仕組みに合わせた動かし方を学び、体に無理のない本来の動きを習得していただければと思います。無理な体の動かし方からくる不具合（肩こりや腰痛、膝の痛み）などを防ぐのにも効果を発揮してくれるでしょう。まず自分がどんな動きをしているか、前屈と開脚で、チェックしてみましょう。

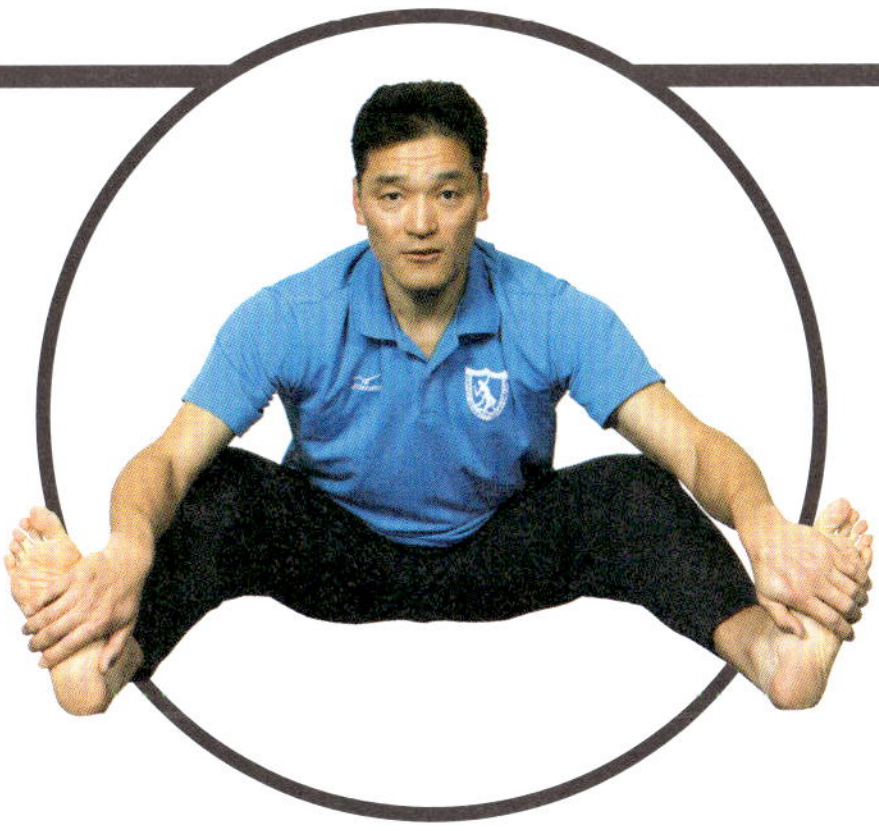

無理に膝をつけなくてもいい

前屈も開脚も無理に膝を伸ばす必要はありません。開脚も頭を床につけることを目標にしがちですが、たとえできなくても効果は十分にあります。

1

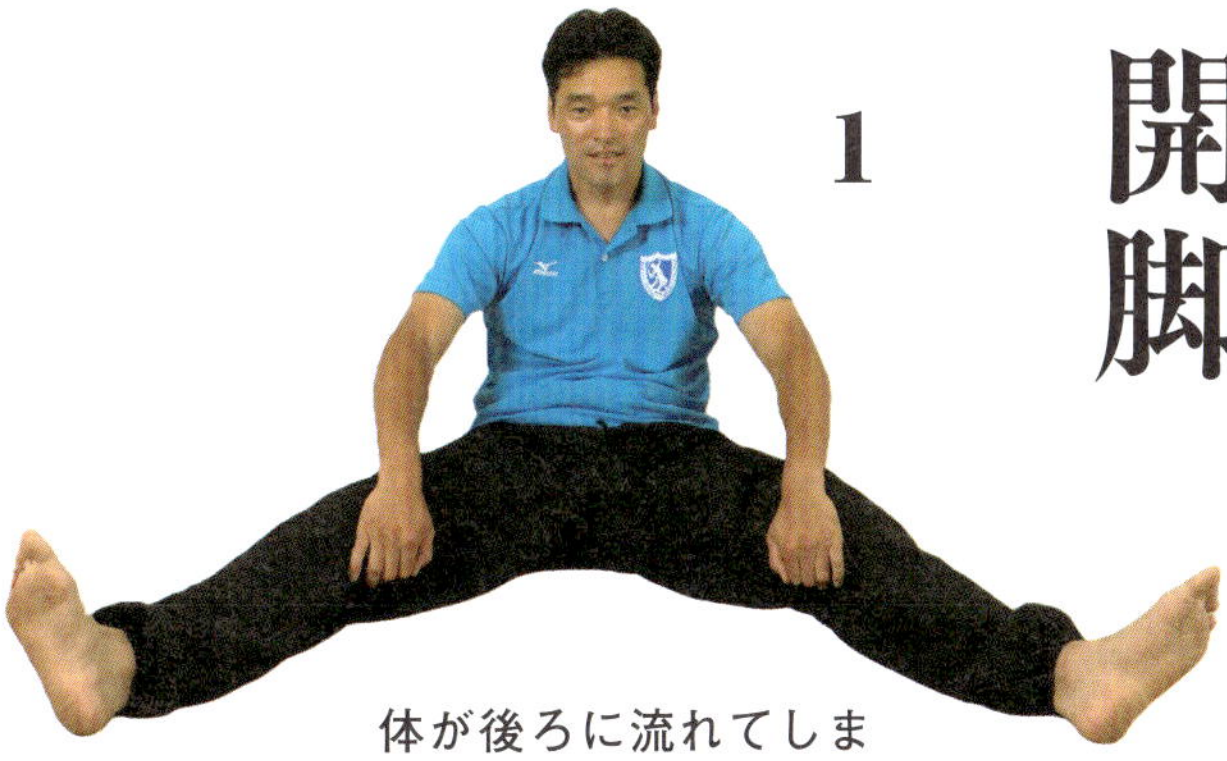

体が後ろに流れてしまい、手で足や床を支えないときちんと座れない状態。

2

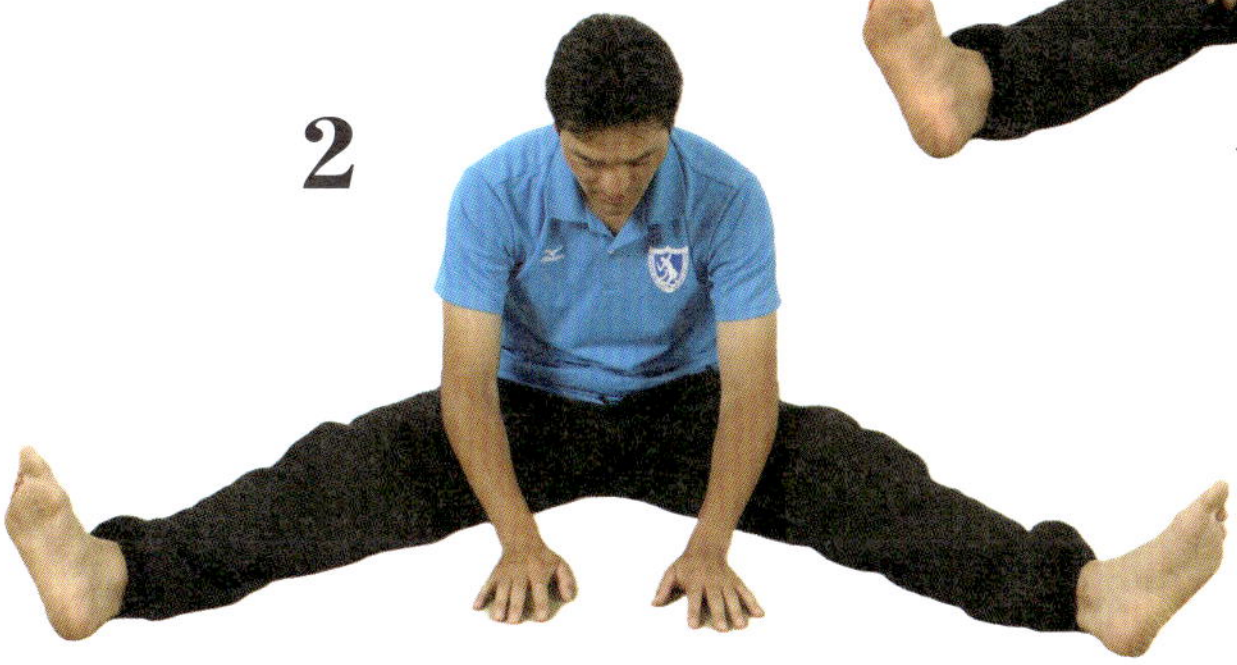

掌が床につく状態。

3

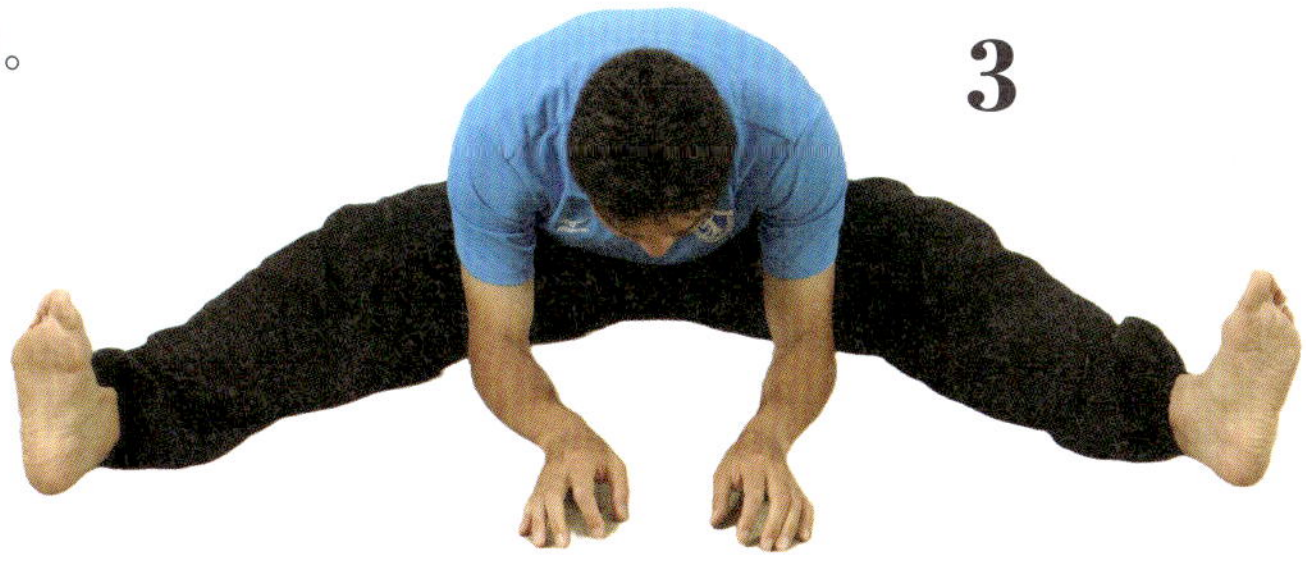

肘まで床につく状態。

4

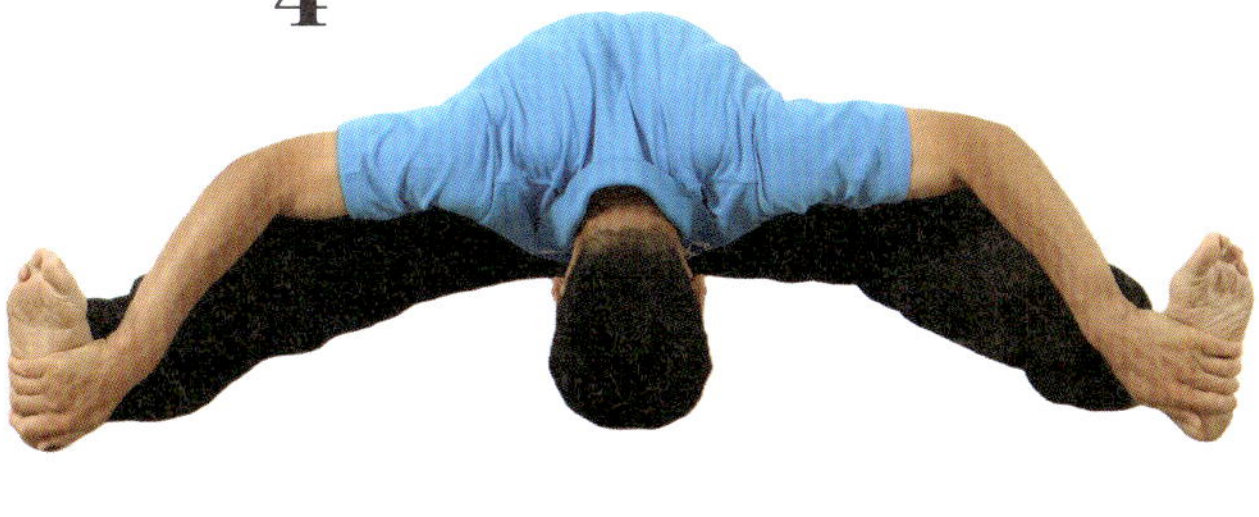

頭まで床につく状態。この次の段階として、胸までつく状態までいけると理想的。

前屈の悪い例

「膝を伸ばして前屈」は「体力測定の呪い」

前屈の際に手が床に触れないのは、体の柔らかい硬いという前に、別の理由があります。これは、足の指と関連しています。親指に力が入り、膝が内側に入っていると、股関節自体も内側に力が入ってしまいます。そうなると、骨盤が前に倒れなくなり、お腹のところで曲げているようなイメージとなり、下まで曲げることができなくなります。

これは前屈をする際、多くの人が小学校でやったような体力測

前

1

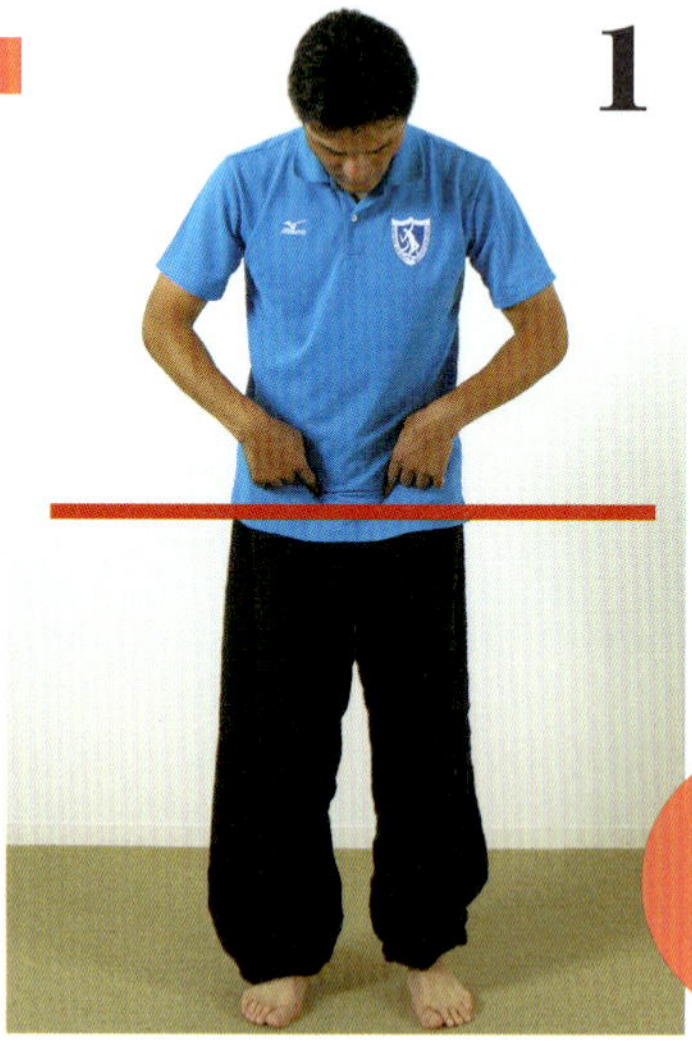

2

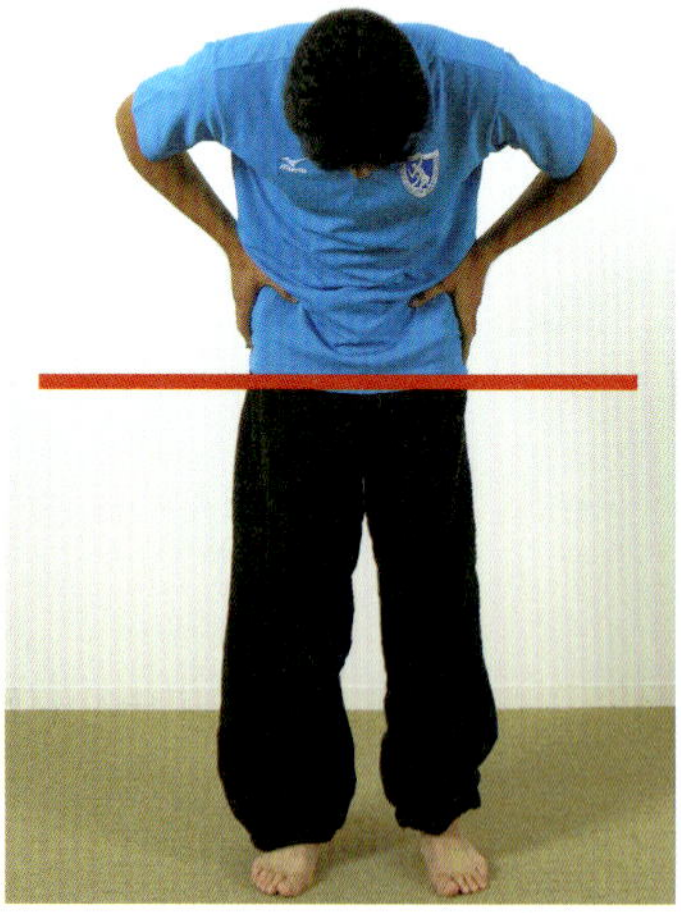

横

1

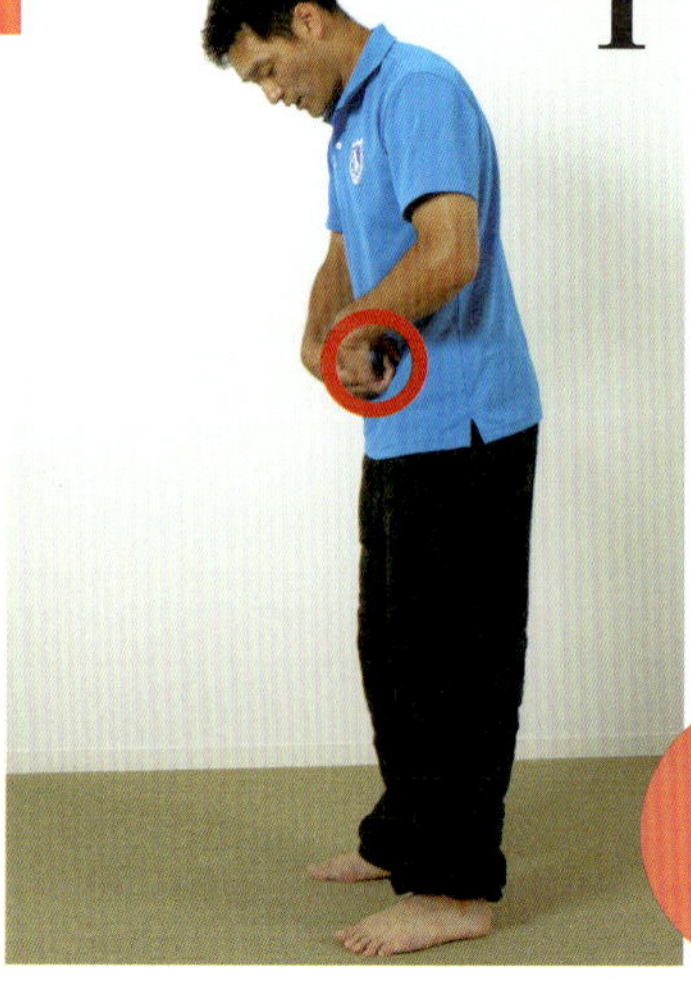

2

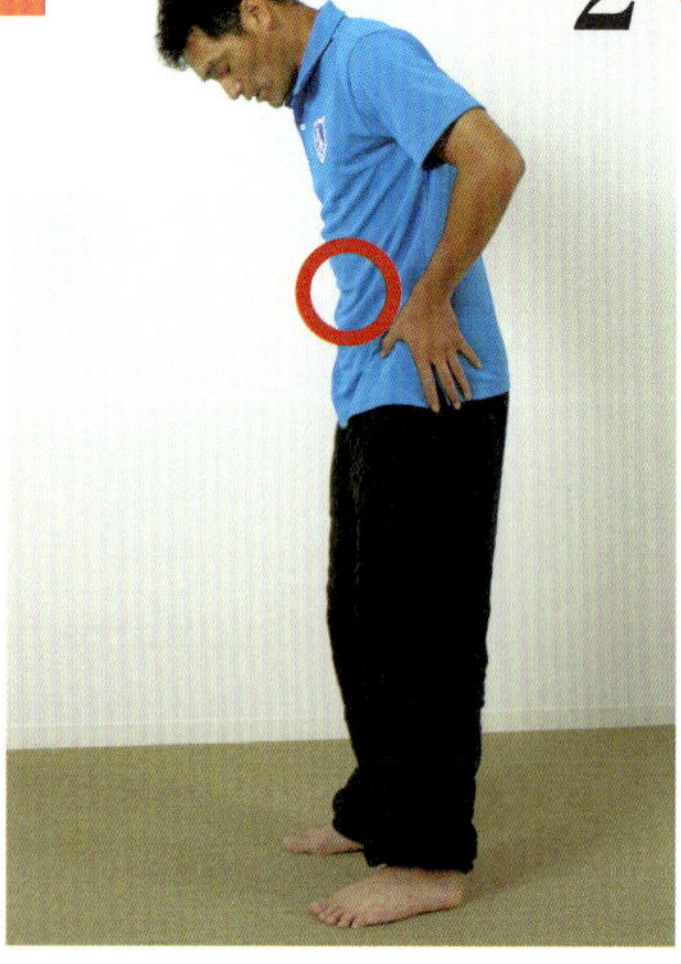

定のときのやり方で、前屈をしてしまっているからです。体力測定では膝を伸ばして前屈するよう指導されます。膝が伸びたことによってお尻が後ろに下がってしまい、骨盤と股関節が固定されて、下腹部に力が入り、お腹だけで曲げる姿勢になります。親指に力が入っており、膝が内側に入ってしまっている状態とほぼ同じ姿勢です。このような体勢は、前屈をするには意外と窮屈な格好です。そのため、よほど体が柔らかい人でないと、きちんと下まで曲げることができません。体の硬さ云々《うんぬん》の前に、動かし方自体が、本来、前屈をするために適した動きとは異なっています。関節の硬さ・柔らかさは、むしろ、体の動かし方の硬さ・柔らかさの問題だと考えるとよいでしょう。

3

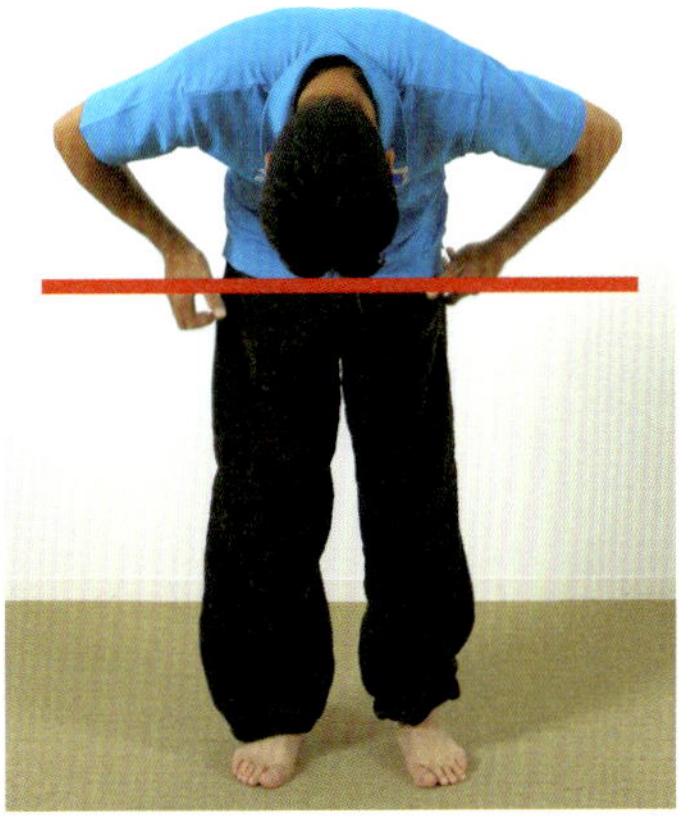

4

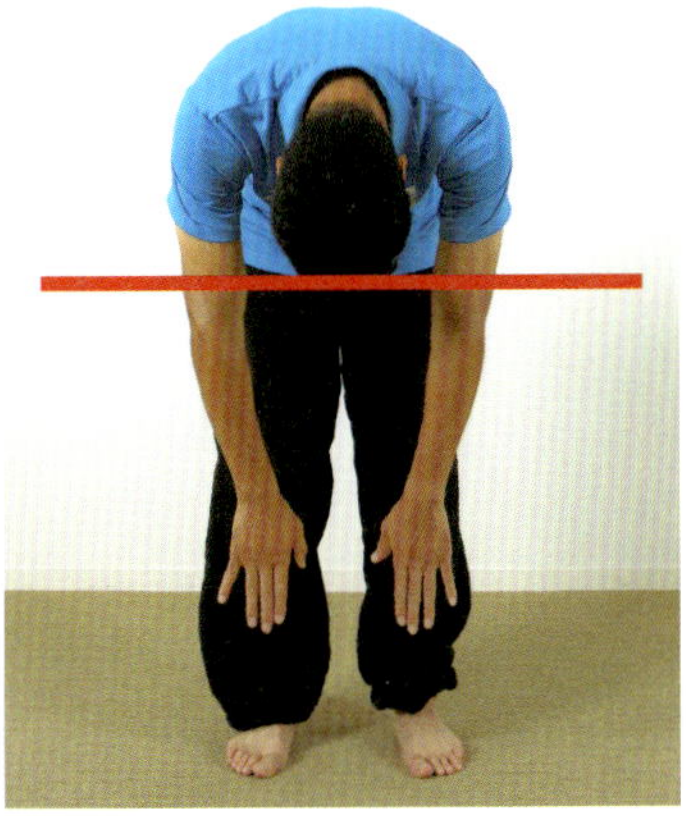

3

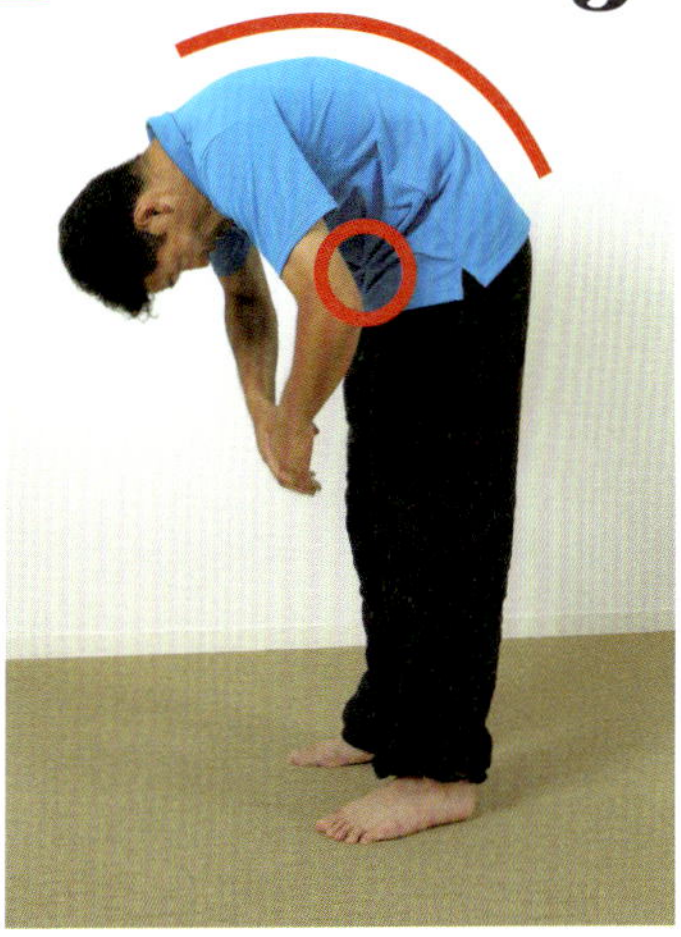

4

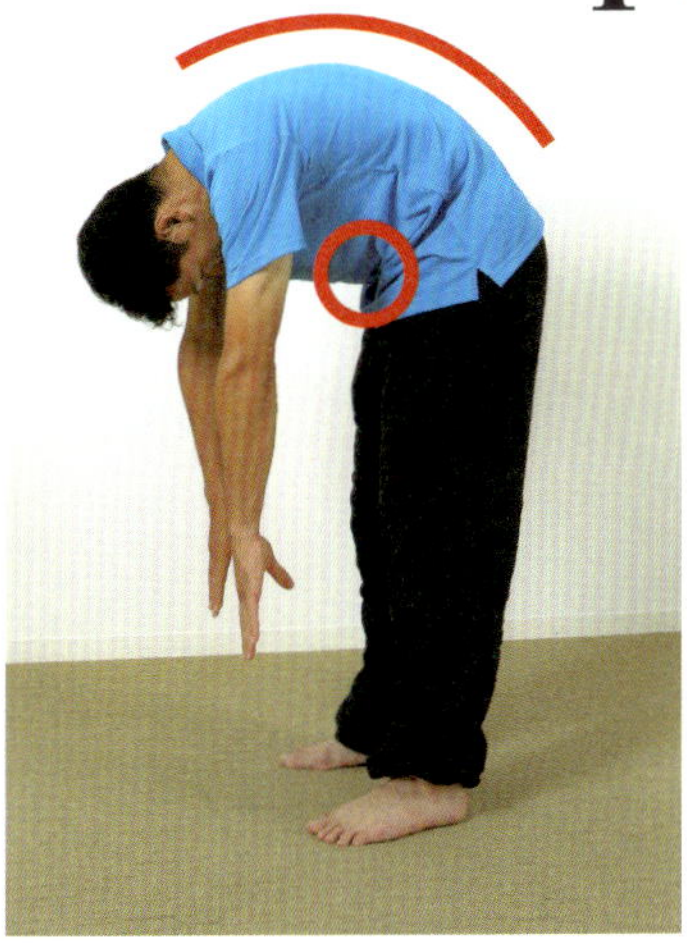

前屈のよい例

腰の上に物を乗せると……

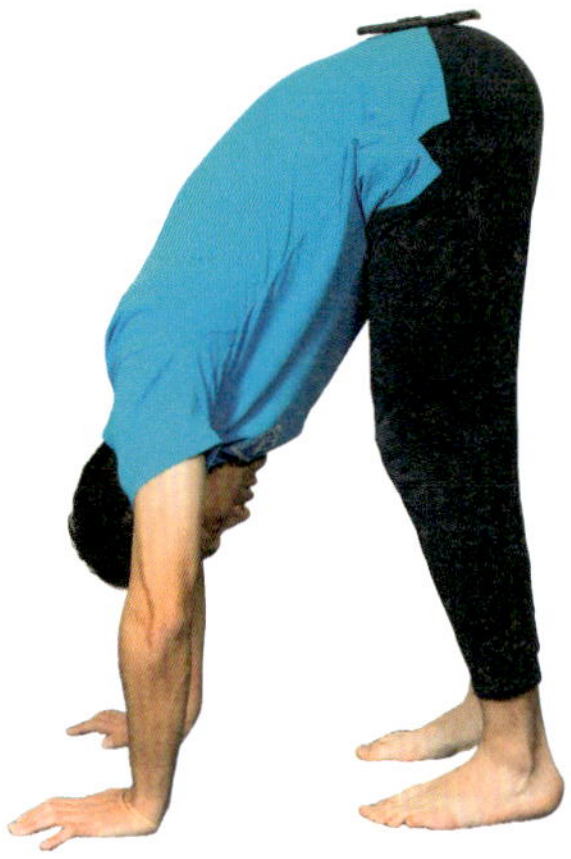

膝をゆるめて外向きに骨盤を前に倒そう

楽に前屈を行うために、まず意識したいのは、足の小指です。小

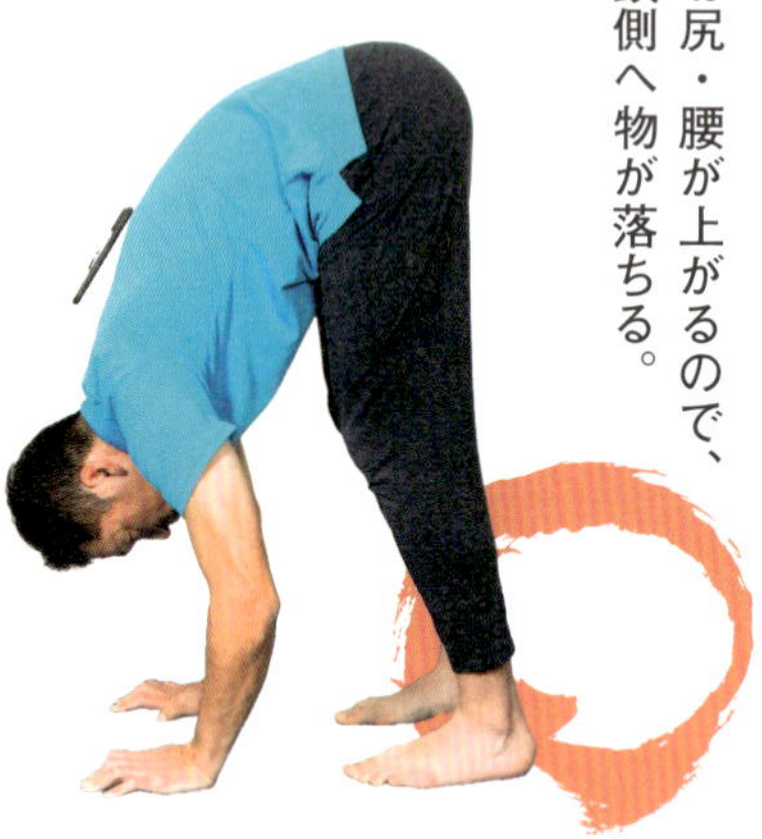

お尻・腰が上がるので、頭側へ物が落ちる。

よい例

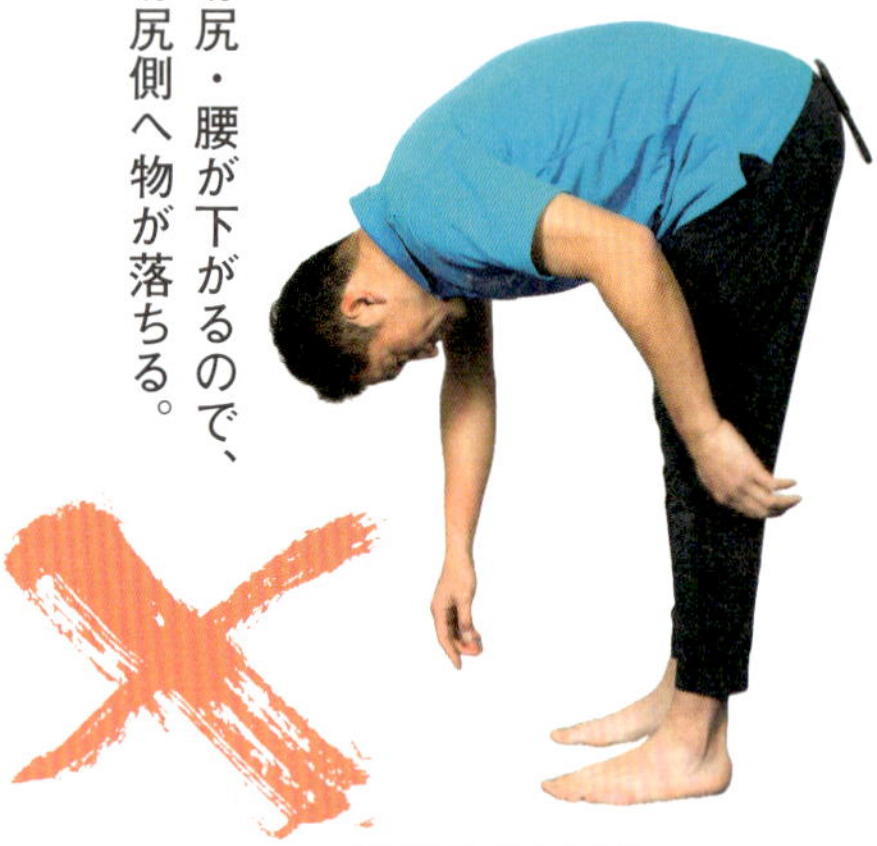

お尻・腰が下がるので、お尻側へ物が落ちる。

NG例

よい例

1

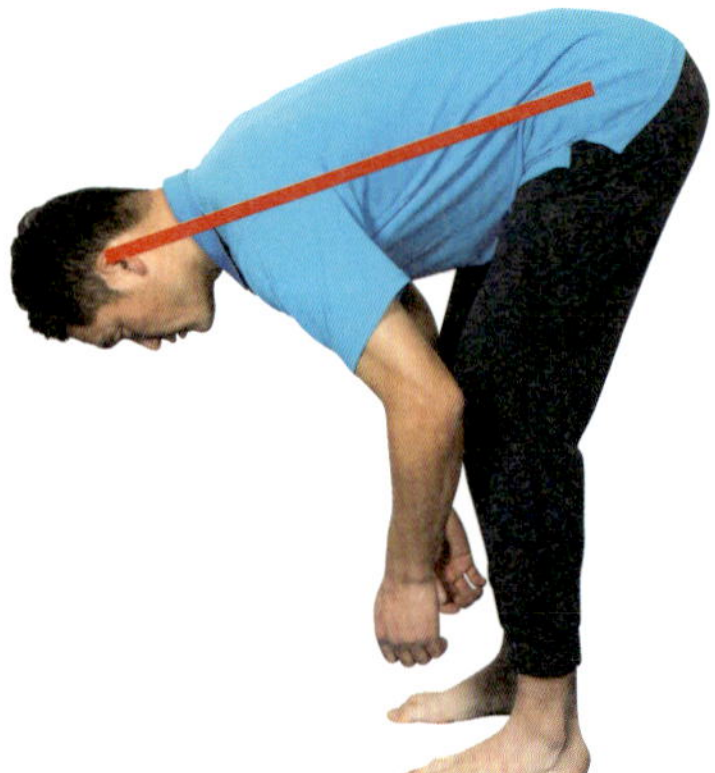

頭から背中、腰までが一直線に並ぶ形を意識する。

2

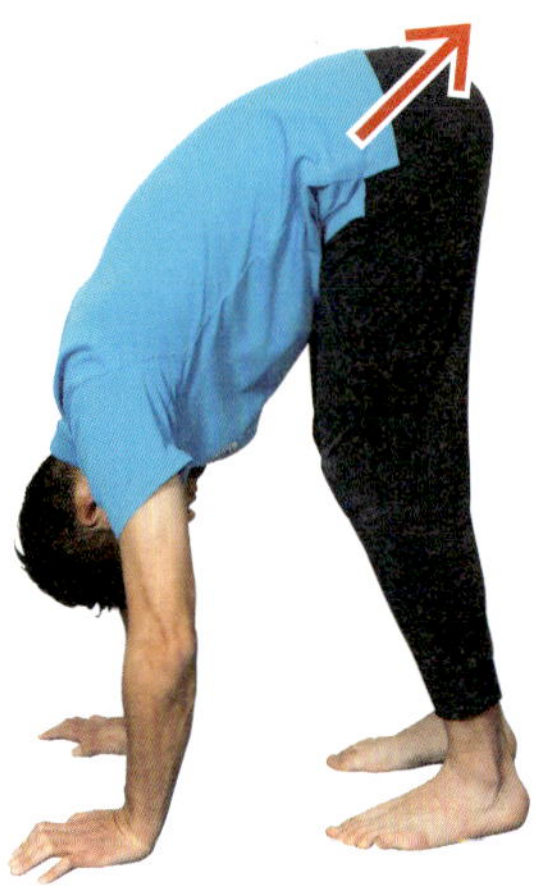

お尻（仙骨）側が上へ引っ張られるようなイメージで。

指側に力を入れ、膝を外に開きます。こうすると骨盤がうまく動き、体の前側に骨盤がはまる空間ができる感覚になります。うまく骨盤をはめると股関節からしっかりと体を曲げることができます。足の親指が浮いてしまうくらい小指の方に重さをかけて、膝を外側に開けば、床に手をつくことができるでしょう。

感覚としては、一度、骨盤を下に入れたら、徐々にお尻を上げていきながら、手に重さを乗せていくことを意識してください。手に体重が乗るため、自然と足はやや浮くようなイメージになります。

横

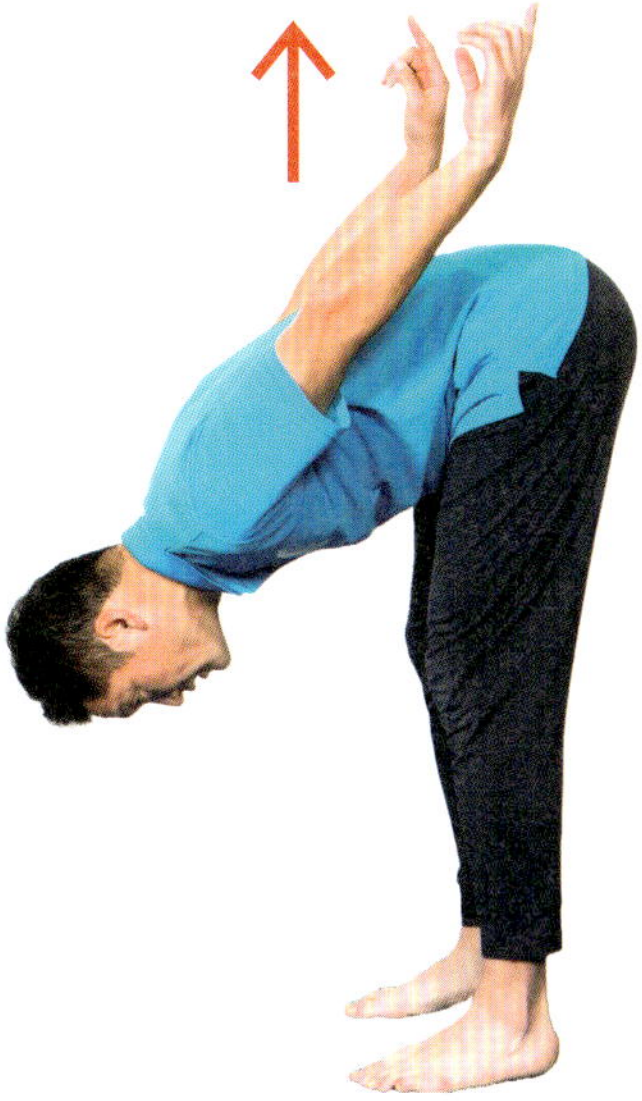

骨盤をうまくはめた後は、お尻を上へ上げていく感覚で行うと、自然と上体が下がる。

前

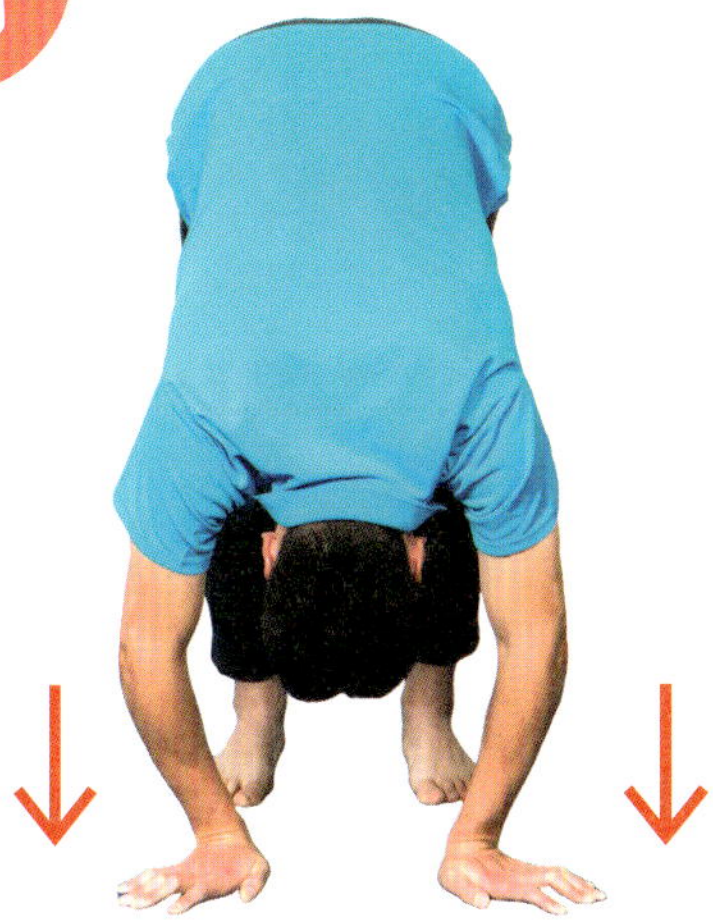

手に重さを乗せて、床につく。

3

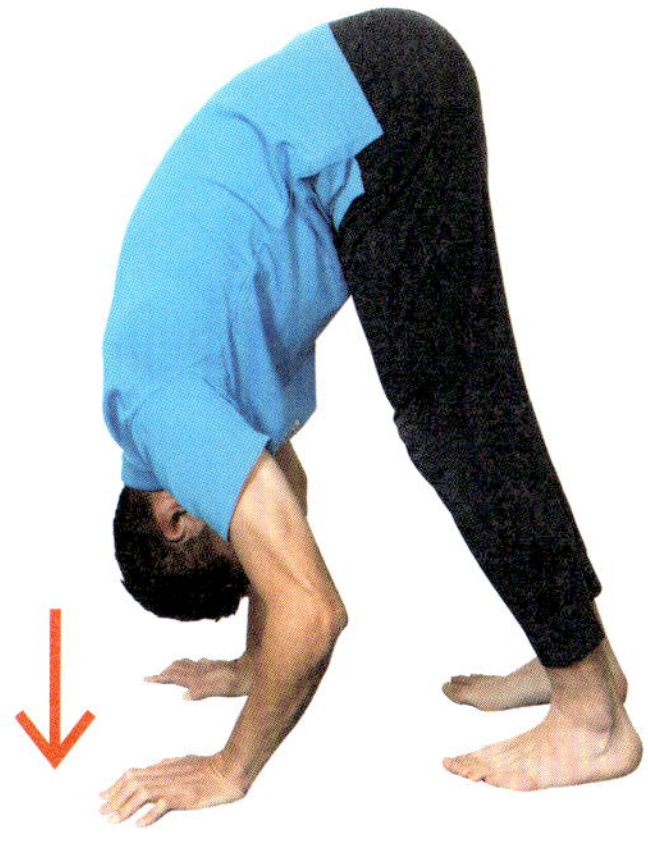

上体を倒す際は、手に重さを乗せていく感覚で。

4

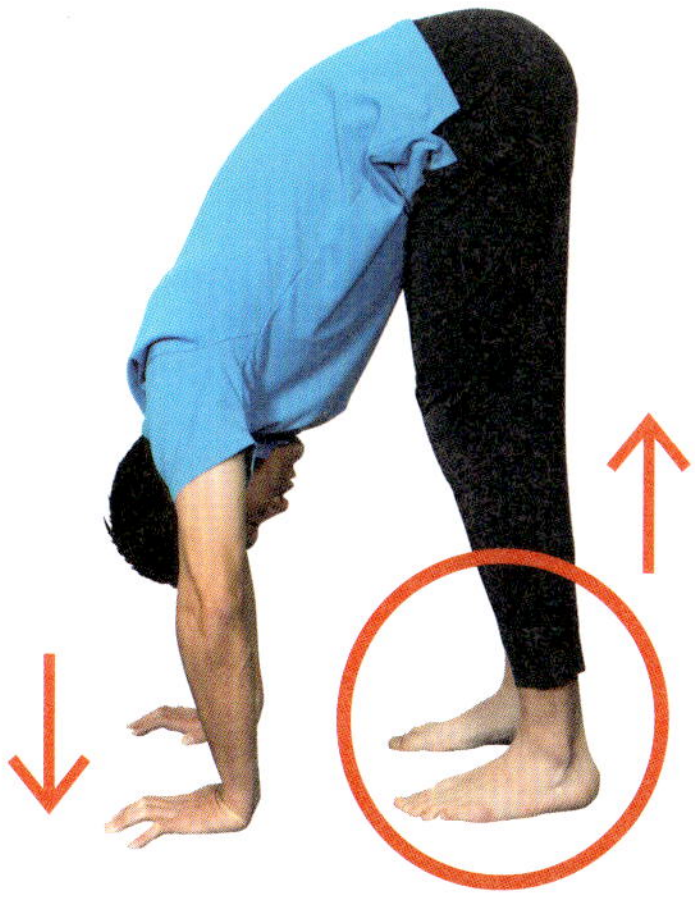

手の重さが抜けないように膝を伸ばす。無理せず膝は曲げたままでもよい。

開脚のよい例と悪い例

頭や肘を無理に床につけにいかない

開脚時にうまく前に体を倒せないという人は、前屈と一緒で足指と骨盤が関係しています。親指が内側に入った状態だと、骨盤が前に倒れにくくなります。親指に力が入り、内側へと向いてしまうため、膝も同様に内向きになり、骨盤が固定され、お腹だけで曲がるようになります。

足指・膝が内向きになると骨盤を固定してしまうので、これを開

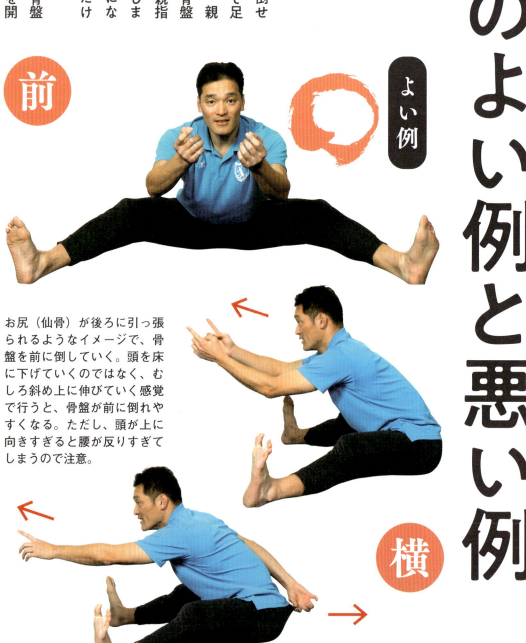

よい例

前

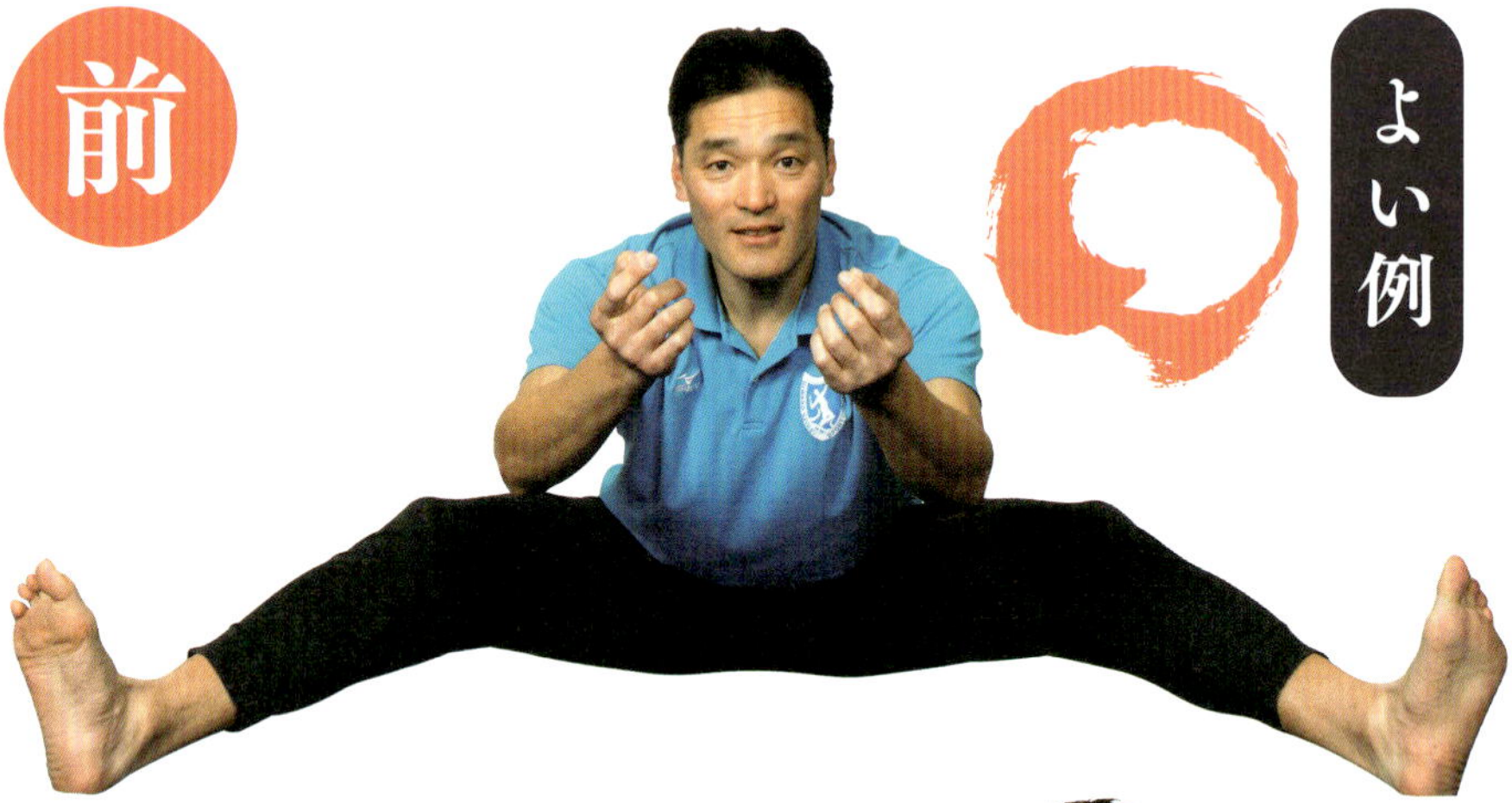

横

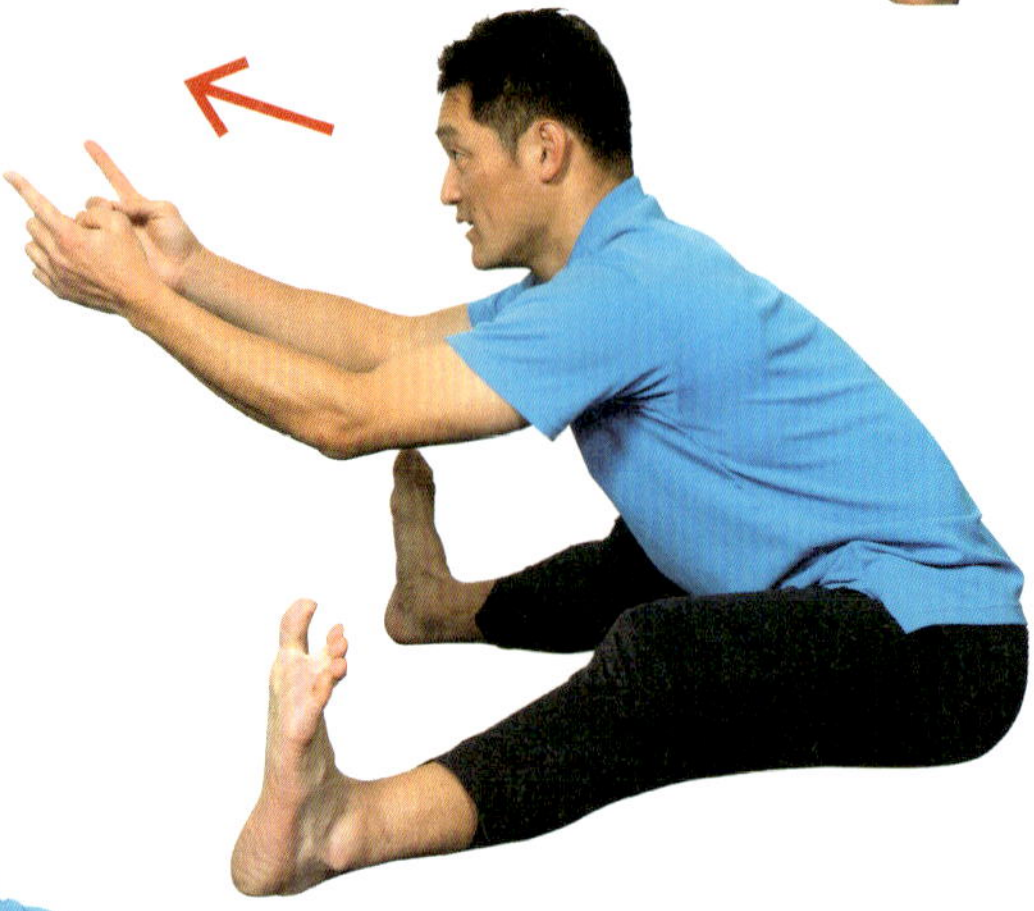

お尻（仙骨）が後ろに引っ張られるようなイメージで、骨盤を前に倒していく。頭を床に下げていくのではなく、むしろ斜め上に伸びていく感覚で行うと、骨盤が前に倒れやすくなる。ただし、頭が上に向きすぎると腰が反りすぎてしまうので注意。

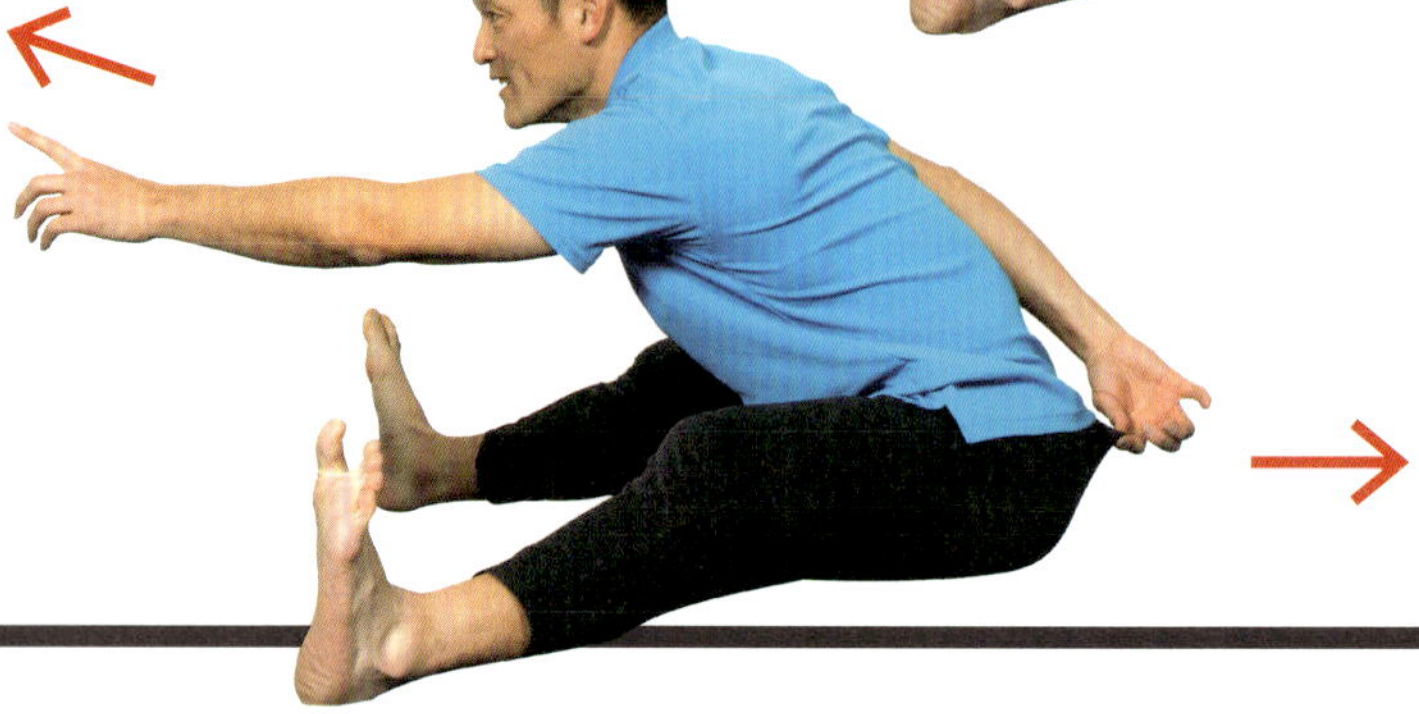

放してやれば、開脚もうまくいきます。前屈と同様に、結局は開脚するときも、膝は外側に向けておきましょう。そうすれば骨盤がしっかり前に倒れていきます。

　ただ、このとき、無理に床に頭をつけようと思わなくても大丈夫です。イメージとしては、前屈と同様に首から背中、腰までをまっすぐにして、お尻（仙骨）が後ろへ引っ張られるような感覚を意識してください。目線を斜め上に置き、頭を上へ伸ばすようにします。無理に床につけようとすると骨盤がうまく働かずかえって逆効果です。また、極端に体が硬い人や膝を怪我している人は、無理に膝を伸ばす必要もありません。これで本当に開脚かと思うかもしれませんが、十分に効果的です。

NG例

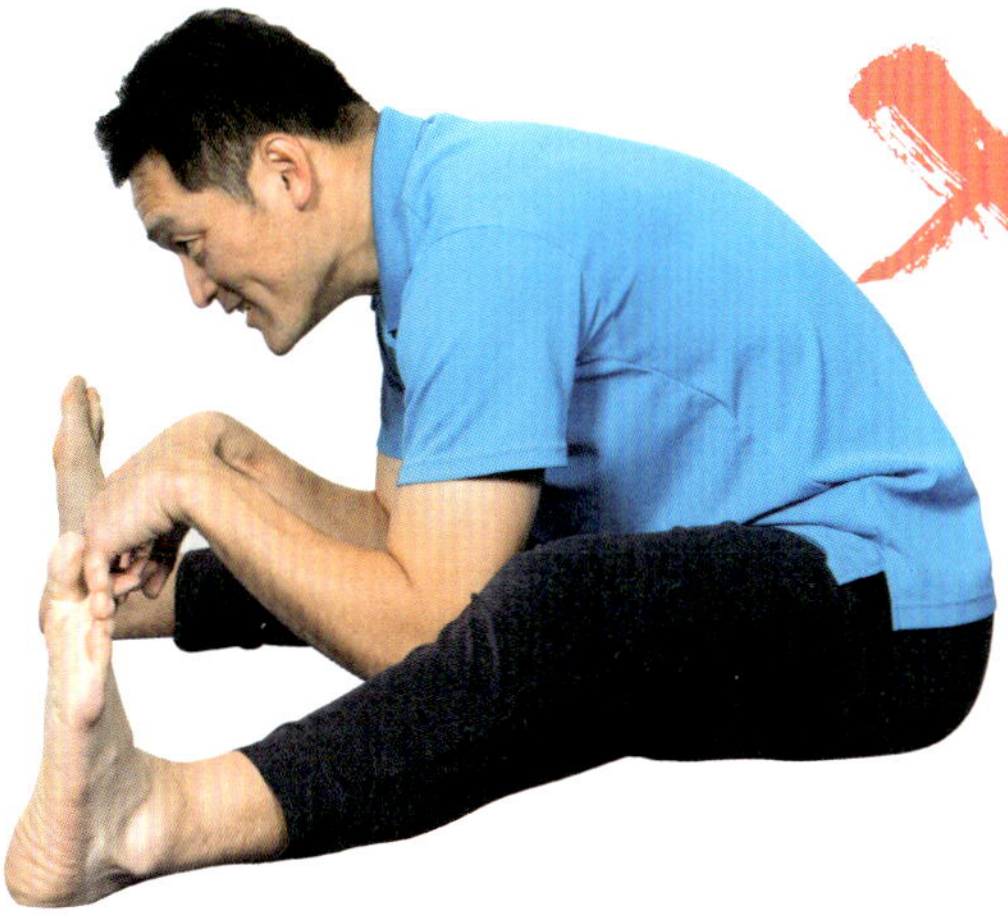

床に膝やお腹をつけ、無理に頭を下にやろうとしないこと。骨盤が固定されて窮屈な状態になりやすい。

無理をしない開脚

無理に膝を床につけて、脚をまっすぐにする必要はない。また、大きく脚を開かなくても、開脚として十分な効果が期待できる。

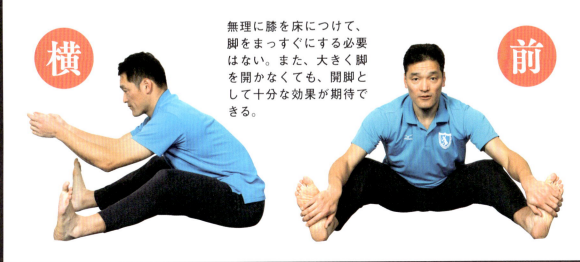

横

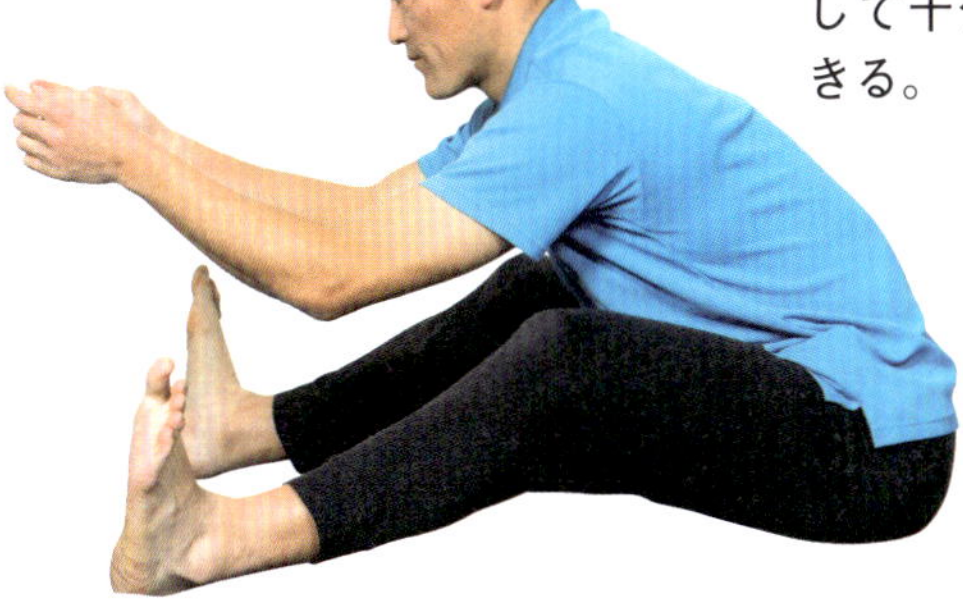

前

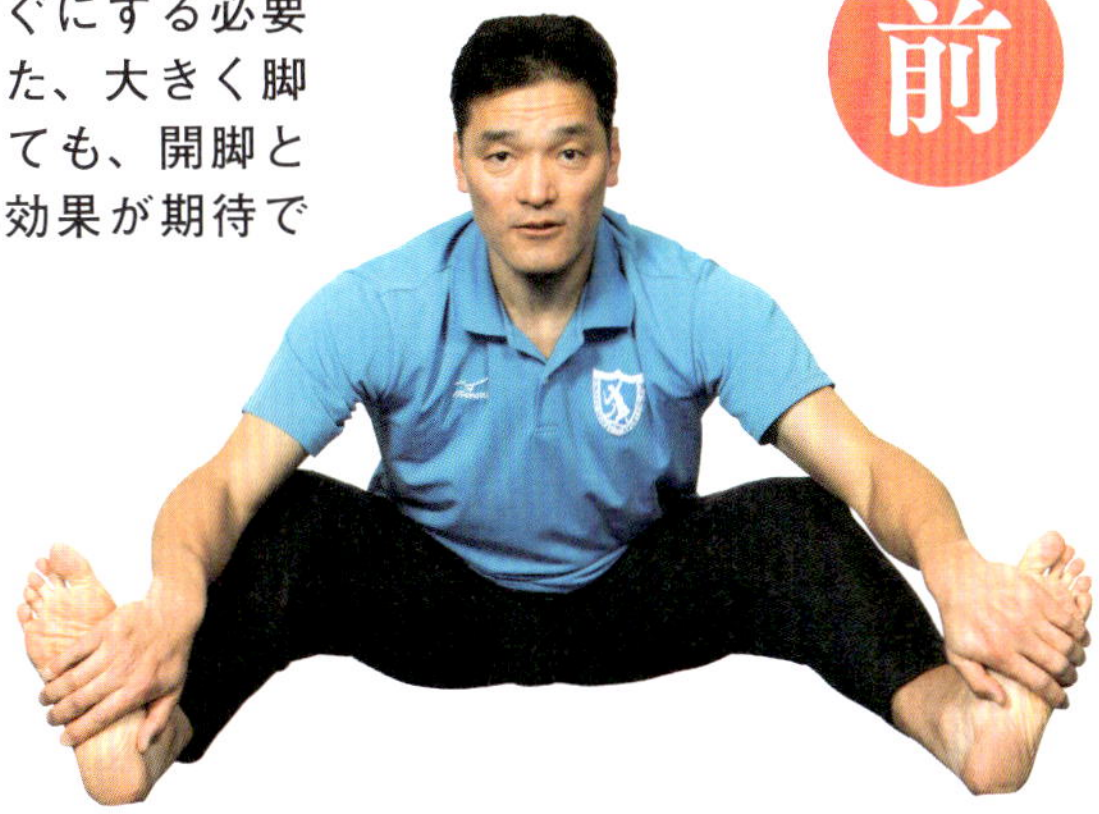

開脚トレーニング

骨盤を意識して無理なく効果的に

体が硬い人は無理せず、片脚ずつ行ってみてもよいでしょう。膝を曲げたままで構いません。足の裏を手で持ち、かかとを遠くに押し出すようなイメージで、可能な範囲で伸ばしていきます。そこから脇腹を少し絞って、股関節を前に出していくイメージで、前に上体をゆっくり倒していきましょう。このほか、骨盤をうまく使う感覚をつかむために、両脚で行う方法や、より無理なくイスに座って行う方法もあります。

片脚で行う

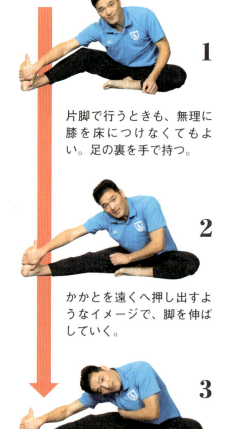

両脚で行うことが難しい場合には、片脚ごとに行ってもよい。この場合にも、無理に膝を伸ばす必要はない。股関節を前に出すことを意識しよう。

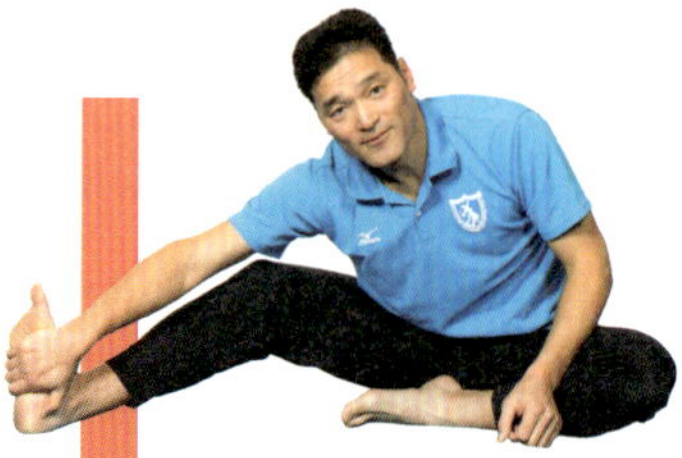

1

片脚で行うときも、無理に膝を床につけなくてもよい。足の裏を手で持つ。

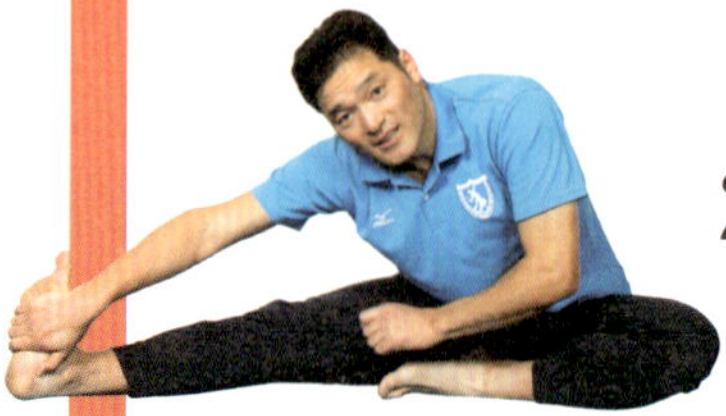

2

かかとを遠くへ押し出すようなイメージで、脚を伸ばしていく。

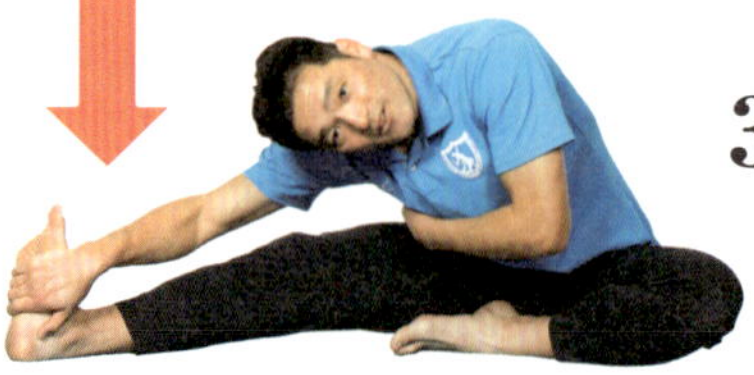

3

脇腹を少し絞る。

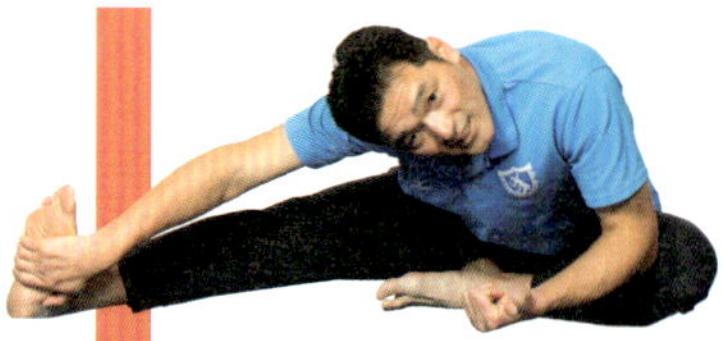

4

股関節を前に出すイメージで。

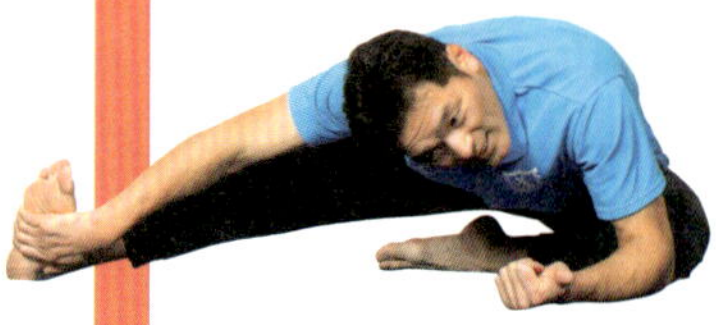

5

上体をゆっくりと前に倒していく。

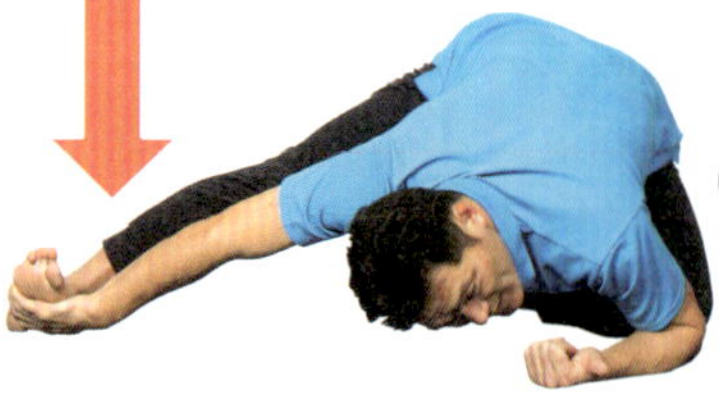

6

前屈と同様に、お尻（仙骨）が上に向くことを意識する。

両脚で行う

開脚で、うまく股関節を使うコツをつかむ方法。この場合も無理に膝を床につける必要はない。あくまでも骨盤を意識して。

1

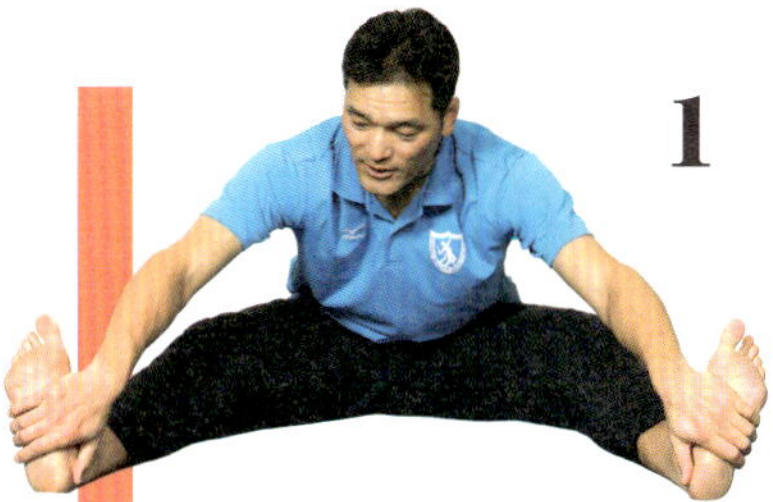

開脚して両脚の足の裏を手で持ち、かかとを外に押し出すようなイメージで伸ばしていく。

2

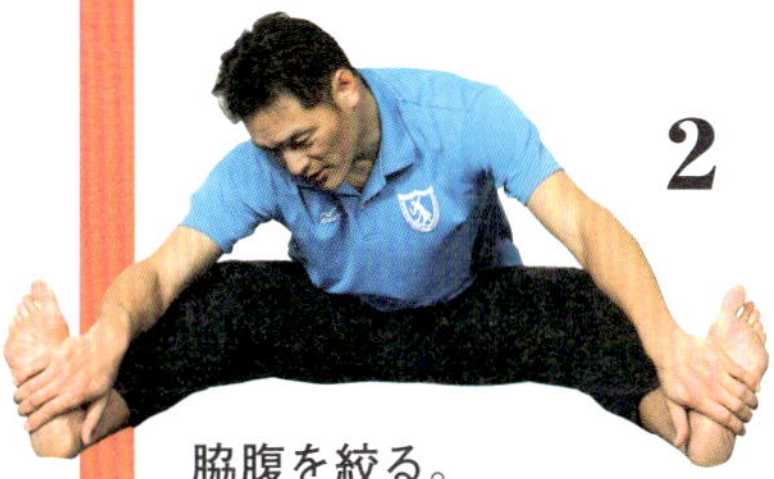

脇腹を絞る。

3

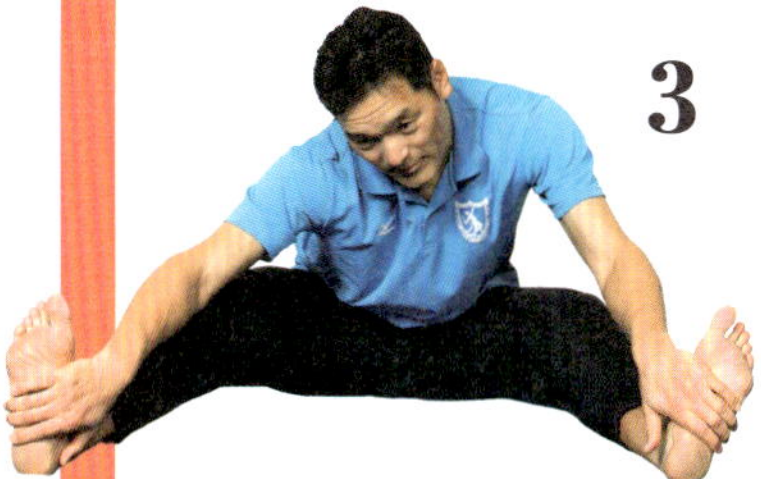

演歌の「こぶし」のようなイメージでひねり、骨盤を前に出していく。

4

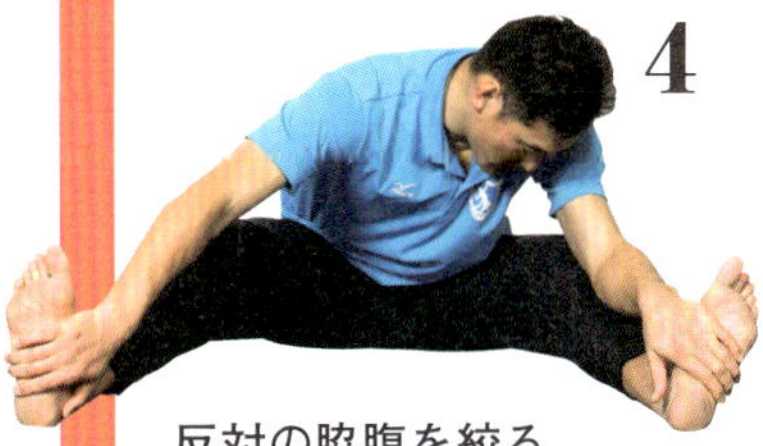

反対の脇腹を絞る。

5

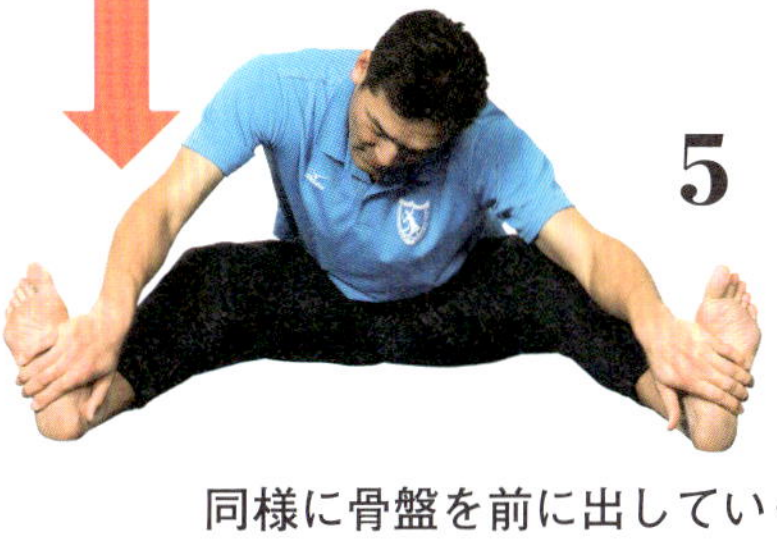

同様に骨盤を前に出していく。

イスを使って行う

股関節が硬いなど、床で行うのが難しい場合は、イスに座ったまま行ってもよい。

1

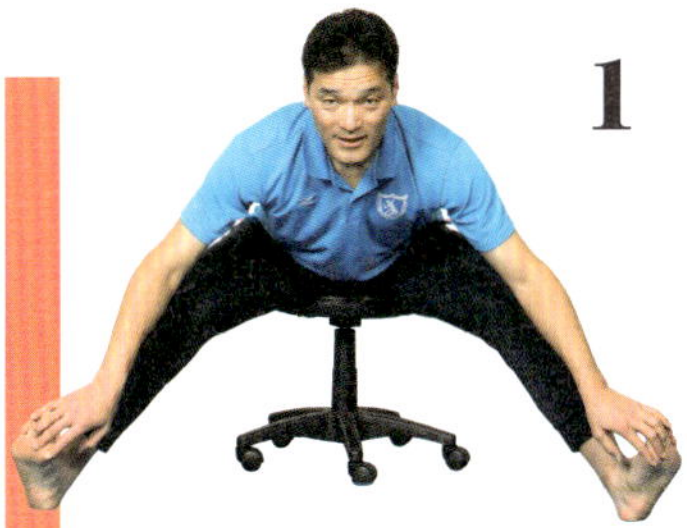

床でやるのと同様、足を持って、お尻（仙骨）を上に上げていく。

2

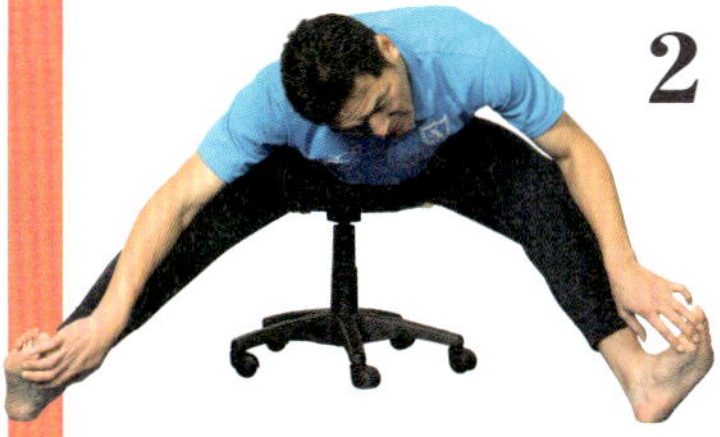

3

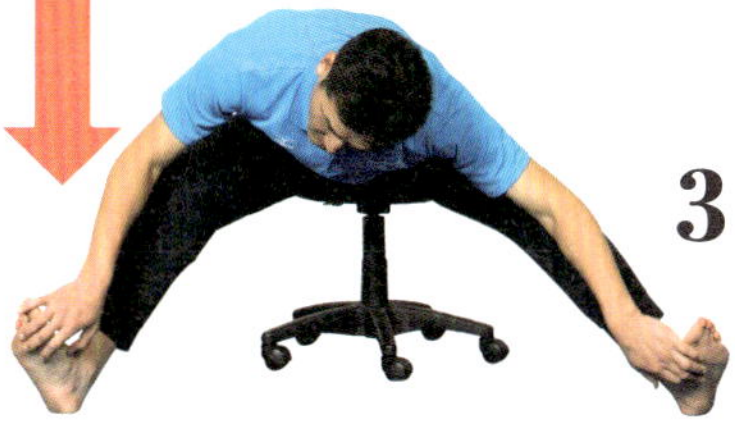

脇腹を絞り、骨盤を前に出して、上体を倒していく。

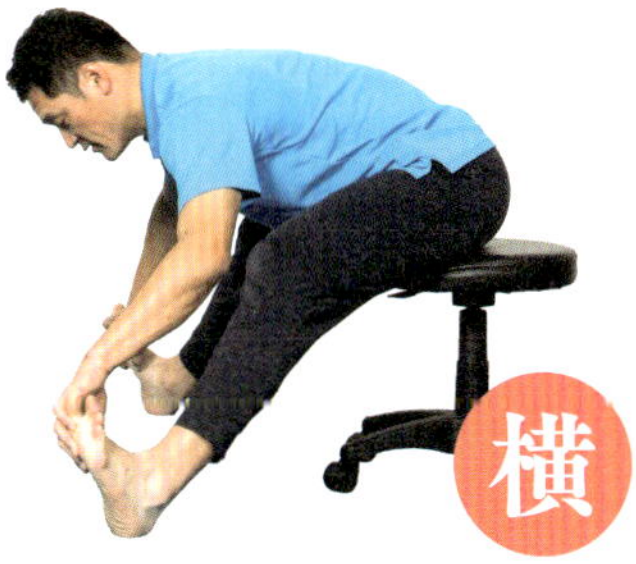

慣れてきたら、イスの高さを下げて、床に近づけていくとよい。

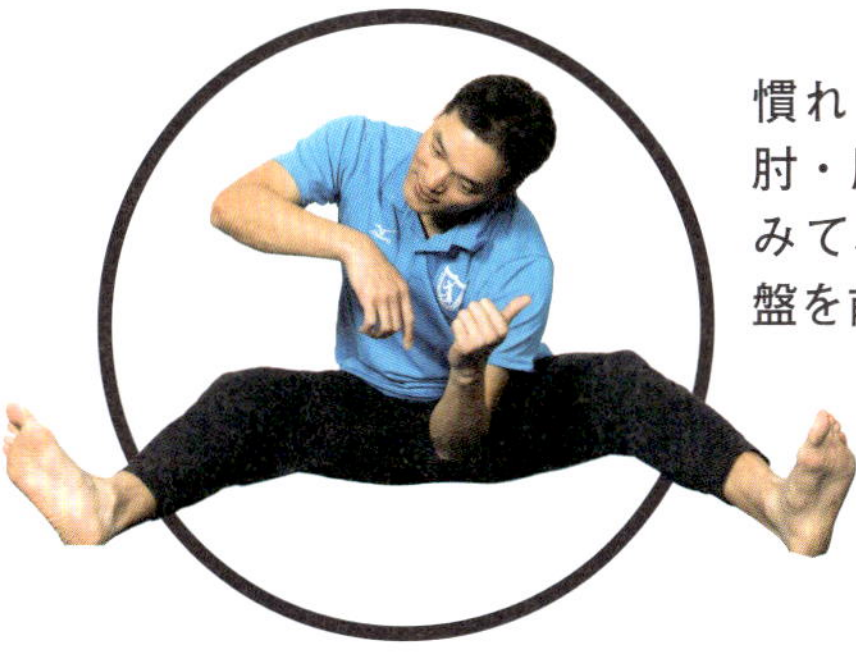

慣れないうちは肘・腕を入れてみて、絞り、骨盤を前に出す。

肩甲骨の役割と動き

肩の位置を変えずに肩甲骨を動かす

現代人の多くは、デスクワーク中心の生活を普段から送っています。そのため背中は縮まって、肩甲骨がうまく使えていません。肩甲骨がうまく動かせなくなると、自然と腕も高く上げられなくなります。日常の動作の中でも、肩より高く腕を上げることは意外と少ないでしょう。こうした状態で、無理に腕を上げようとすると、肩の骨と骨の間に筋肉が挟まるような状態になってしまいます。これがいわゆる四十肩や

上下（片方ずつ）

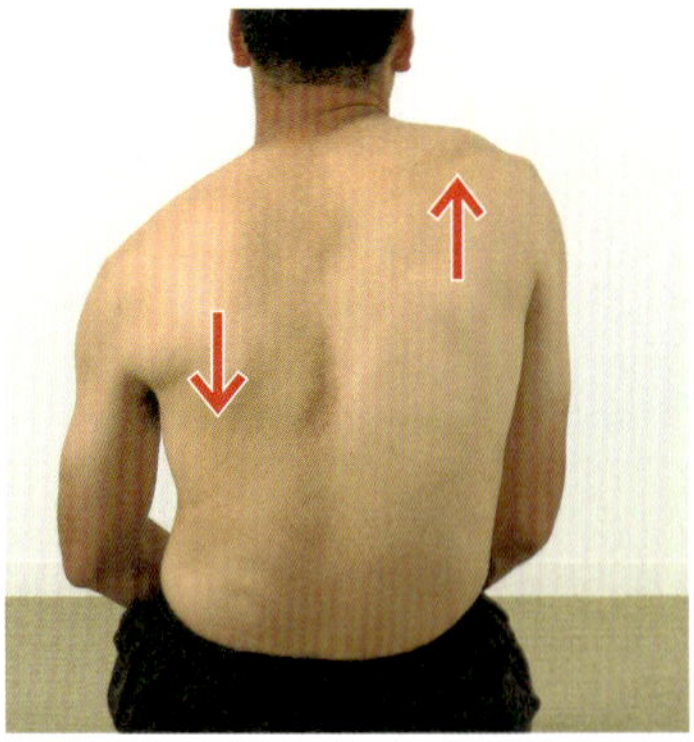

右側の肩甲骨を上げ、左側の肩甲骨を下げる。

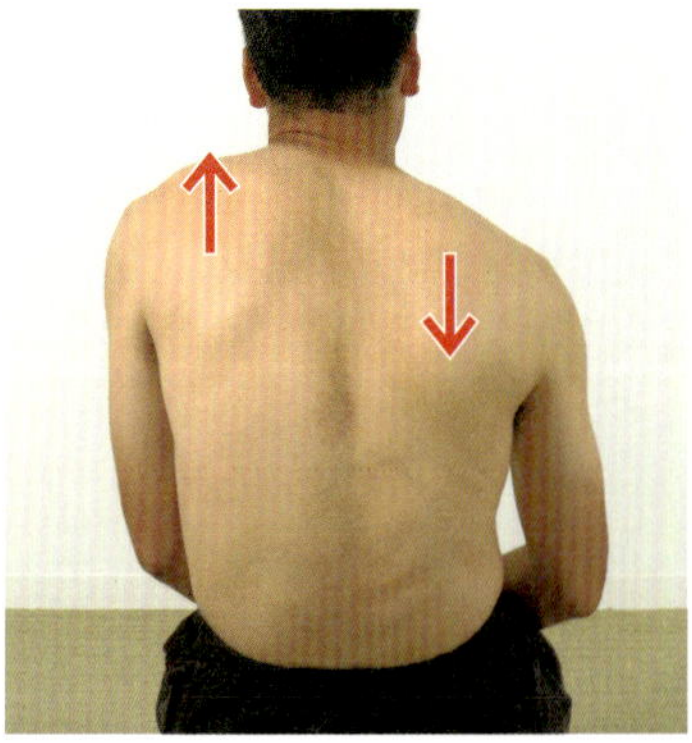

左側の肩甲骨を上げ、右側の肩甲骨を下げる。

前後に

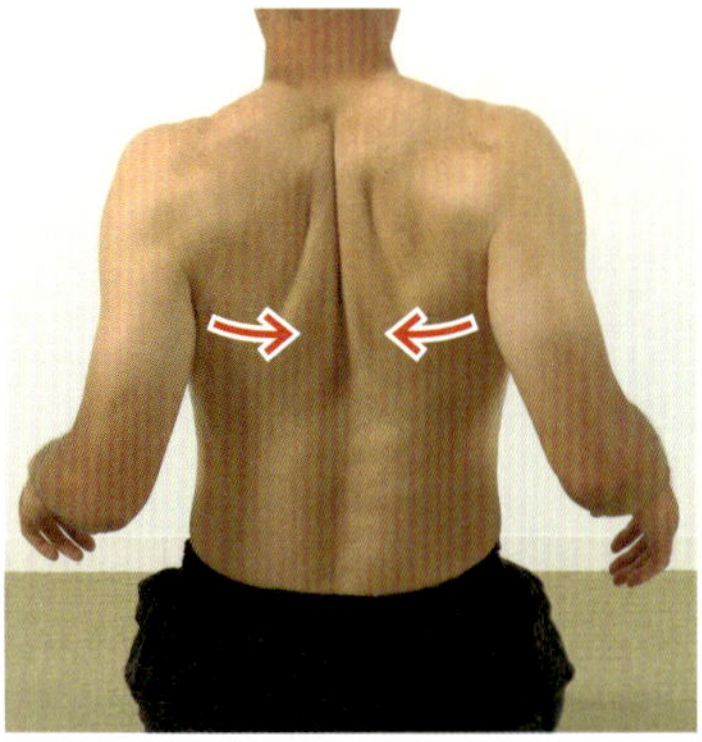

肩の位置を変えずに、肩甲骨を後ろに引く。

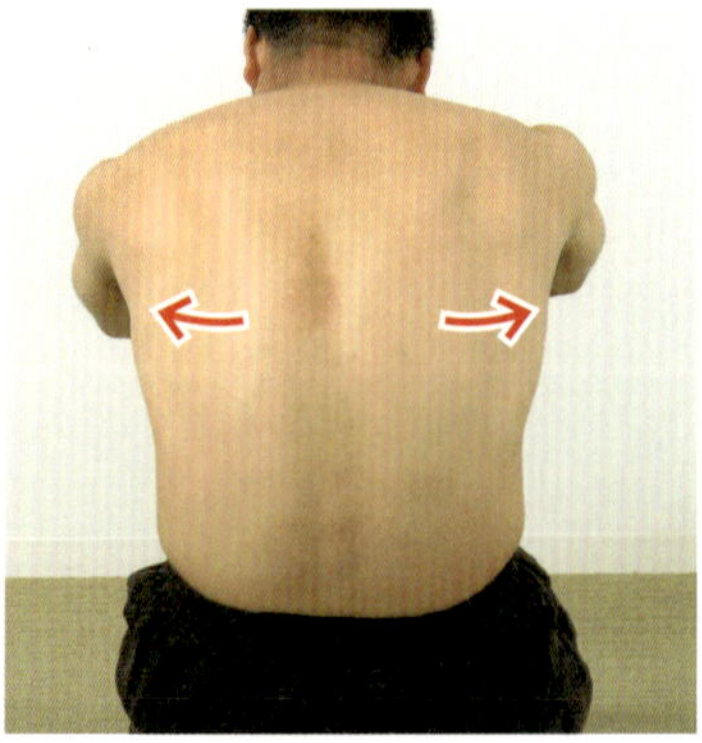

肩の位置を変えずに、肩甲骨を広げる。

五十肩の要因のひとつとなります。肩こりや肩の痛み、背中のこりなどに悩んでいる人は、肩甲骨を動かせるようにしましょう。

通常、肩甲骨を動かす際には、肩を上げたり下げたり、後ろに引いたり前に出したりと、肩周辺を動かすエクササイズをする場合が多いと思います。しかし、ここでは肩の位置をあまり変えずに、肩甲骨自体を動かすことを意識してみるとよいでしょう。肩周辺を動かしながらする肩甲骨エクササイズは、外側の大きな筋肉や腕全体を持ち上げて行われる運動になります。そのため、肩甲骨を十分に動かせていないことがしばしばです。一方で、肩の位置を変えずに肩甲骨のみを動かすことを意識すると、内側の筋肉を用いた動きになります。

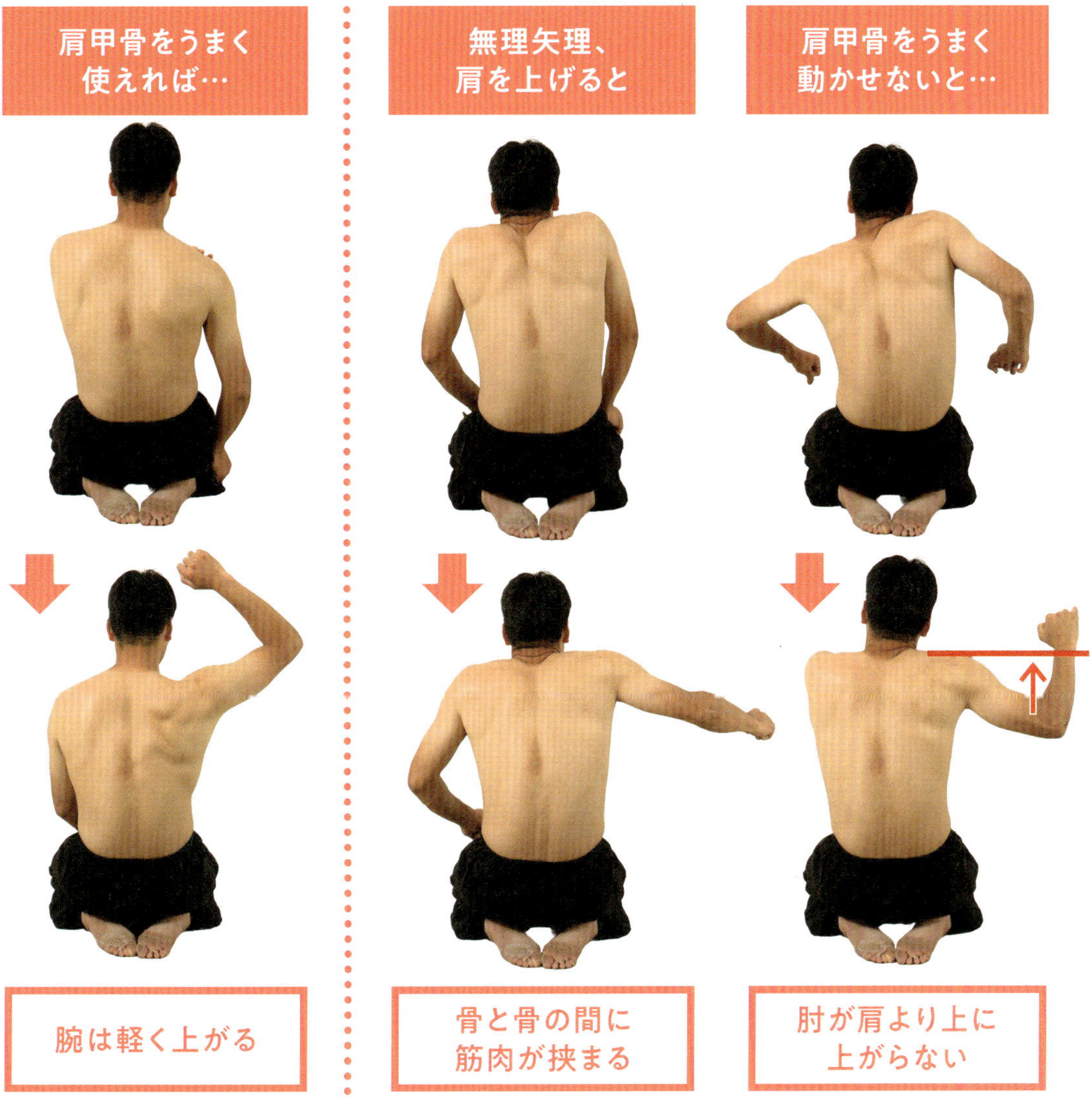
肩甲骨をうまく使えれば…
腕は軽く上がる
無理矢理、肩を上げると
骨と骨の間に筋肉が挟まる
肩甲骨をうまく動かせないと…
肘が肩より上に上がらない

肩周辺を中心にした肩甲骨の動かし方では、十分ではない。
肩甲骨がうまく使えないと肩こりや肩の故障を引き起こしやすい。

前後に動かす

座って行う

最初は大きく動かすことを意識

肩甲骨を動かすためには、内側の筋肉を意識すると説明しましたが、最初は肩が動いてもいいので、肩甲骨を大きく動かすことを心がけてみてください。腕も一緒に動かしてもよいでしょう。立っていても座っていてもよいですが、肘をグッと引いて、背中の中心で肩甲骨同士をくっつけます。そこから、今度は腕を前に出して、肩甲骨を左右に広げます。慣れてきたら、腕を使わず、肩甲骨だけを動かすイメージで動かしてみましょう。

腕も一緒に動かす

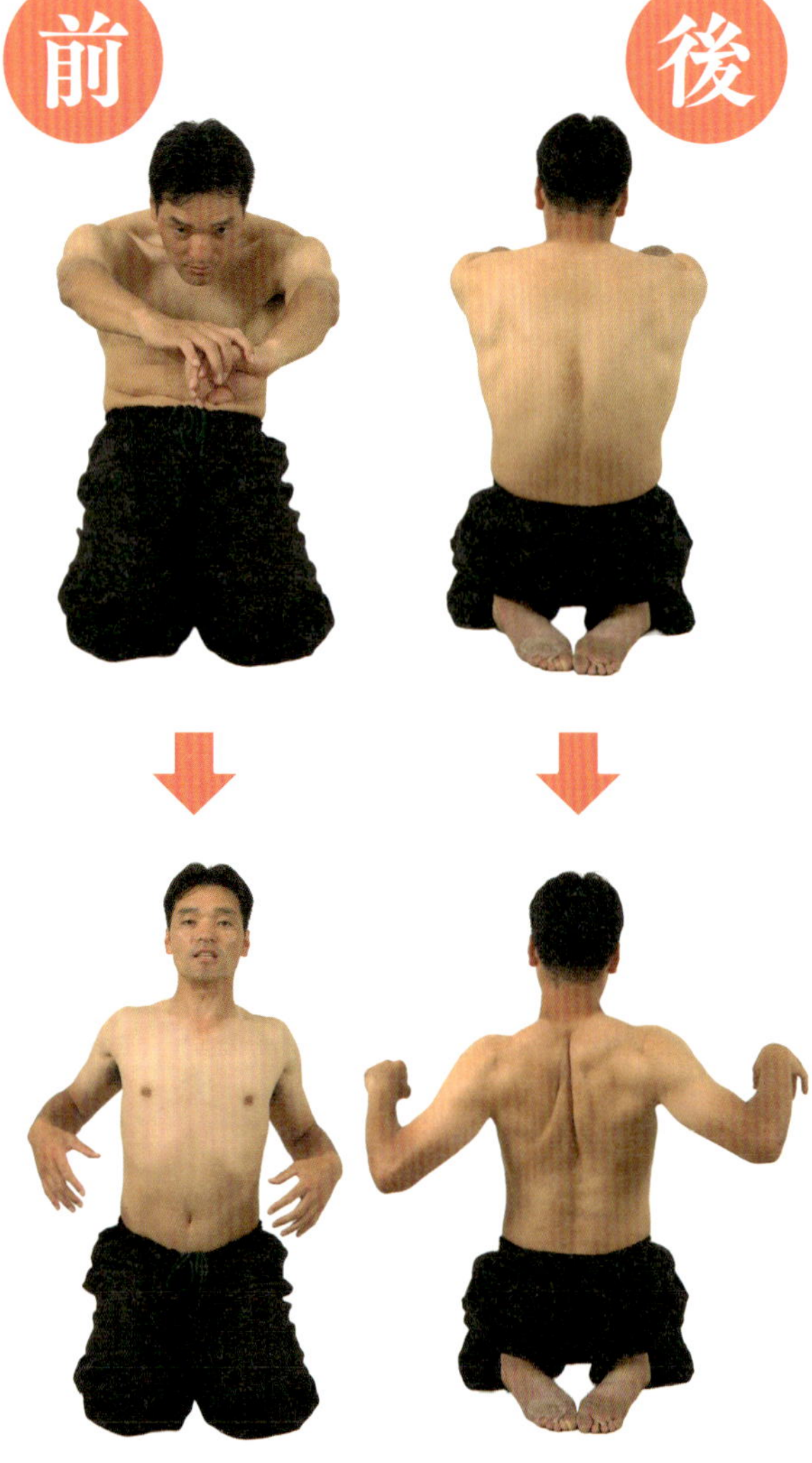

肩甲骨だけを動かす

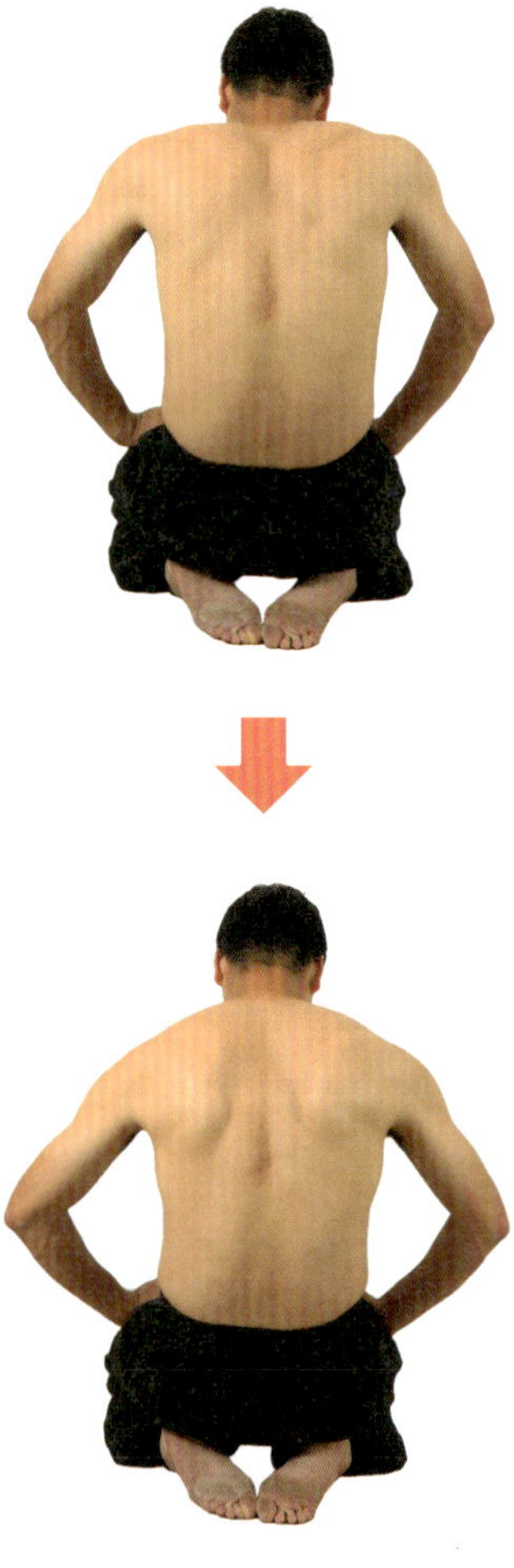

床に手をついて動かす

前後

四つん這いになって肩甲骨を動かす

肩甲骨の運動は、座りながらやるのもよいですが、膝をついて四つん這《ば》いの体勢で行うこともできます。肩甲骨を前後に動かす場合、肩甲骨を後ろに引くときは、肘を伸ばし、肩と肩の間に胸をストンと落とすと楽にできます。お腹が縦に伸びるような感じで、頭も上がります。ここから肩甲骨を前にやる場合は、腕ごと床を押すようなイメージで、背中を突き出し、伸ばします。こうなると頭が下がります。

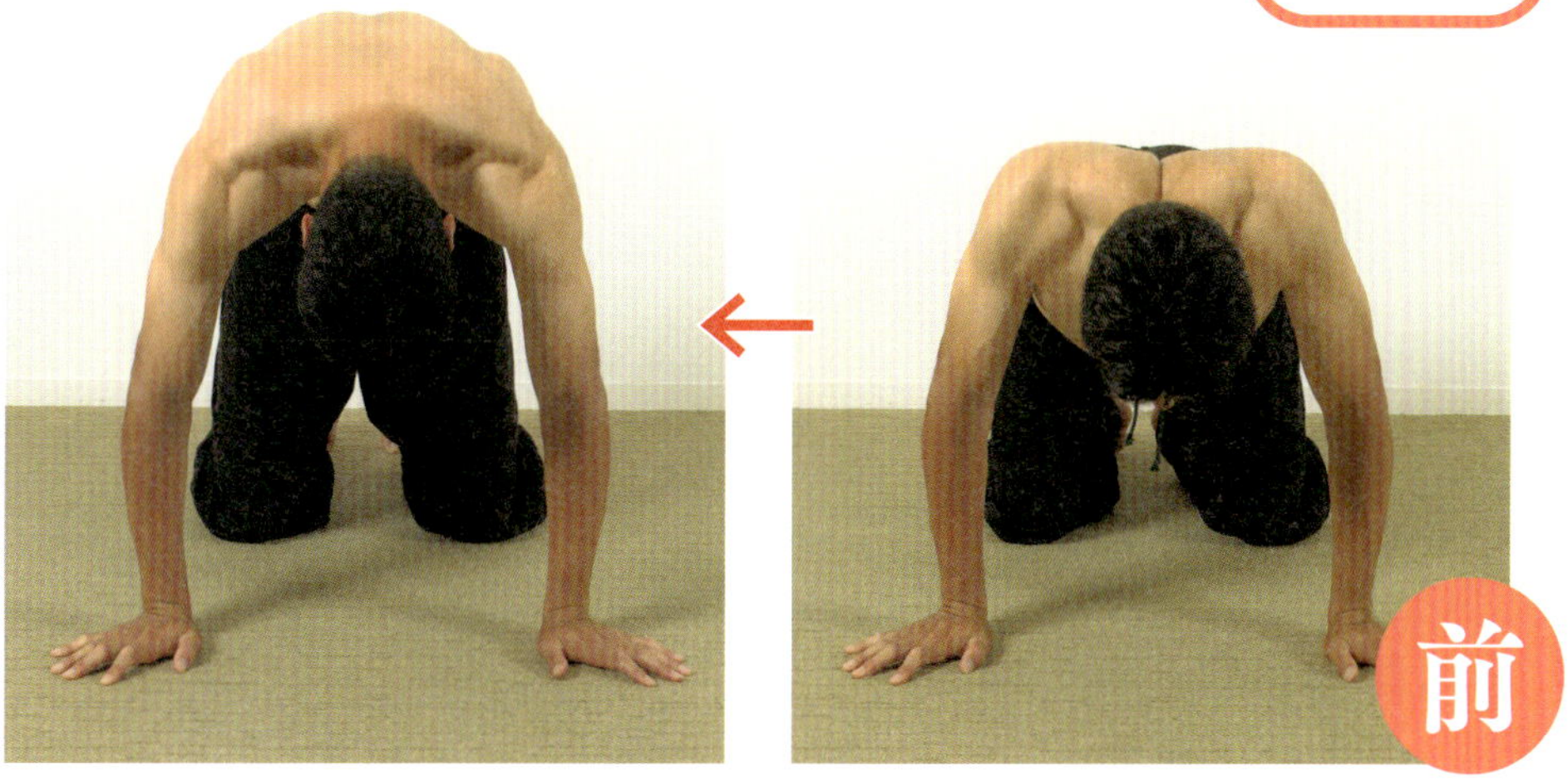

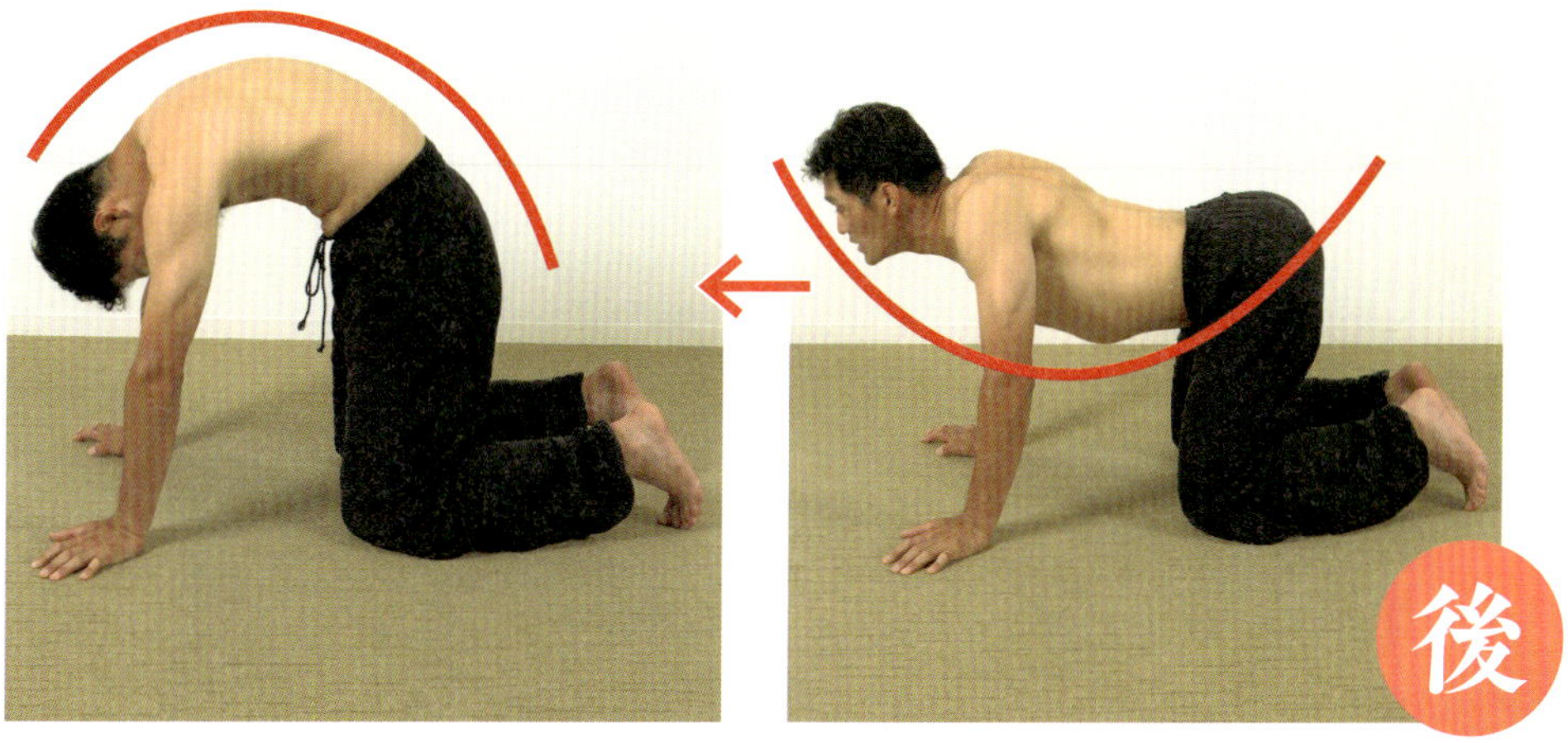

上下に動かす

座って行う

腕と一緒に上下に動かす

次に上下に肩甲骨を動かします。腕を上げても上げなくてもどちらでも構いませんが、これも前後の動きと同様に、最初は腕と一緒に上げ下げしてみると、やりやすいでしょう。

まず腕を上げながら、肩甲骨が左右両方とも上がっていることを意識します。次に肘を下げて、肩甲骨も下がっていることを意識します。これを交互に繰り返します。こわばった背中や肩をほぐすように、大きく動かすことを意識しましょう。

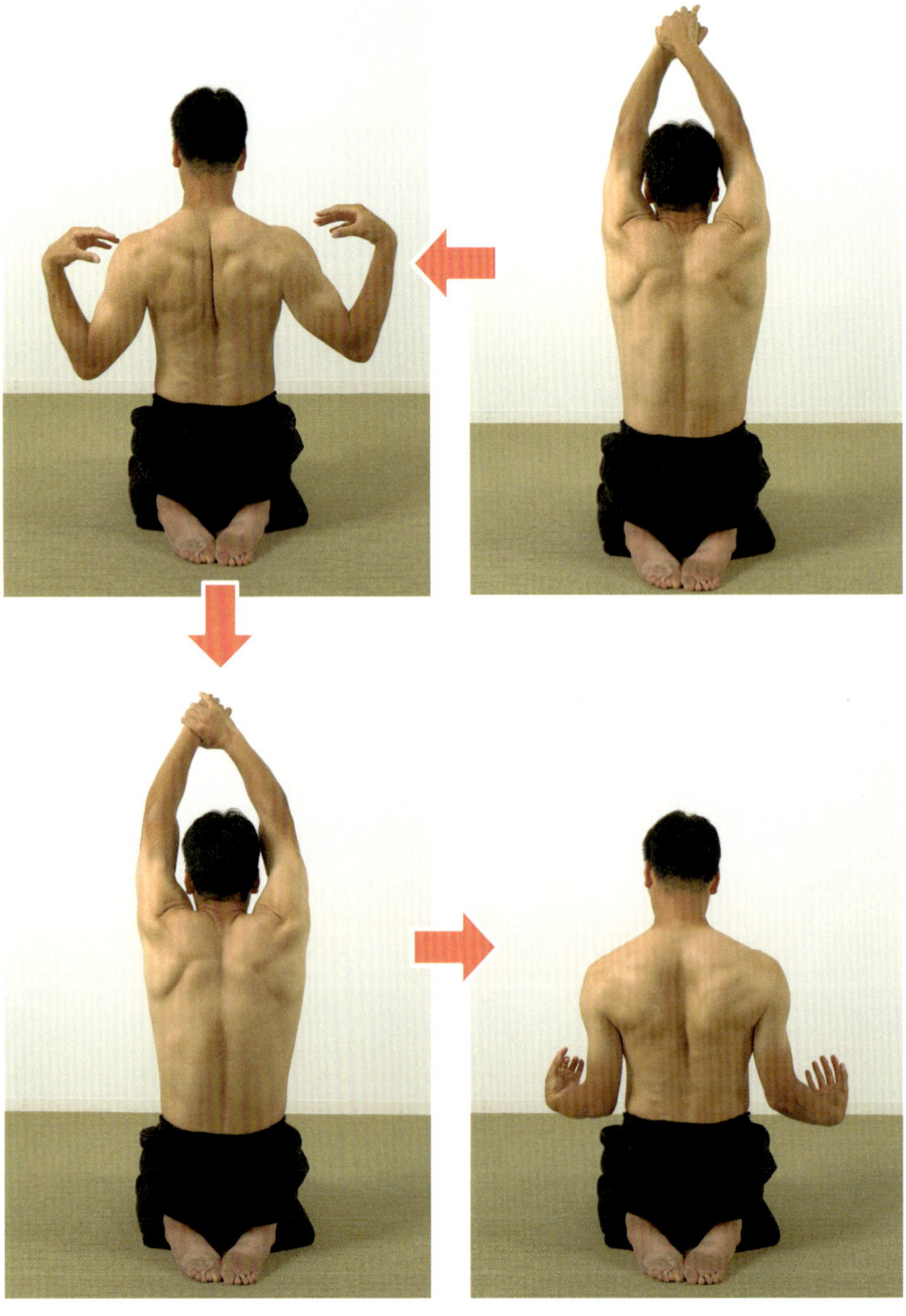

床に手をついて動かす

左右交互、両方一緒に上下に動かす

上下に動かす場合、最初は左右交互に、きちんと肩甲骨を上下に動かすことを意識して行います。肩甲骨が左右両方ともきちんと動かせるようになったら、両方同時にやってみましょう。このとき、左右それぞれがきちんと動かせるようになっていないと、反動をつけて肩甲骨を動かそうとしてしまい、頭と腰も動いてしまいます。これだときちんと肩甲骨に力が伝わって動かせていません。頭と腰の位置は動かさずに、肩甲骨だけを動かすことを意識しましょう。

上下

左右交互に動かす

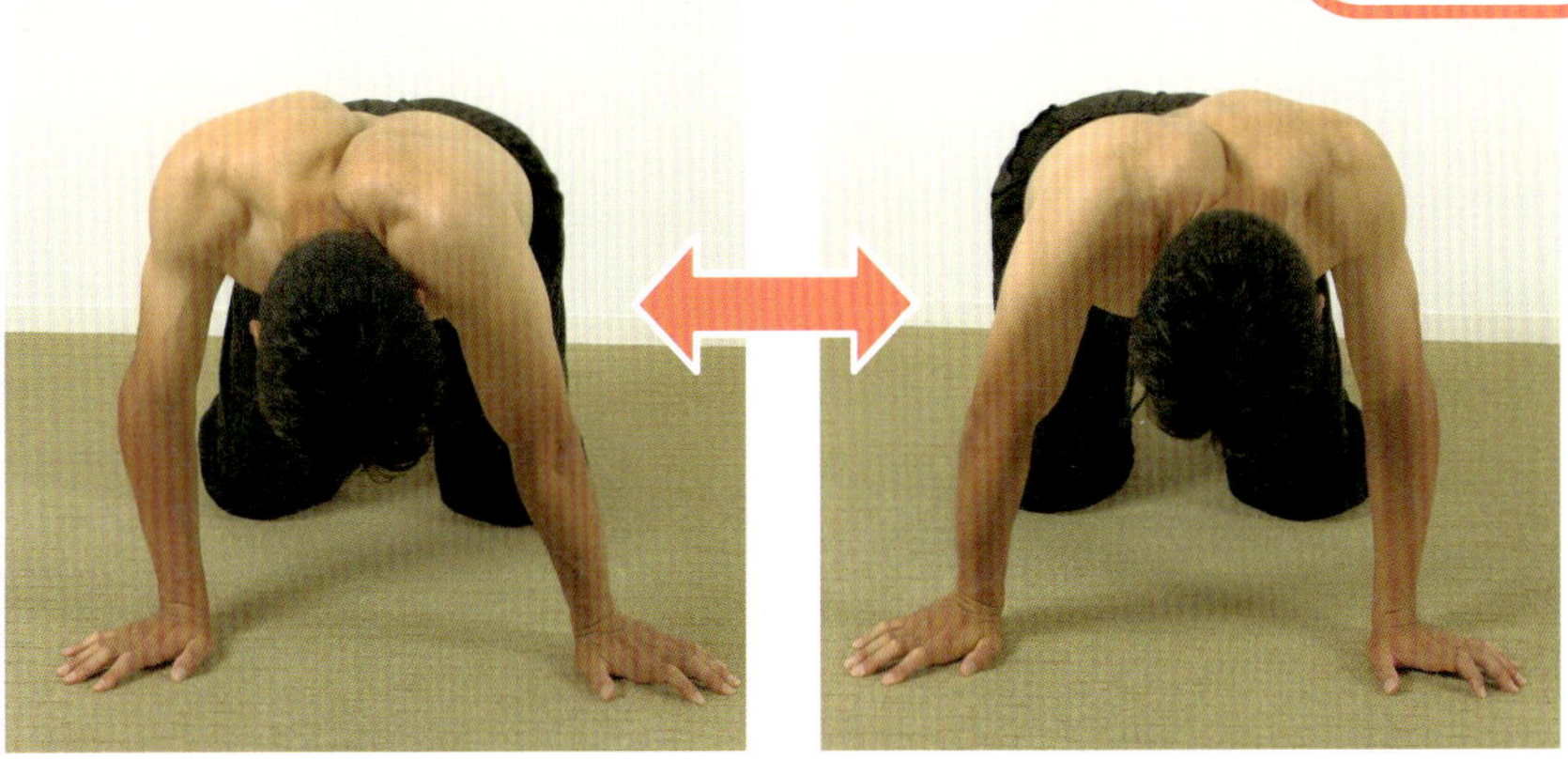

右側の肩甲骨を上に、左側の肩甲骨を下に動かす。

左側の肩甲骨を上に、右側の肩甲骨を下に動かす。

上下

両方一緒に動かす

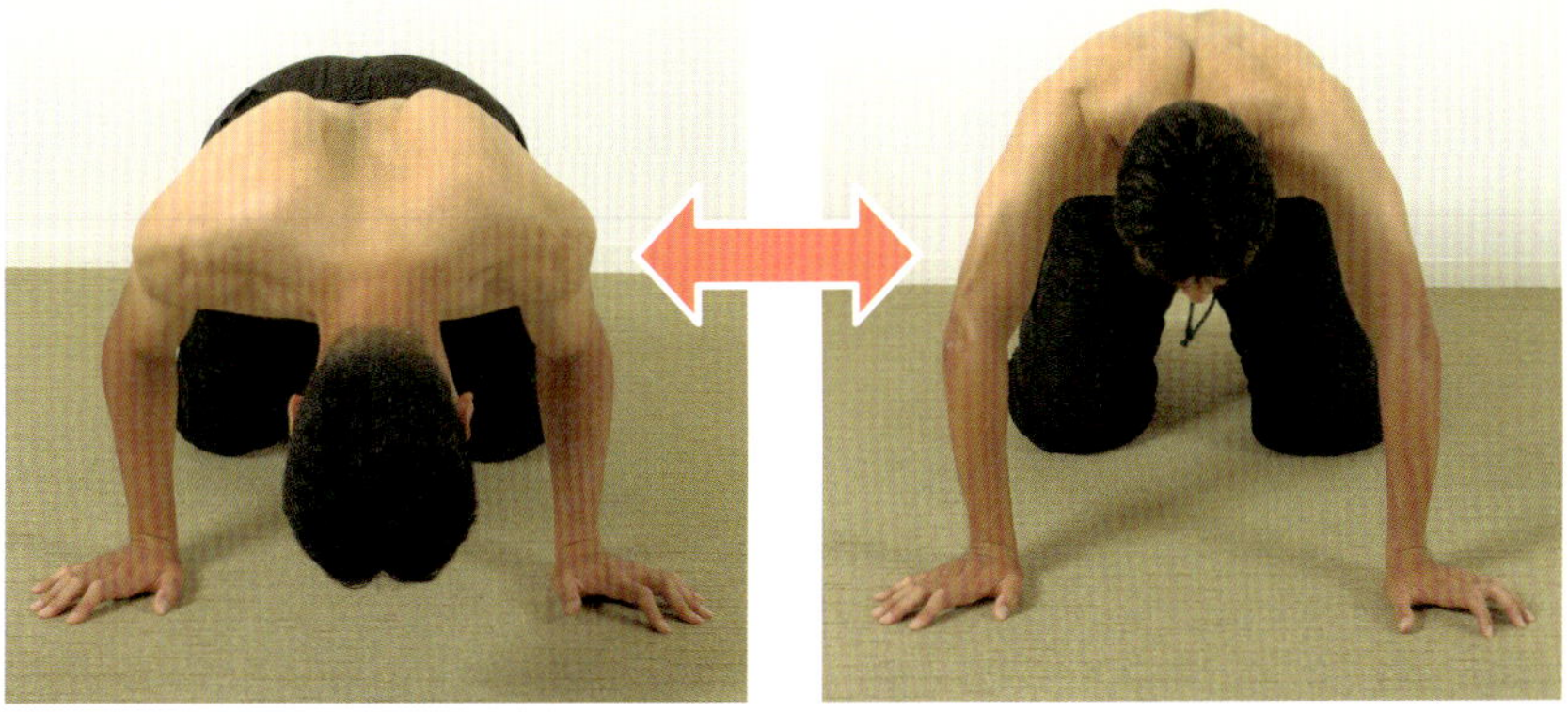

両方の肩甲骨を下げている状態。

慣れてきたら両方の肩甲骨を同時に動かす。肩甲骨を上げている状態。

注目!!

肩甲骨の下げ方のワンポイント

脇腹への効きを意識する

肩甲骨の上下運動の際、注意が必要なのは下げるときです。肩甲骨を上げることは比較的簡単にこなせますが、下げたときにきちんと肩甲骨が下まで下がらず、ただもとの位置に戻っているだけの場合が多いのです。ですから、肩甲骨を下げる際には、もとの位置からさらに下げることを意識してください。そうすると、脇腹周辺の筋肉が働くような感覚を覚えます。肩甲骨を〝きちんと〟下げるのが重要なポイントです。

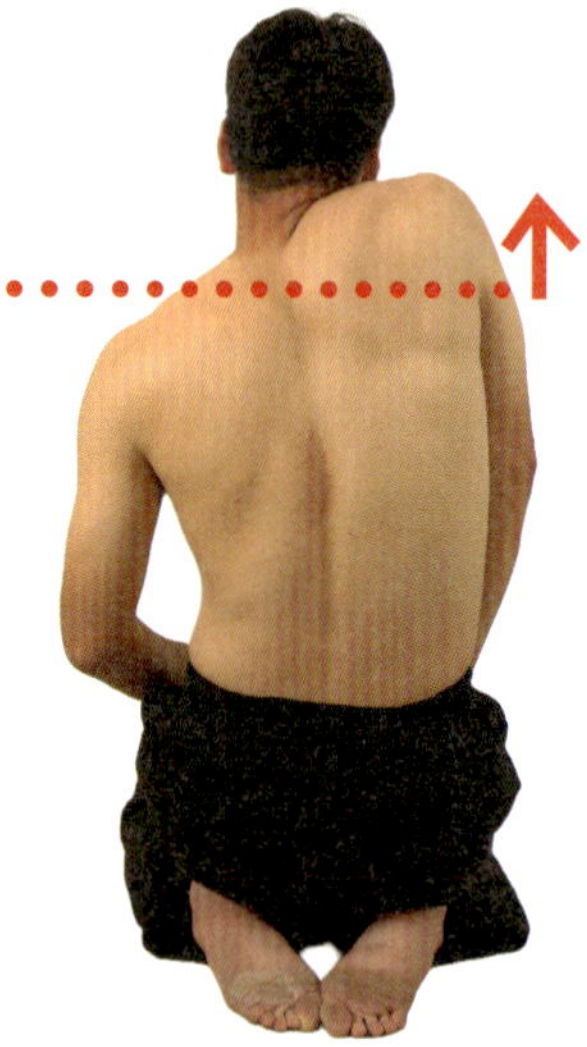

上げるのは簡単

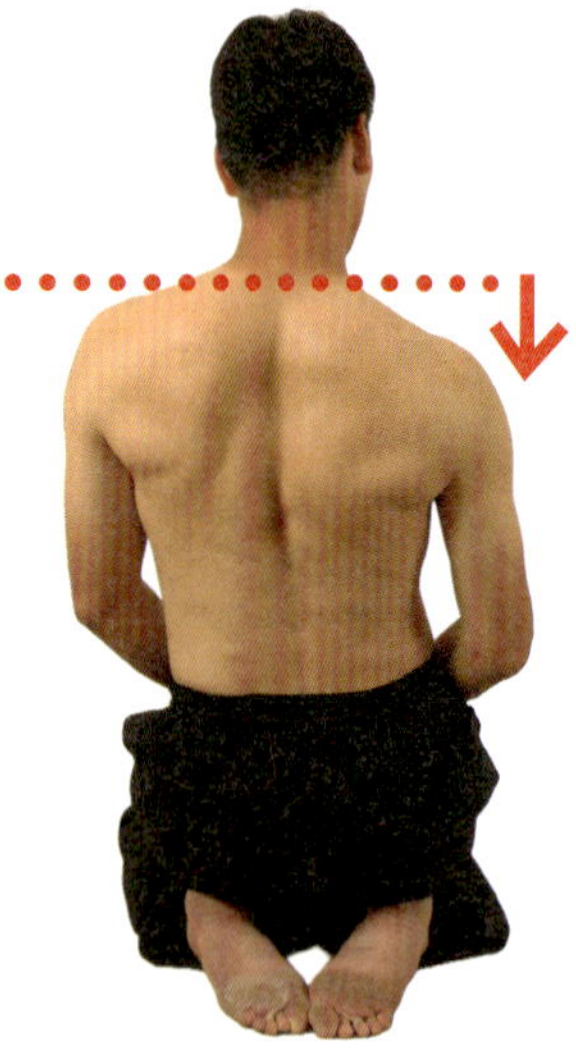

ここまで肩甲骨を下げる

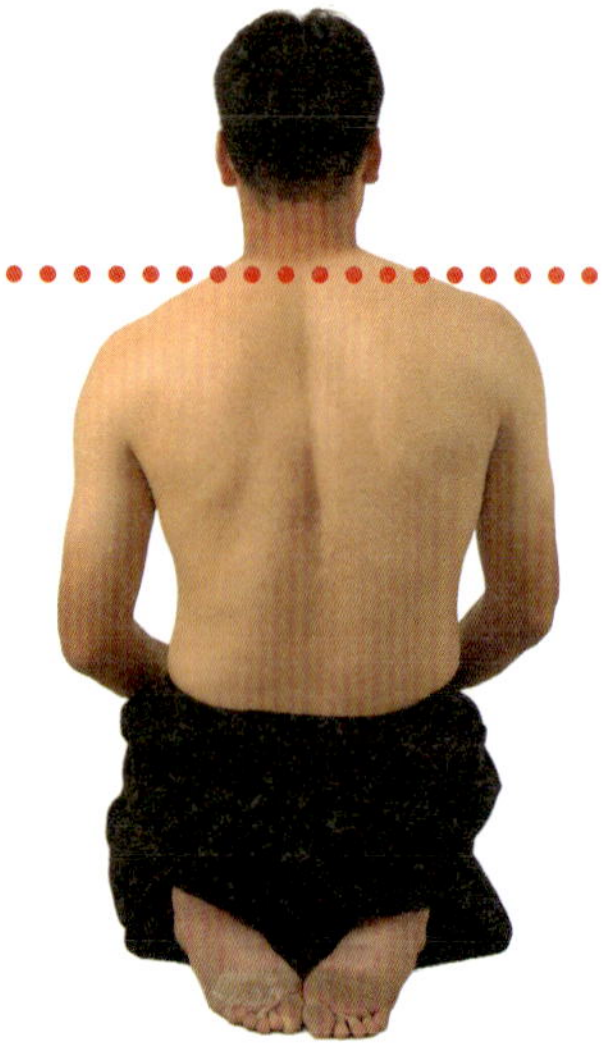

下げたと思ってももとに戻っただけ

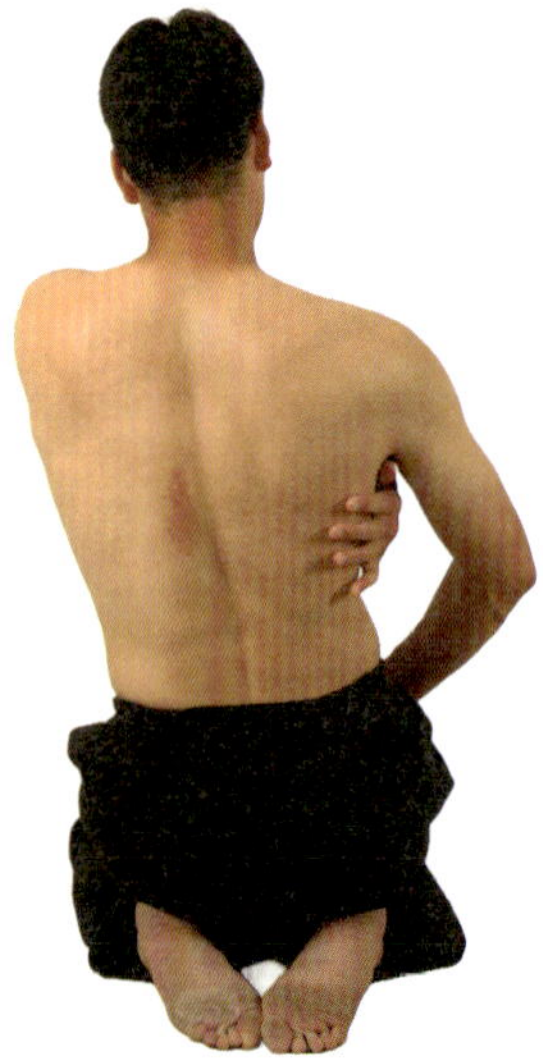

脇腹に効いていることを意識する

肩甲骨を回す

前後・上下・回す
満遍なく動かす

次に肩甲骨を回してみます。肩より上の位置に手を持ってきて、そのまま胸の前に倒します。すると肘が肩より上の位置にくるとともに、肩甲骨が動きます。肩の上にきた肘を体の前側に向けて下ろすと、肩甲骨は反対側に動きます。

前後・上下・そして回すという動きができると、肩甲骨の動きとしては、ほぼ全てを網羅できます。この動作をできる限り大きく柔らかくできるようにすることが重要です。

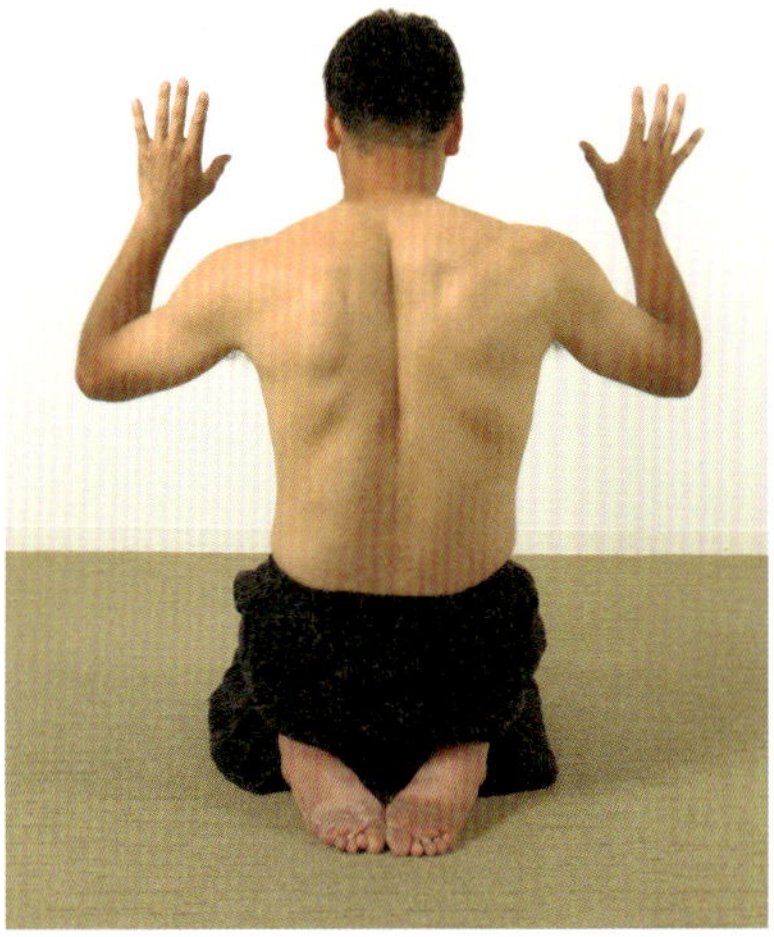

肩より上の位置に手を持ってくる。

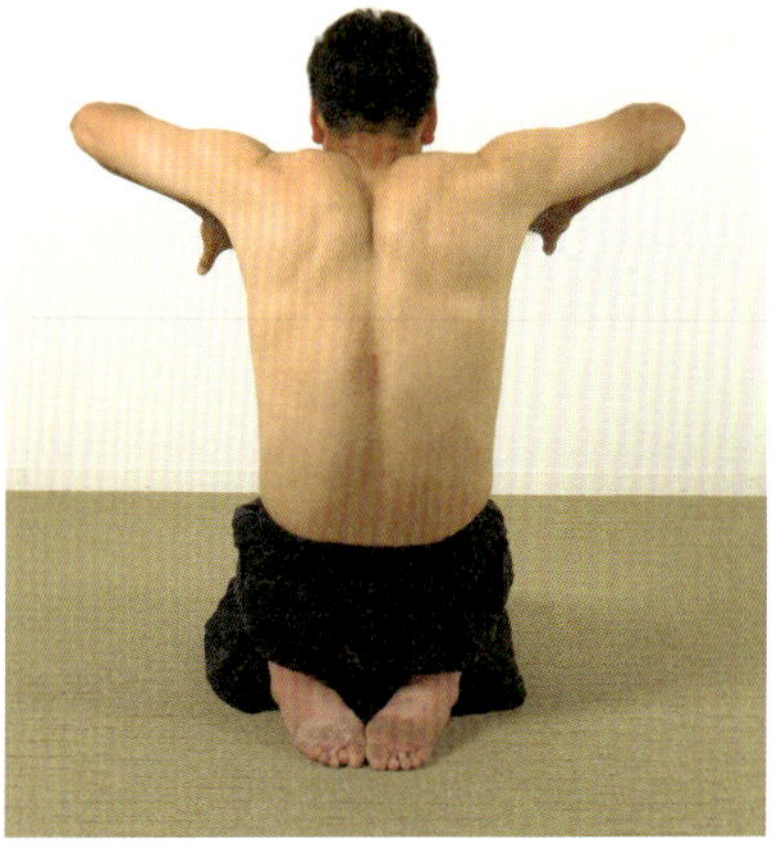

そのまま肘を上げると肩甲骨が動く。

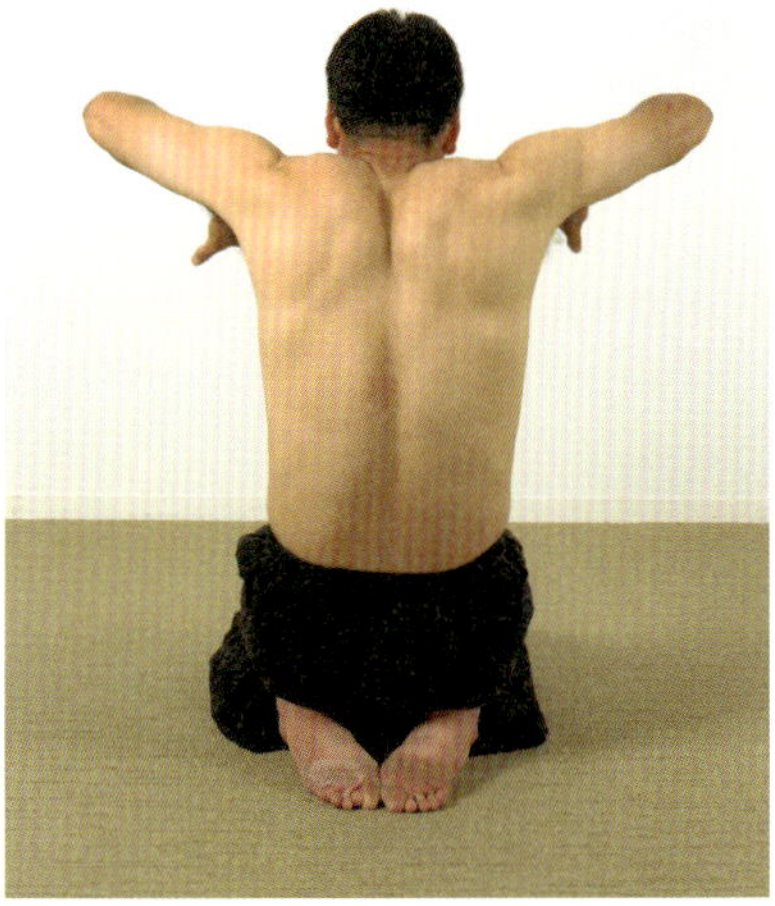

肘が肩より上の位置にある状態。

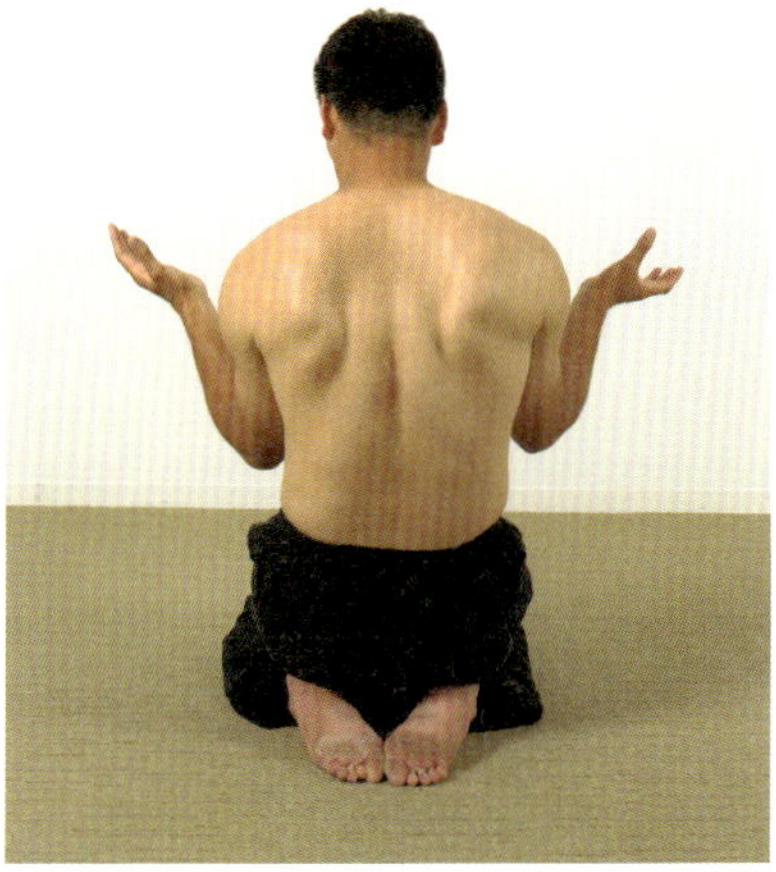

肘を体の前側に下げてやると肩甲骨が動く。

肘の動きと手の動き

手の向きを変えず肘の向きだけ変える

肩甲骨だけでなく、さまざまな関節や筋肉をひとつひとつ細かく意識し、自由自在に動かせるようになると、体に対する意識も変わります。例えば、手の向きを変えずに、肘の向きだけを動かしてみるとどうでしょうか。普通は手も一緒に動いてしまいます。これは、肩の内旋・外旋に手がついていってしまっているためです。手の向きを変えずに肘を動かせると、肩の動きに影響されず手を使うことができるため、腕を巧みに使うことができます。

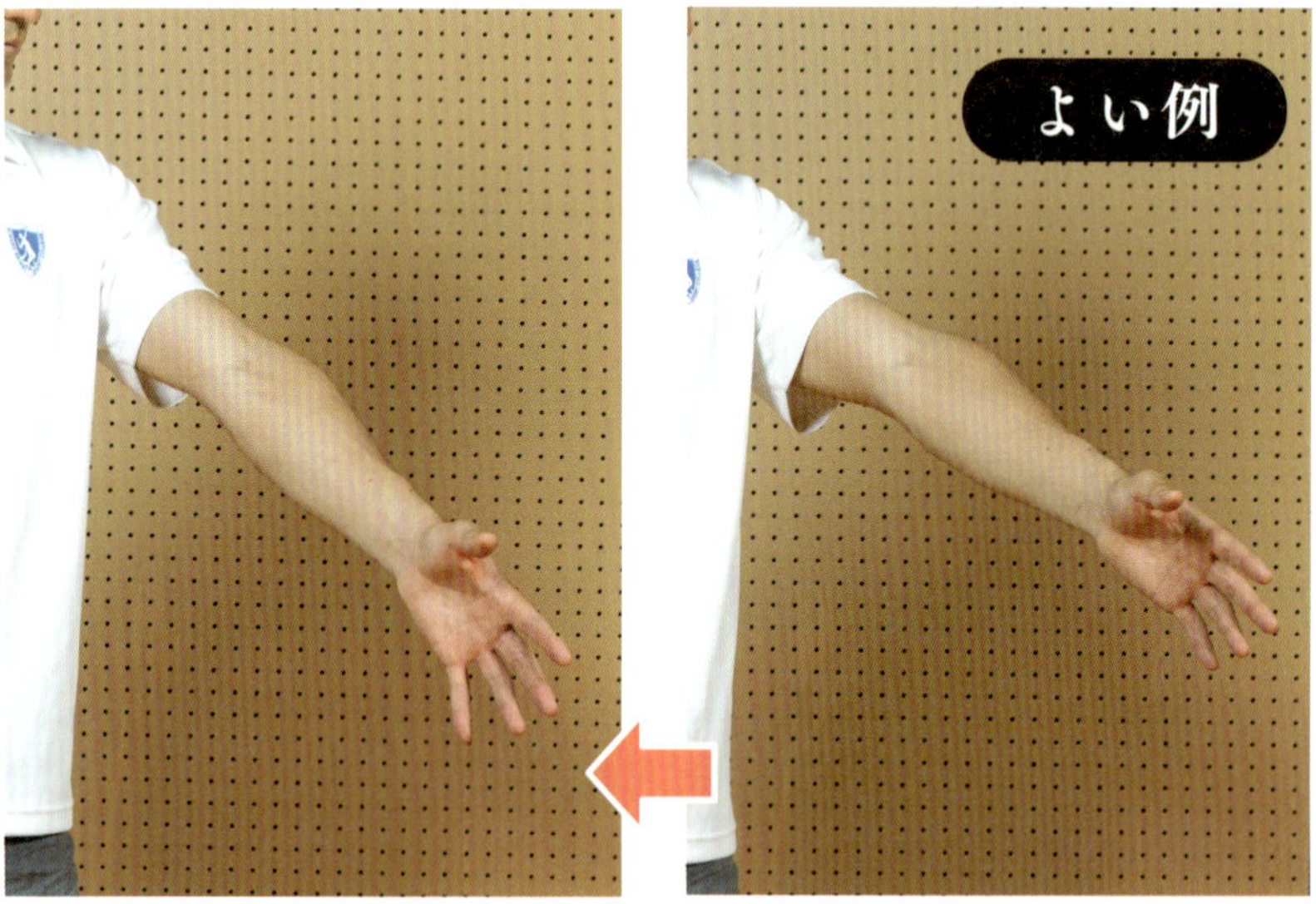

肘だけが回っている

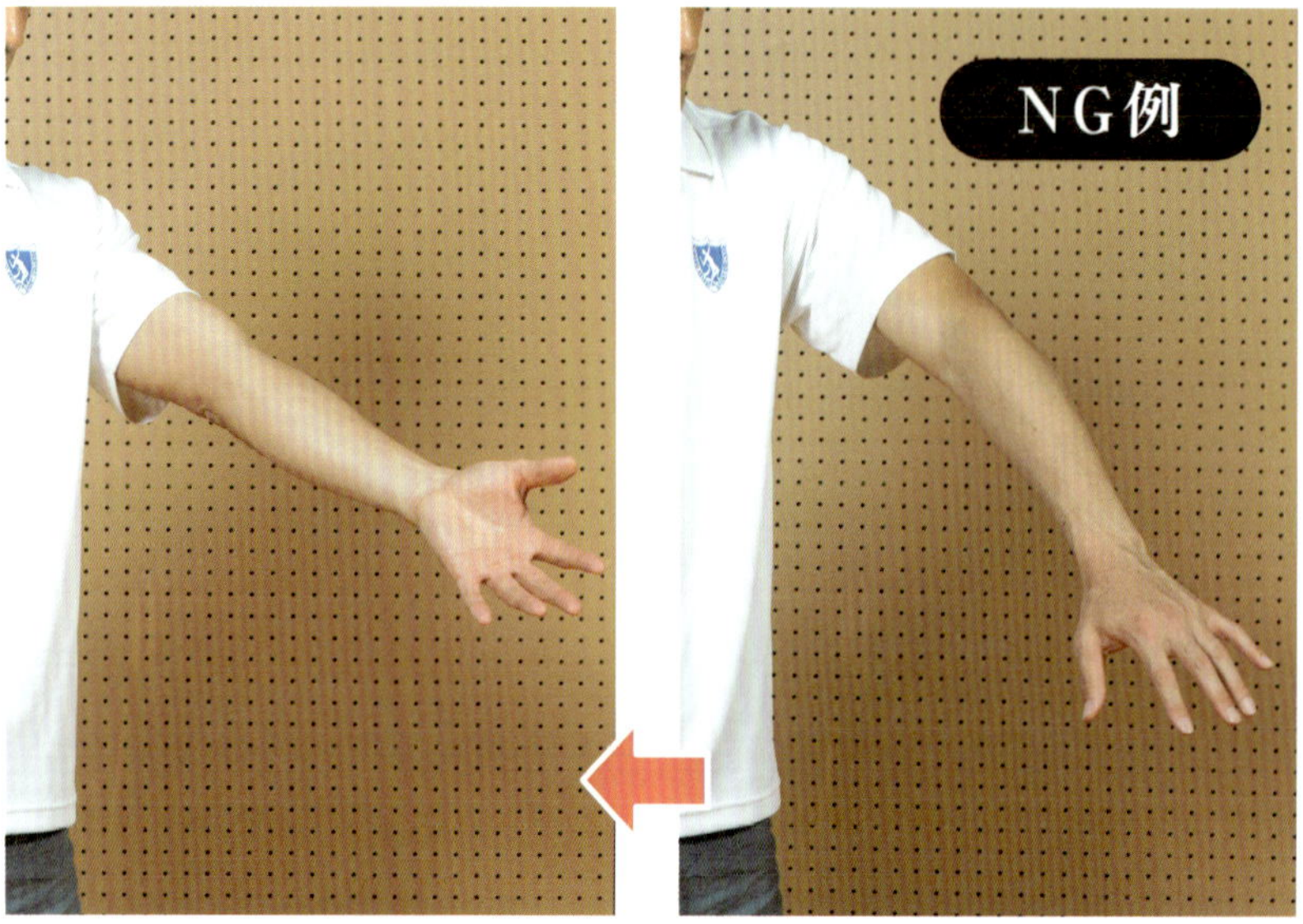

肘と手が一緒に回っている

①手を組んで肘を動かす練習

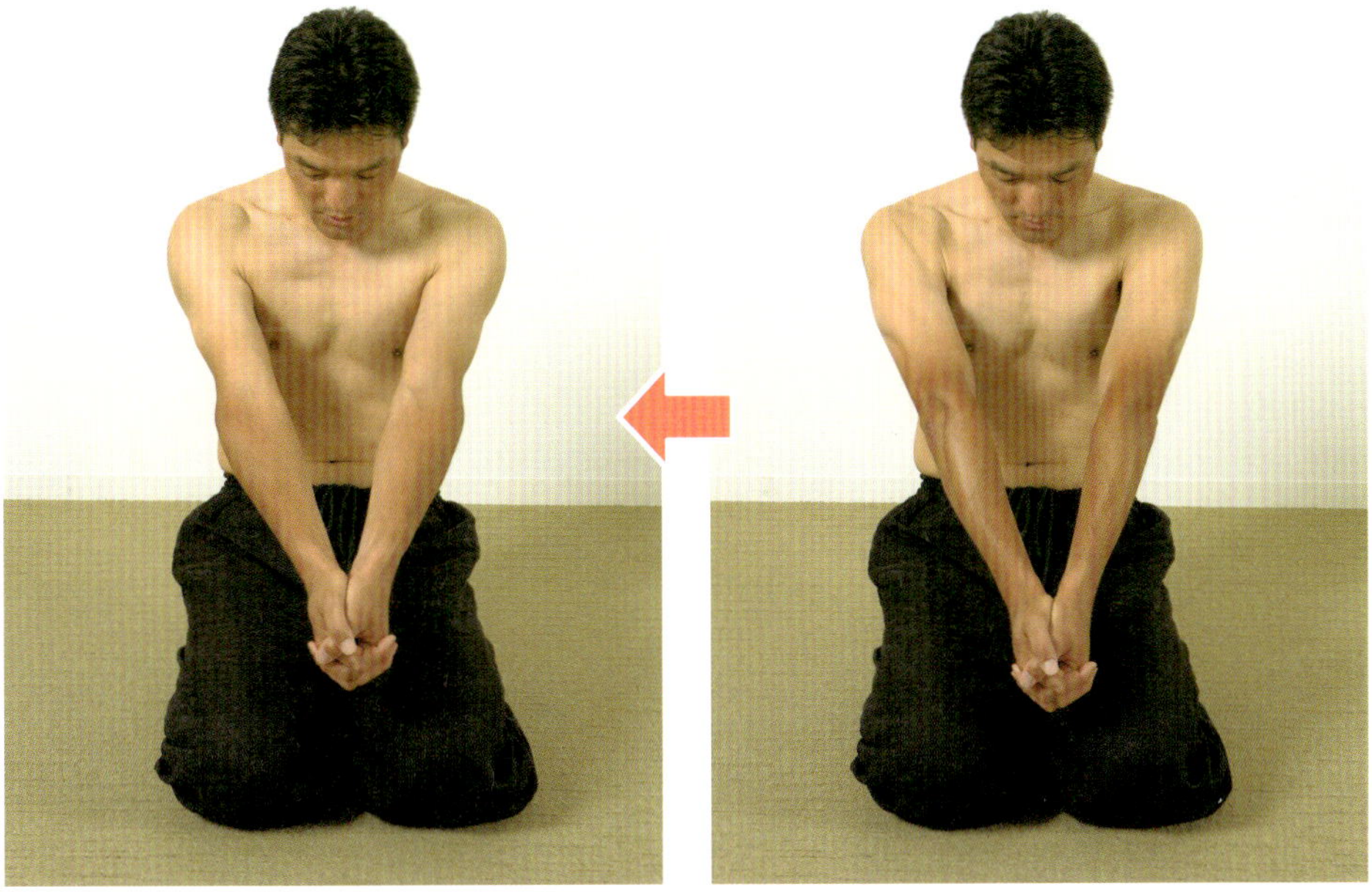

手の向きを変えずに肘を動かせるようになると、肩の動きとは独立して、肘や手が使えるようになる。野球のバッティング時の手首の使い方や、バスケットボールのパスの際の手の動きなど、さまざまなスポーツに活かすことができる。最初は、上の写真のように手を組んで、肘だけを内側、外側と動かしてみると、やりやすい。

②床に手をついて肘を動かす練習

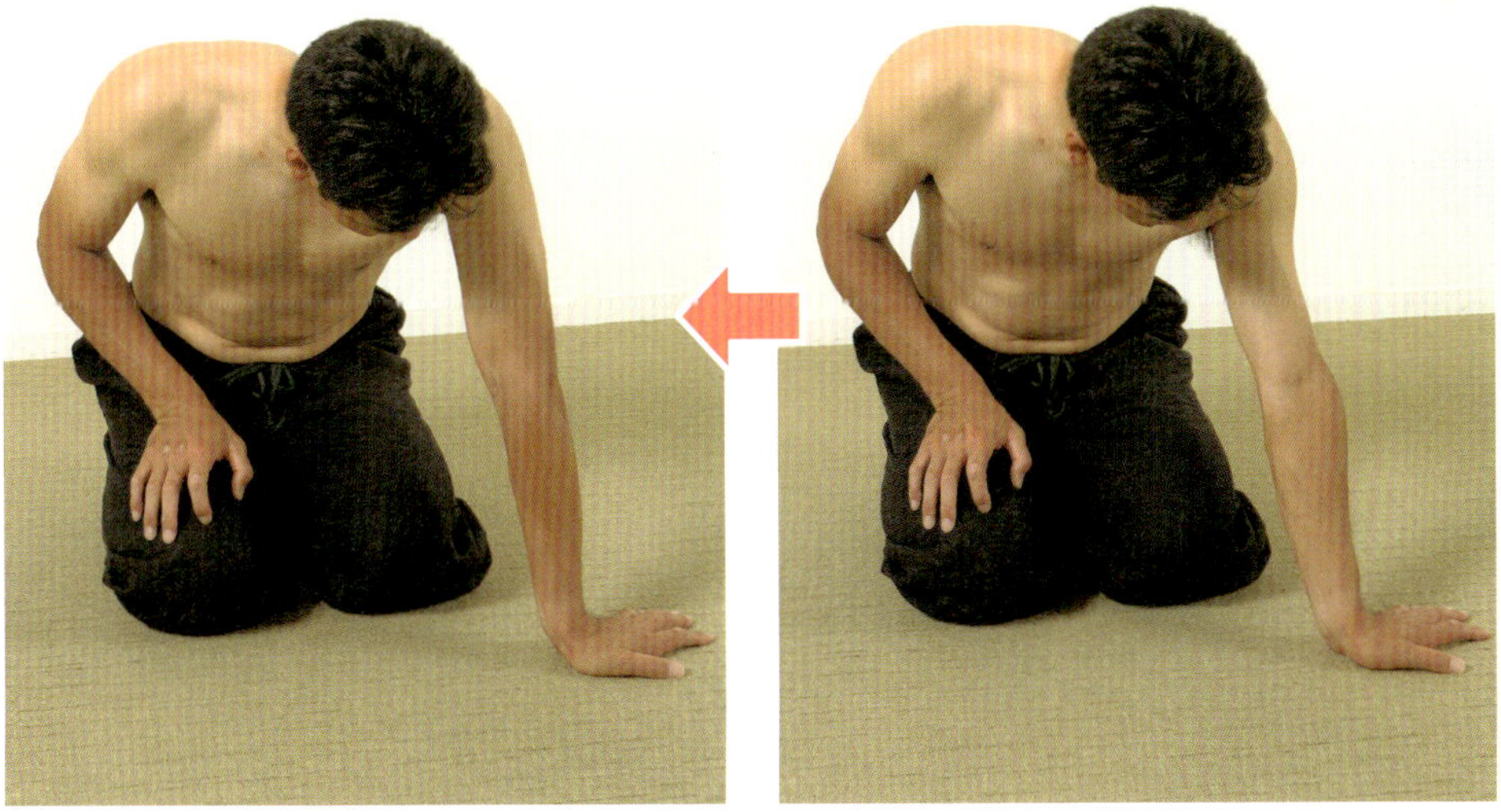

手を組んでやるだけでなく、床に掌をついて肘だけを回しても、よい練習になる。最初は手を組むのをやめたり、床から離したりすると肘が回ってしまうが、指一本でもよいので支えがあれば、肘だけを比較的楽に回すことができる。徐々に支えを少なくしていくとよい。

足指を動かす

足指の骨が見えるくらいまで曲げる

続いてここからは、下半身の動かし方を説明します。まずは足の指です。例えば、足の指をぎゅっと曲げたときに、手で言うと拳に当たる部分の骨がくっきりと浮き出るのが理想的です。現代人にはここがのっぺりとして指が浅くしか曲がらない人が増えています。また、これまで繰り返し説明したように、親指にしか力が入らない人も多いのです。骨も親指側だけしか出ない場合が多いので、小指までしっかりと曲げましょう。

足指を曲げる

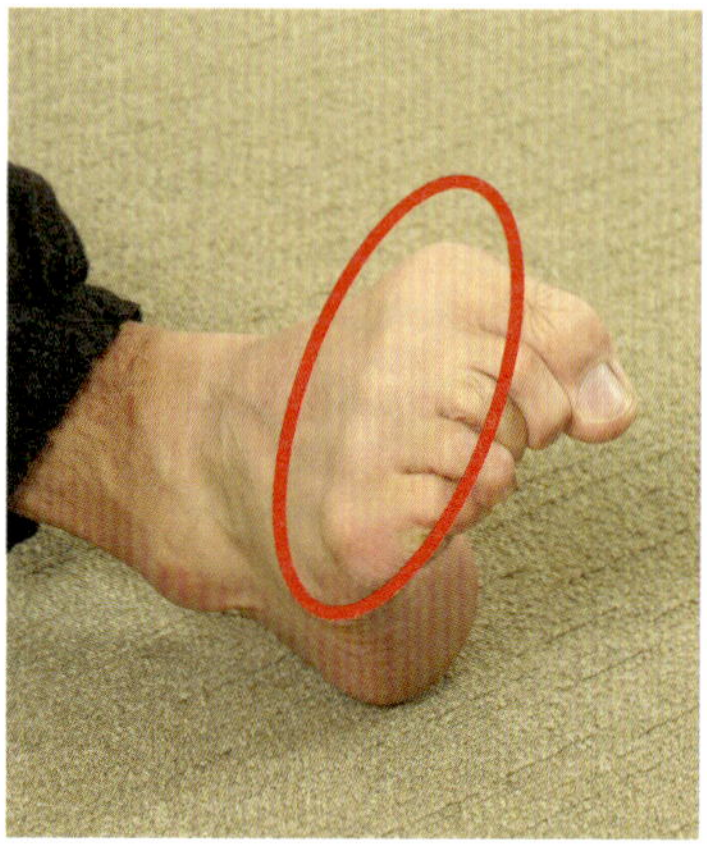

足の関節の骨がはっきりと見えるくらいに曲げられるのがベスト。

開けないくらい強く握る

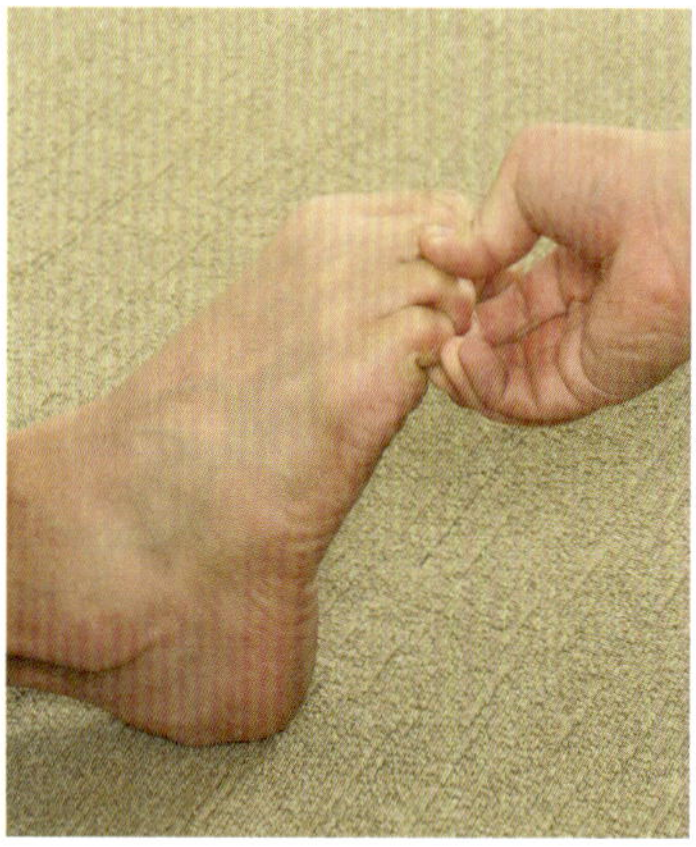

親指から小指まで満遍なく力が入れば、他の人が開こうとしてもビクともしない。

親指でなく小指に力を入れる

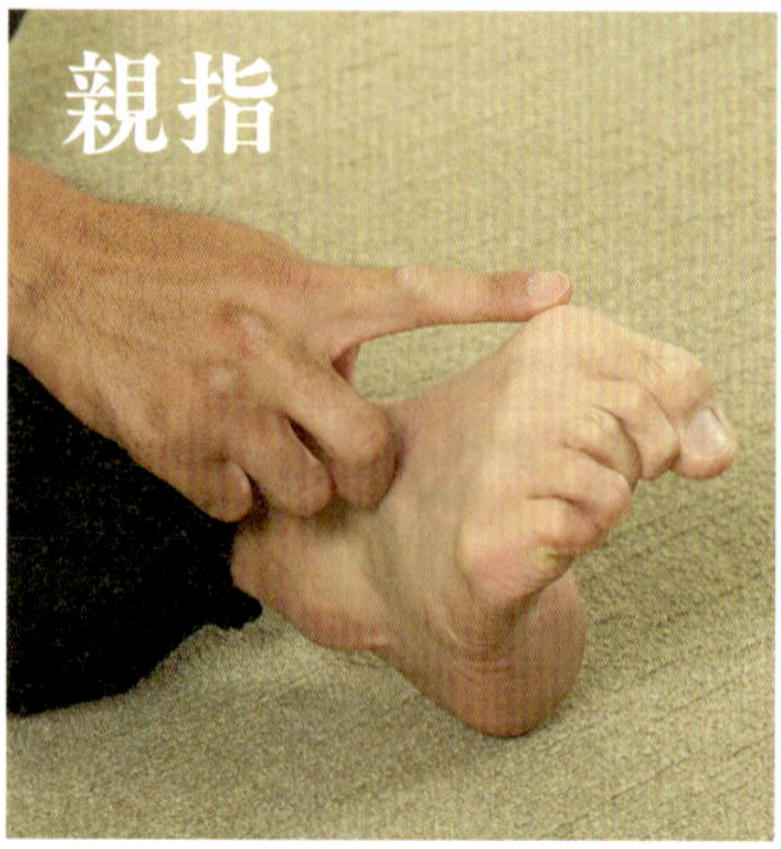

指を曲げたとき、親指側の骨しか出ない人が多い。

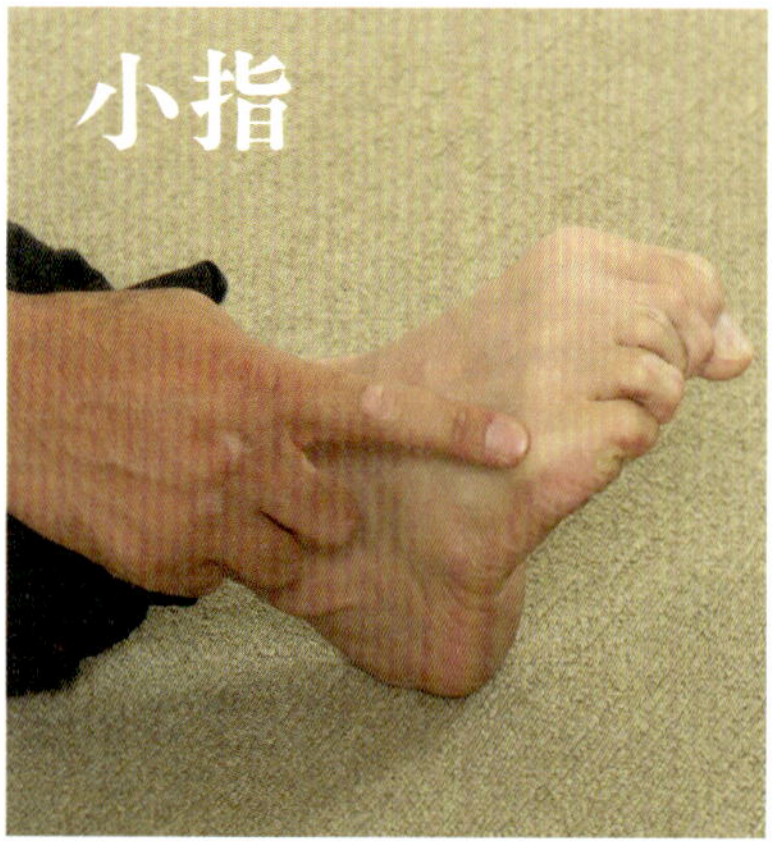

小指のほうまでしっかりと力を入れ、きちんと骨が見えるくらいまで曲げる。

足指と足の関係を知る

足の指を働かせて足首の怪我を防ぐ

第1章では足の指が膝の向きとも連動していることを紹介しましたが、その他にも、すねやふくらはぎとも関係しています。足の指を曲げたときには、ふくらはぎの筋肉が働いています。逆に足の指を伸ばしたときには、すねの筋肉が働いています。実際に触って確かめてみてください。つまり、足の指をちゃんと使えるようになると、すねとふくらはぎの筋肉もちゃんと機能し、足首がきちんと使えるようになります。

足指を伸ばした場合

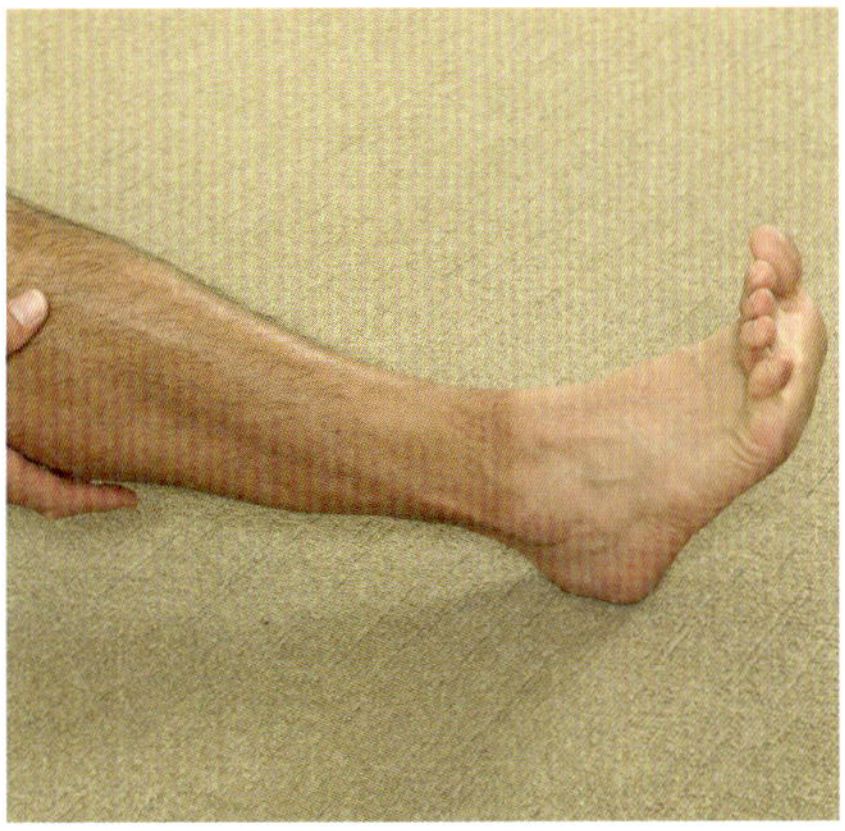

足の指を伸ばすと、すねの筋肉が働くことがわかる。

足指を曲げた場合

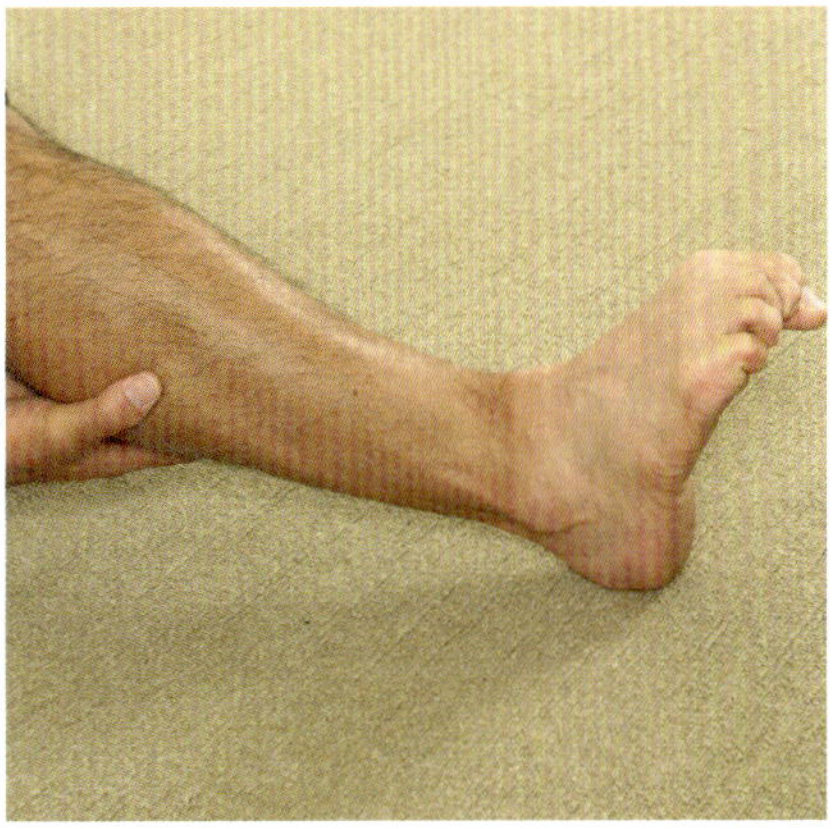

足の指を曲げると、ふくらはぎの筋肉が働くことがわかる。

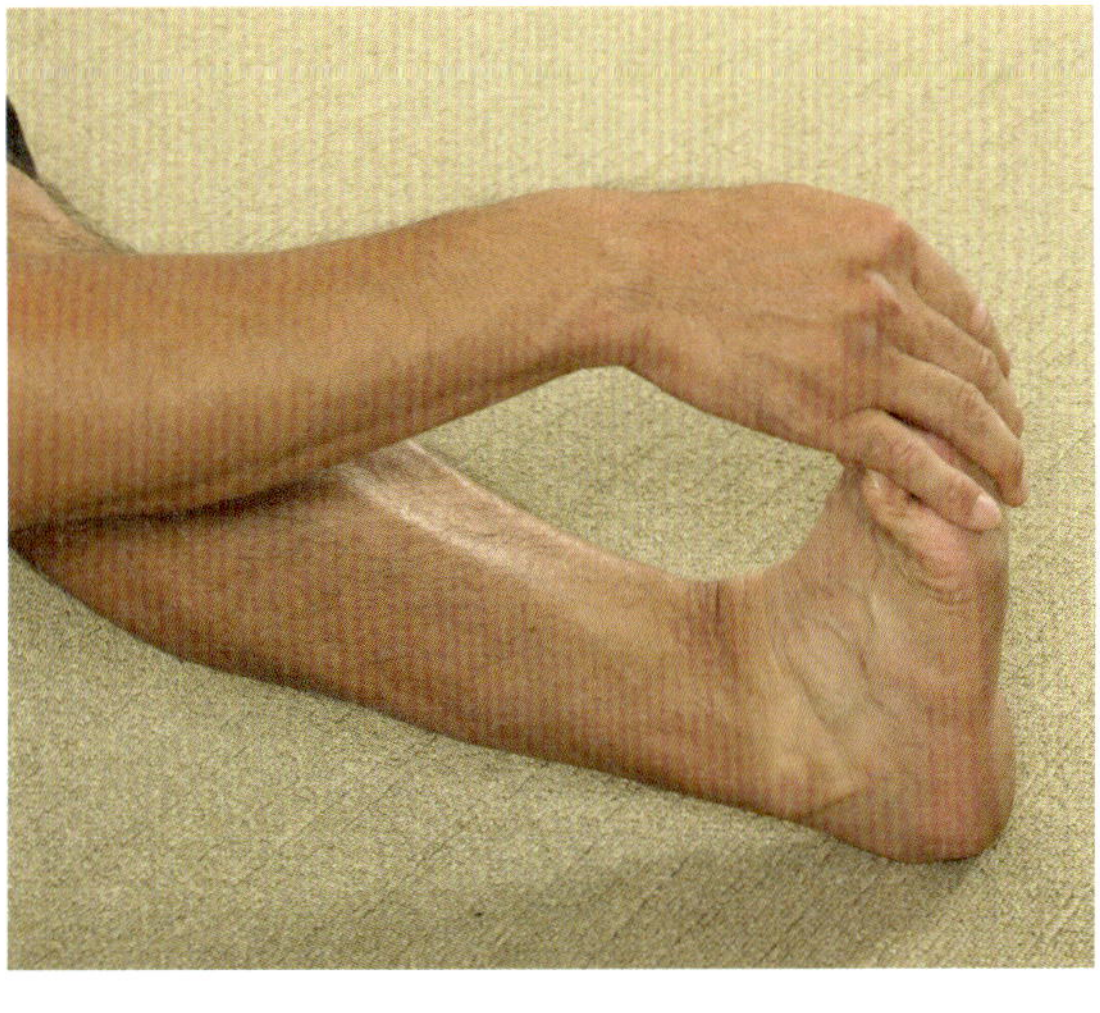

すね・ふくらはぎをうまく使えるようになる

足の指をうまく使えるということは、すねとふくらはぎの筋肉もしっかりと使えることを意味する。ここが弱いと、足首をちゃんと動かせないので、足をひねって捻挫や打撲などの怪我にもつながりやすい。

土踏まずを作る

土踏まずがないのは親指中心のせい

最近、土踏まずがないという人が増えているそうです。しかし、本来、人間の足の骨には必ずアーチがありますので、身体構造上、土踏まずはあるのが当然なのですが、現代人の多くは自分で潰してしまっていると言えます。すなわち、足の指がうまく使えず、かつ膝が内に入っているため、足自体を内側に絞ってしまっているのです。結果、足の裏の内側＝土踏まずに体重がかかり、結果的に潰してしまっている人が多いです。

足の骨には必ずアーチがある

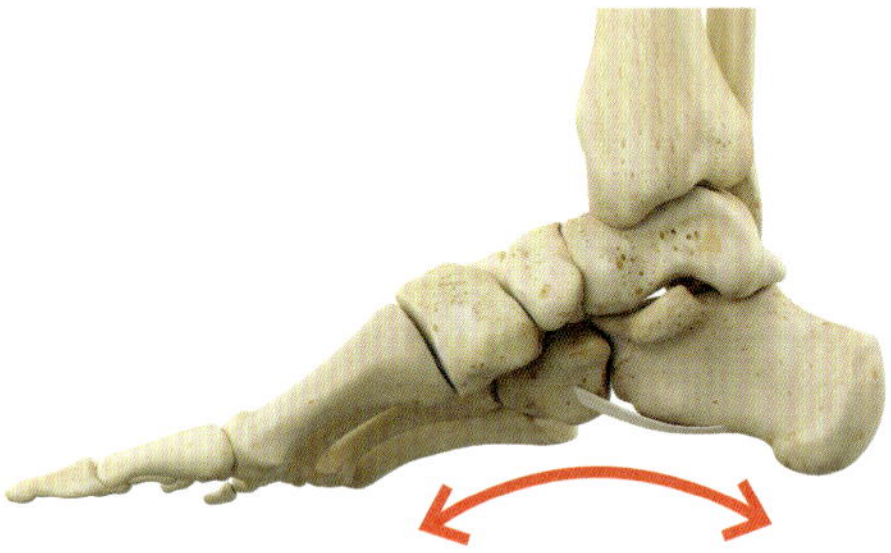

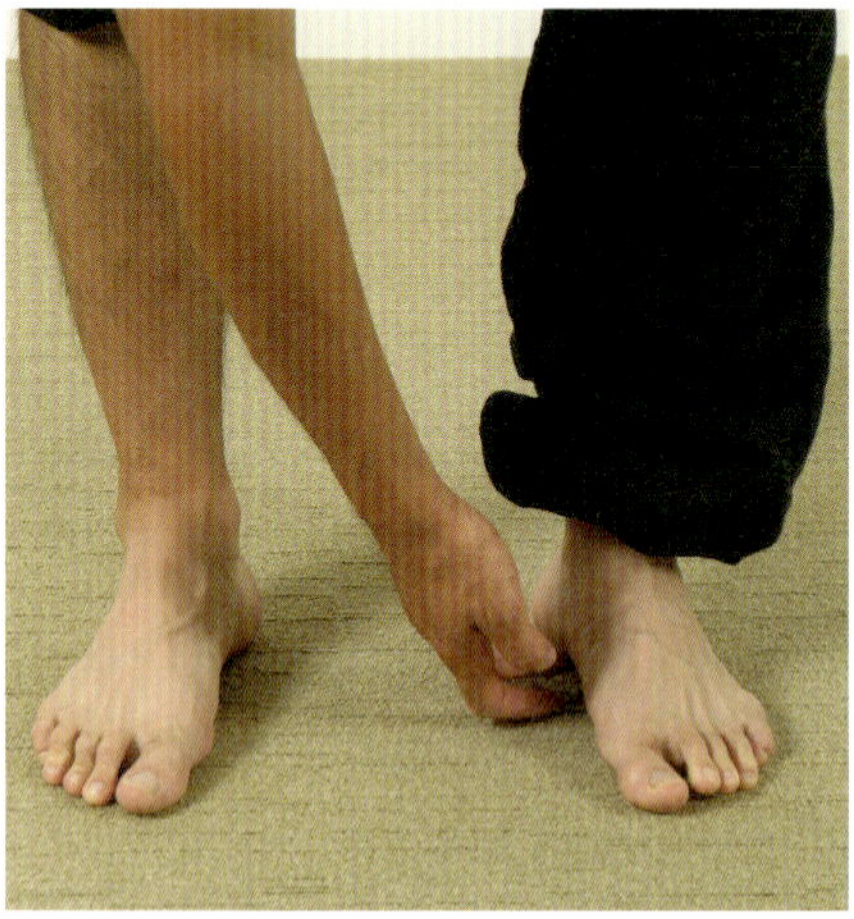

人間の足の裏の骨は自然とアーチを描いている。このため、もともと土踏まずはある。親指＝母趾球側に力が入り、膝が内向きだと、歩くたびに土踏まずを自分で潰してしまう。

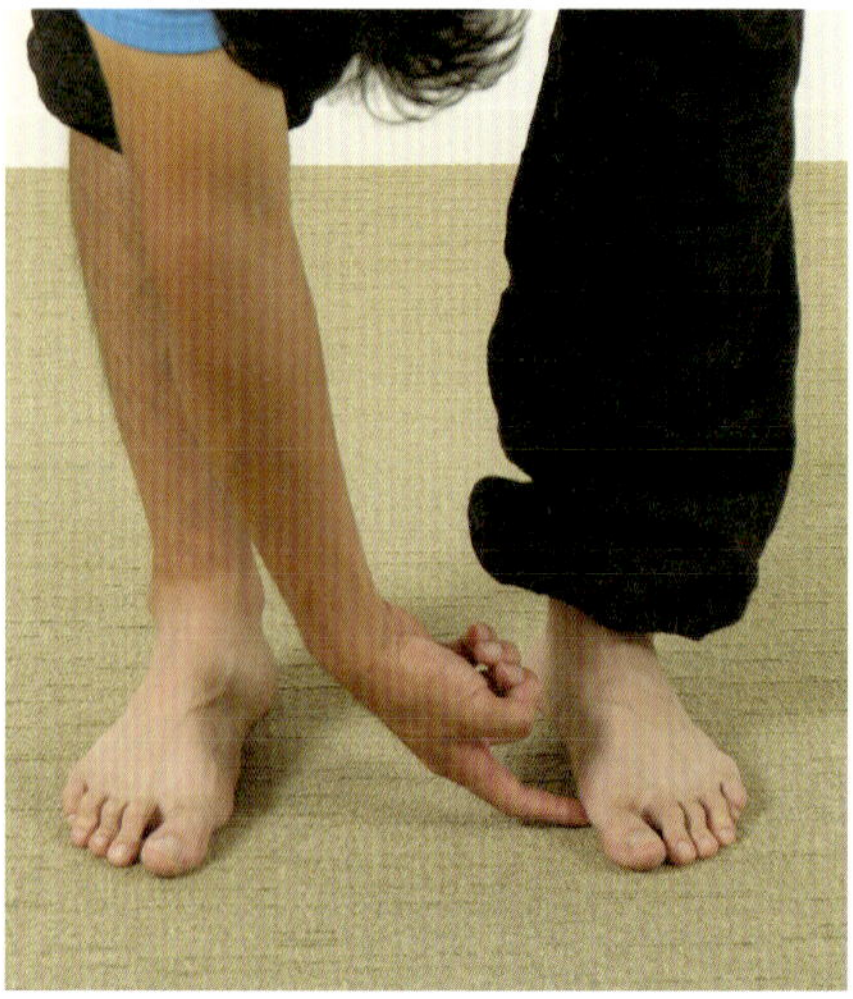

土踏まずは小指を意識して

小指がきかない人ほど土踏まずがない。そこで、母趾球が離れない程度に、土踏まずを1cmくらい持ち上げる。すると小指に力が入り小指側（外側）で立つようなイメージになる。こうすれば、土踏まずを潰すことはない。この状態をキープしたまま歩くと、第１章で説明したような歩き方になる。

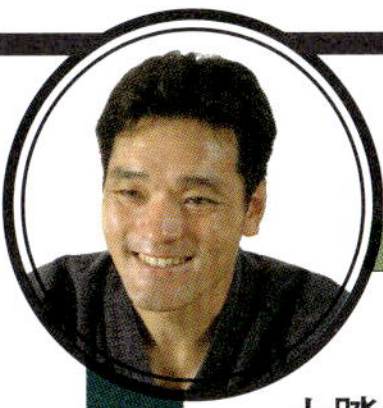

高橋先生のワンポイント!

土踏まずがない人は足の裏が痛くなり、長時間立っているのがしんどいという話をよく聞きます。土踏まずがない人は、小指がうまく使えず、親指に力が入っている場合が多いです。そのため、お尻が下に落ちて、体重が足の裏に大きくかかるようになります。そうなると足の裏だけでなく、膝・足首にも負担がかかりますので、足の関節回りの怪我や痛みにもつながります。

土踏まずがないと疲れやすい

土踏まずがない場合

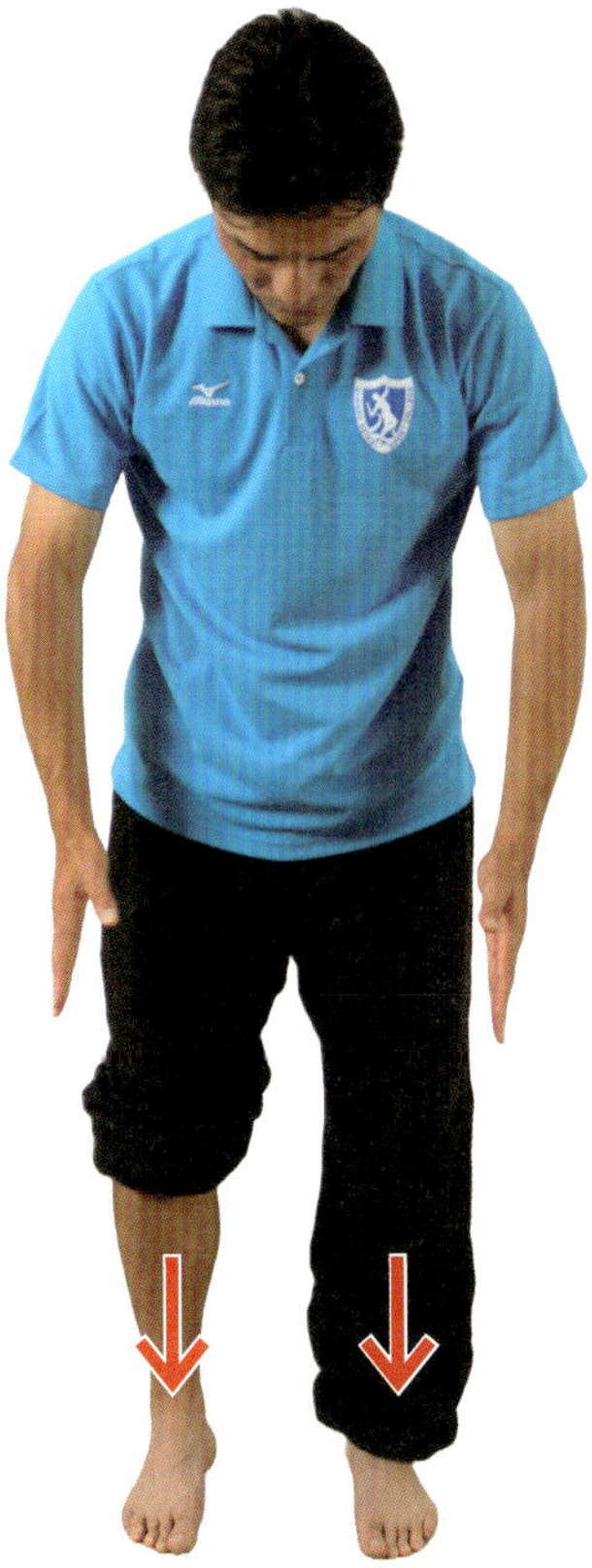

土踏まずがない人の多くは、親指に力が入っている。そのため、膝が内側に入り、２本の足でまっすぐ立っているイメージ。重さが垂直に足の裏全体にかかってしまい、足の裏への負担が大きい。

土踏まずがある場合

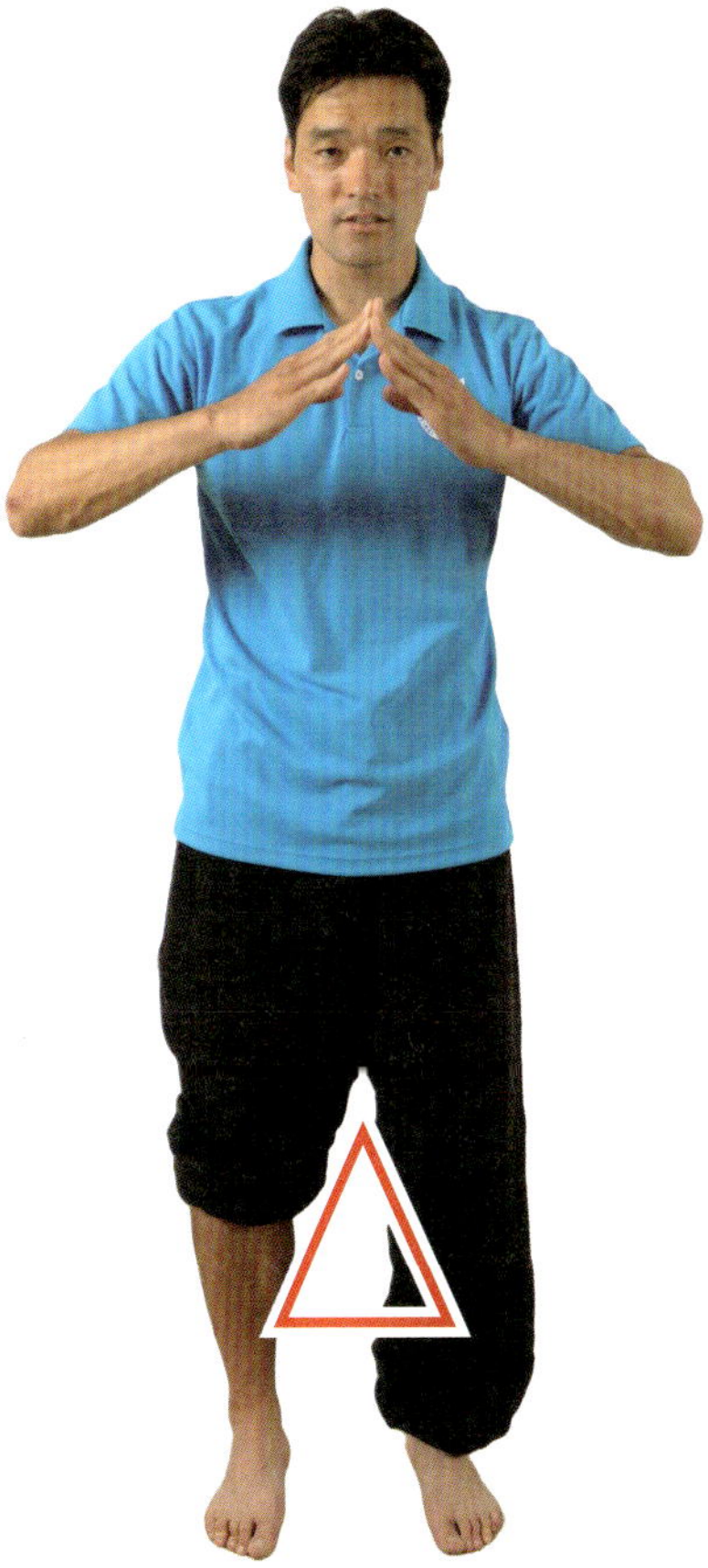

土踏まずがあり、小指に力が入った状態。三角形の形になるため、左右バランスよく支えられる。イメージで言うとテントを張っているような形で、広く体を支えるので、安定し疲れにくい。

膝の動かし方

すねと足の裏を90度の関係にする

続いて膝の動かし方です。第1章では膝が内側と外側のどちらに向いているか、膝の向きを重視しましたが、ここでは膝とは別にすねと足の角度にも気をつけてみてください。先に紹介したように、膝を内側に入れず小指側で立つような、テントを張ったイメージの立位のまま、膝を曲げてしゃがみます。このとき、足の裏とすねが90度の関係を保つようにしてください。この関係を保つことが、実際に歩いたり走ったりするときにも重要になります。

前

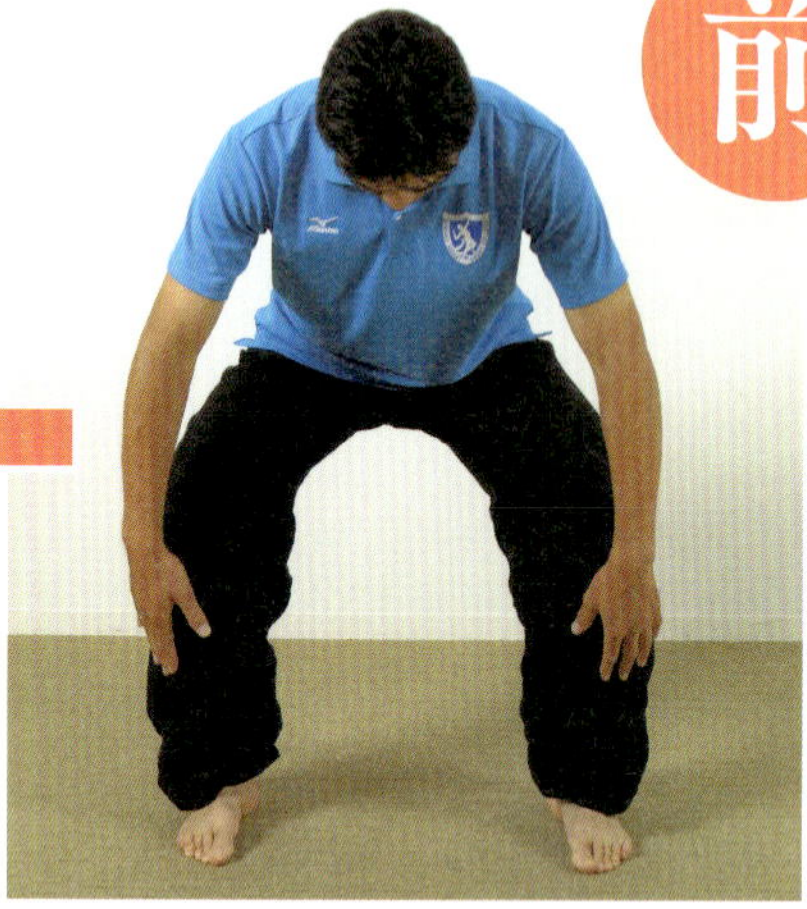

小指側を意識した立位の状態から膝を曲げていく。

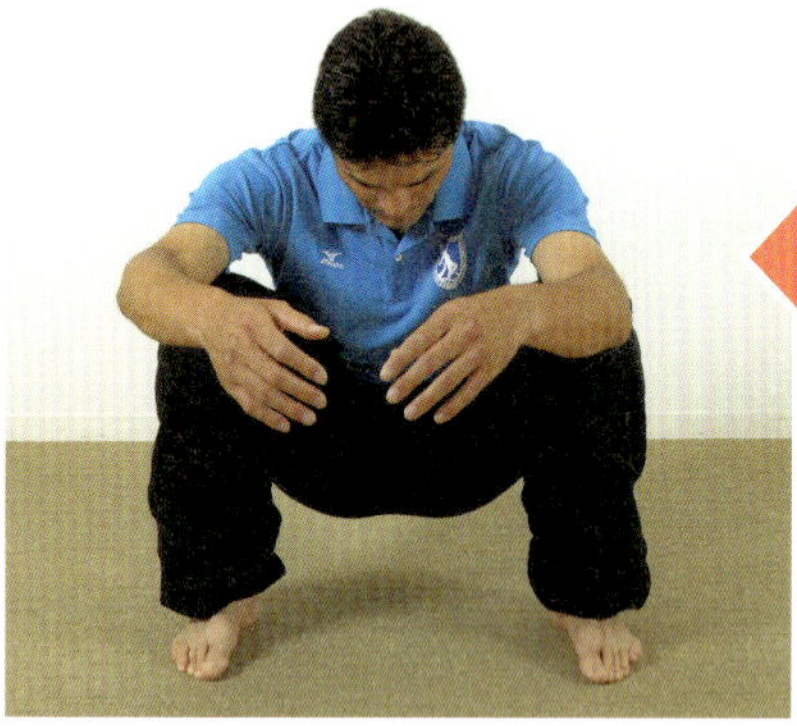

膝はやや外側を向き、そのままの姿勢でしゃがむ。

横

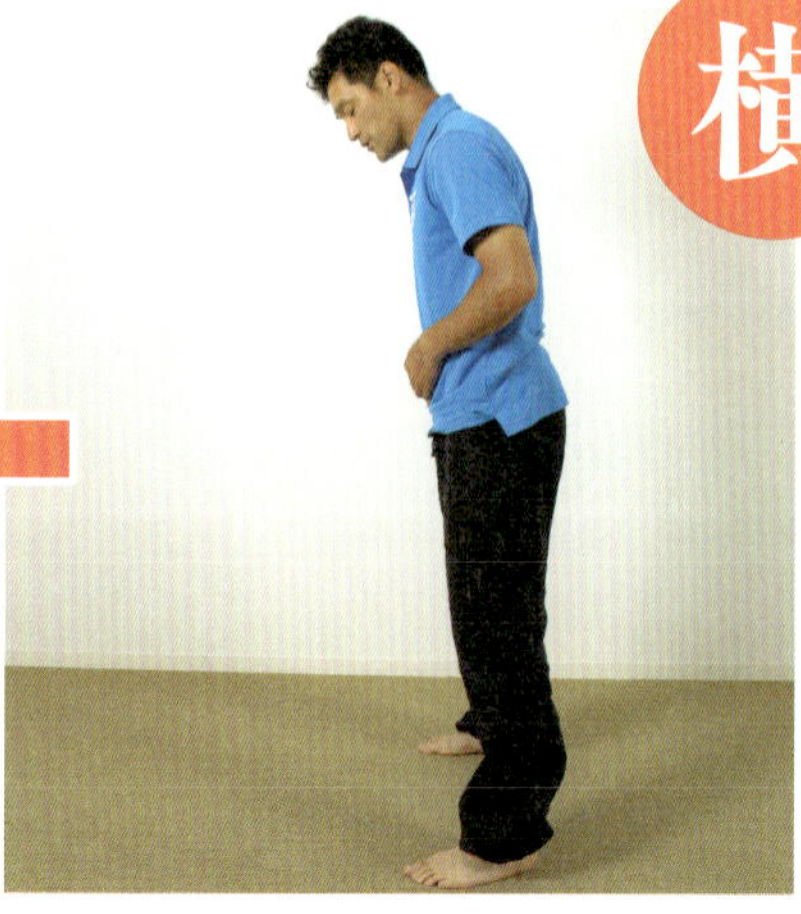

小指側を意識した立位の状態。ここから膝を曲げてしゃがむ。

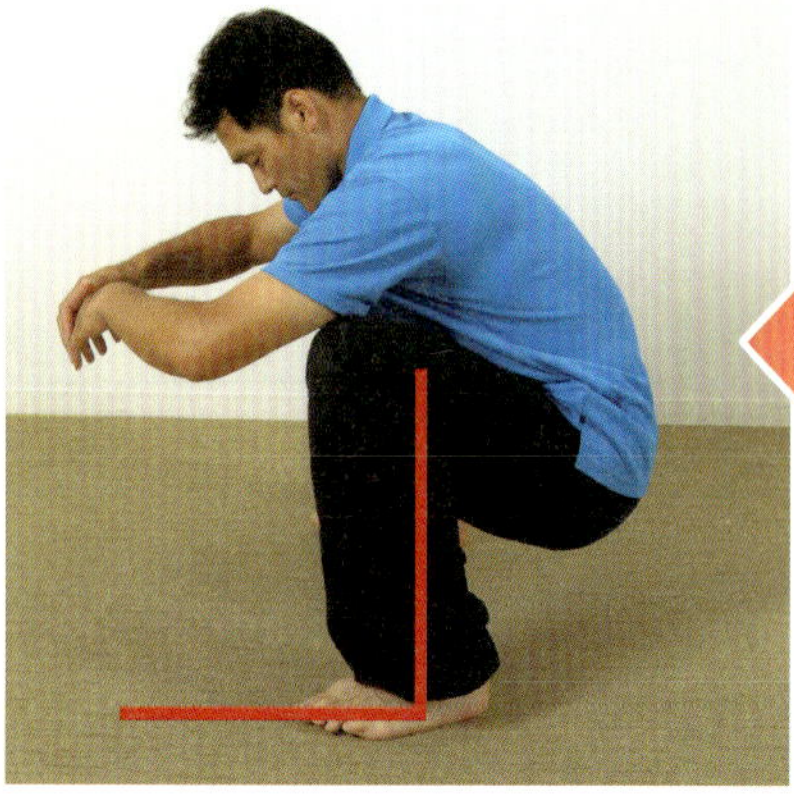

しゃがんだときに、足の裏とすねが90度になっていることに注意する。

太もも前と裏の負荷の違いを意識

膝を前に出して、足の裏とすねの角度が90度よりも鋭角になったまま屈伸を繰り返すと、大腿部《だいたいぶ》（太もも前）の筋肉に負荷がかかります。また、すねを立てたまま、足の裏とすねの角度が90度をキープしたまま屈伸を行うと、ハムストリングス（太ももの裏）の筋肉に負荷がかかります。下の写真にも示した通り、できる限り、すねと足の裏を90度に保つことを心がけてください。まずは静止した立位の状態で屈伸をして、90度からブレていないかどうか、繰り返し確かめてみましょう。

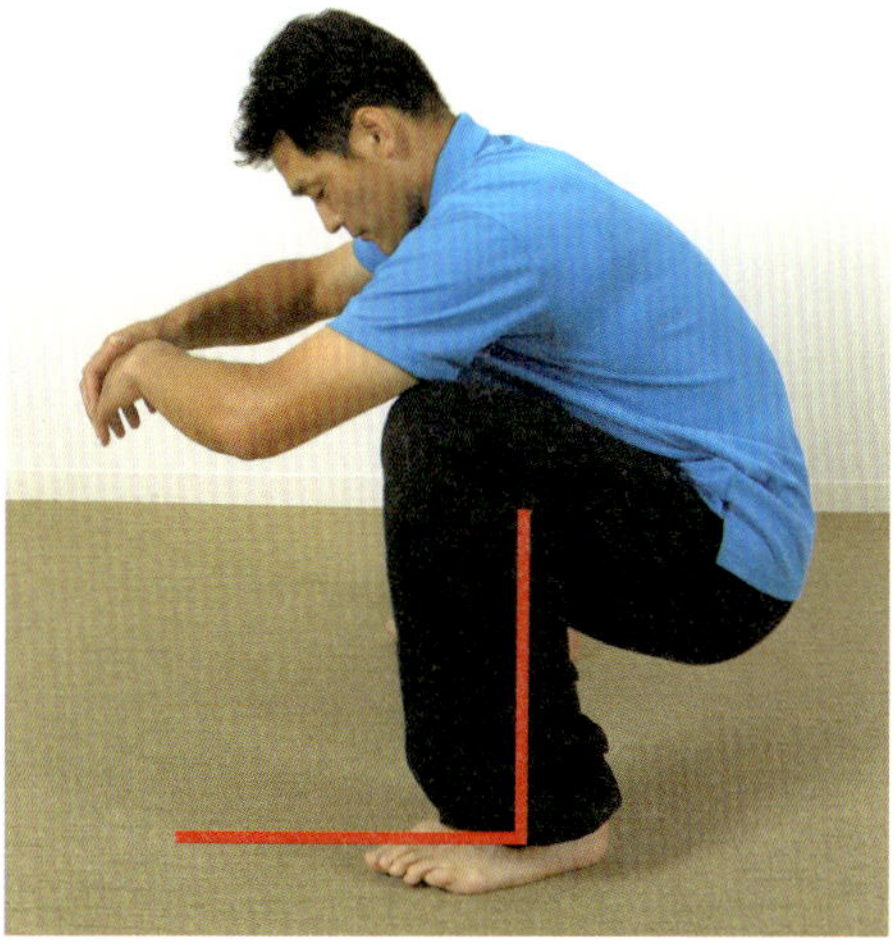

すねを立てたまま、足の裏とすねの角度が90度をキープした状態。

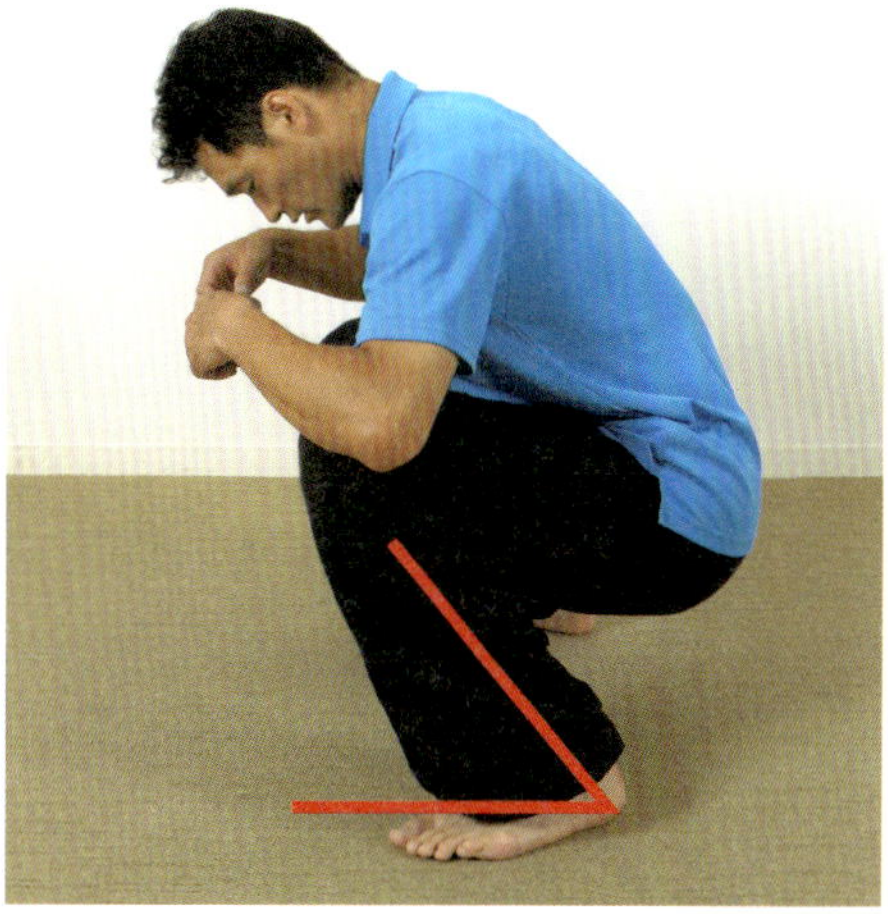

膝を前に出して、足の裏とすねの角度が90度よりも鋭角になった状態。

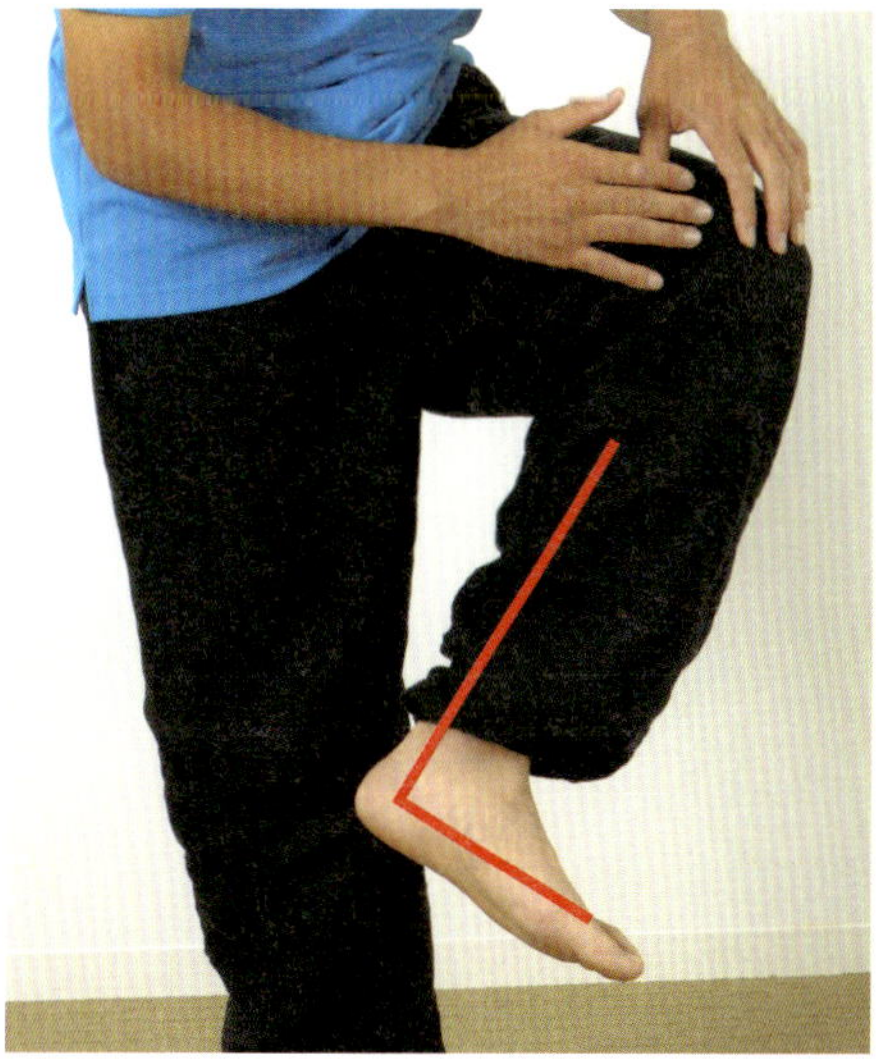

足の裏とすねの角度が90度になることを意識！

足の機能を考えたときに、ハムストリングス側の筋肉が発達していると、足本来の機能に適した動きを取りやすくなる。膝の上下運動（屈伸）をする際には、すねと足の裏が90度に保たれることがより足の機能には重要。とりわけ、歩いているときや走っているときなど、足が前後している際に、この角度が非常に重要になる。

膝の抜きをマスターする

膝カックンを自分でするイメージ

古武術には「膝の抜き」という体の使い方があります。「膝カックン」をされたときのようなイメージです。膝カックンでフッと膝が折れたときに、足裏全体が水平に浮き上がるような感覚を思い出してください。これを自分で行います。立った姿勢から、膝の力をフッと外したときにポンと体が沈むという動きですが、単純な脱力ではなく、膝の力をフッと外すというのがポイントです。

膝の抜きをマスターすると、宙に体を浮かしたまま脚が動かせ

よい例

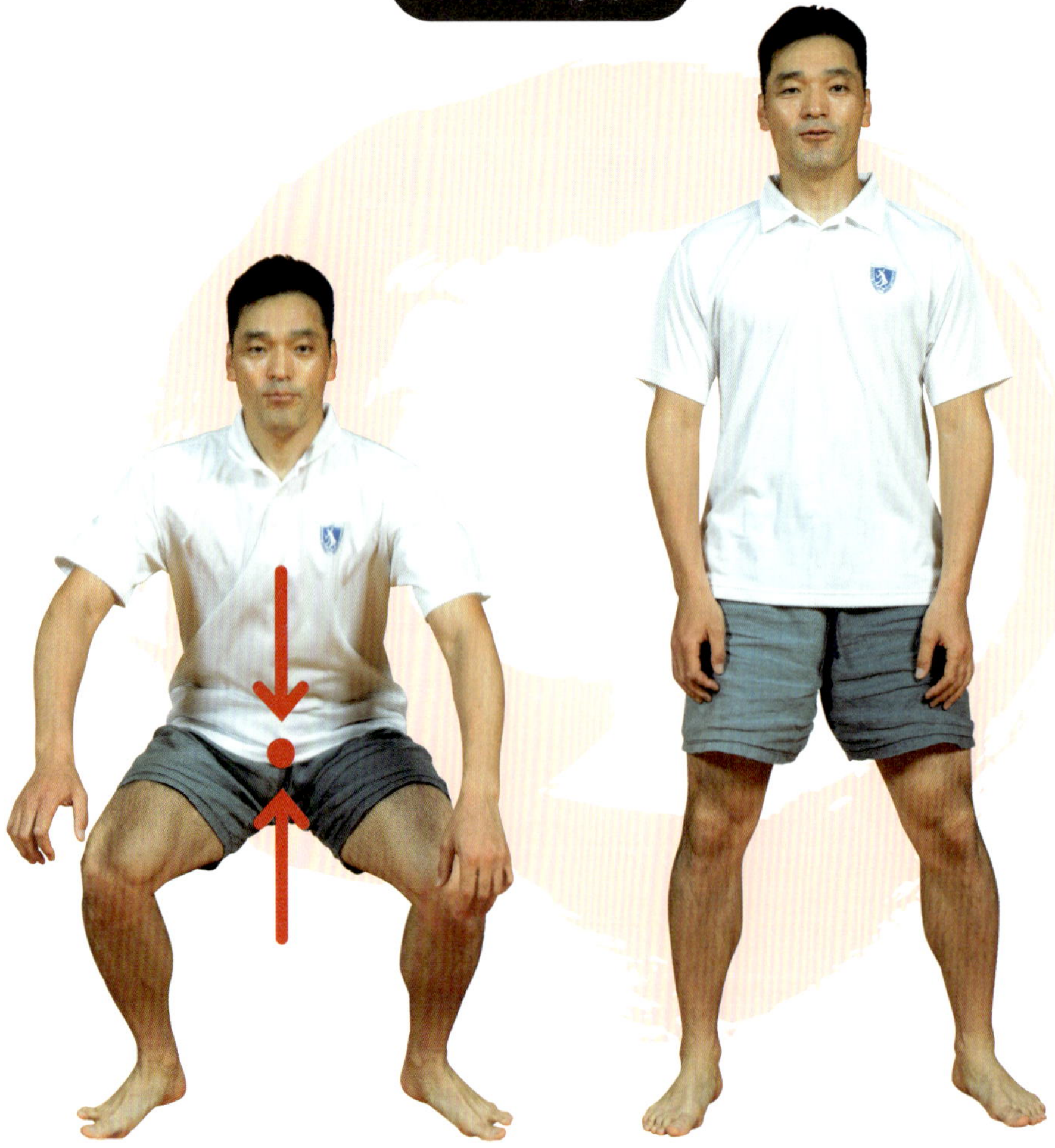

上に跳び上がるのではなく、立っているときよりも目線が下に沈むイメージで。

姿勢を整え、天と地を意識して立つ。この状態から、膝の力をフッと外す。

るので、フットワークが軽くなったり、素早くジャンプしたりといったこともできるようになります。

　膝の抜きでよく見られる間違いは、脚を浮かそうとして跳び上がってしまうことです。立っているときよりも、頭は下に沈むイメージで行いましょう。膝カックンされた状態で、すとんと落ちる。言い換えれば、上半身と下半身がおへそのあたりに集まるような感覚です。また、足裏は床と平行に浮かすことも意識しましょう。

　膝を抜く感覚がつかめたら、自然とこの動きを取り入れてプレーできるようになります。ただし、膝を大きく崩さないように、フッという感覚だけで動くようにしてください。

横から見た場合

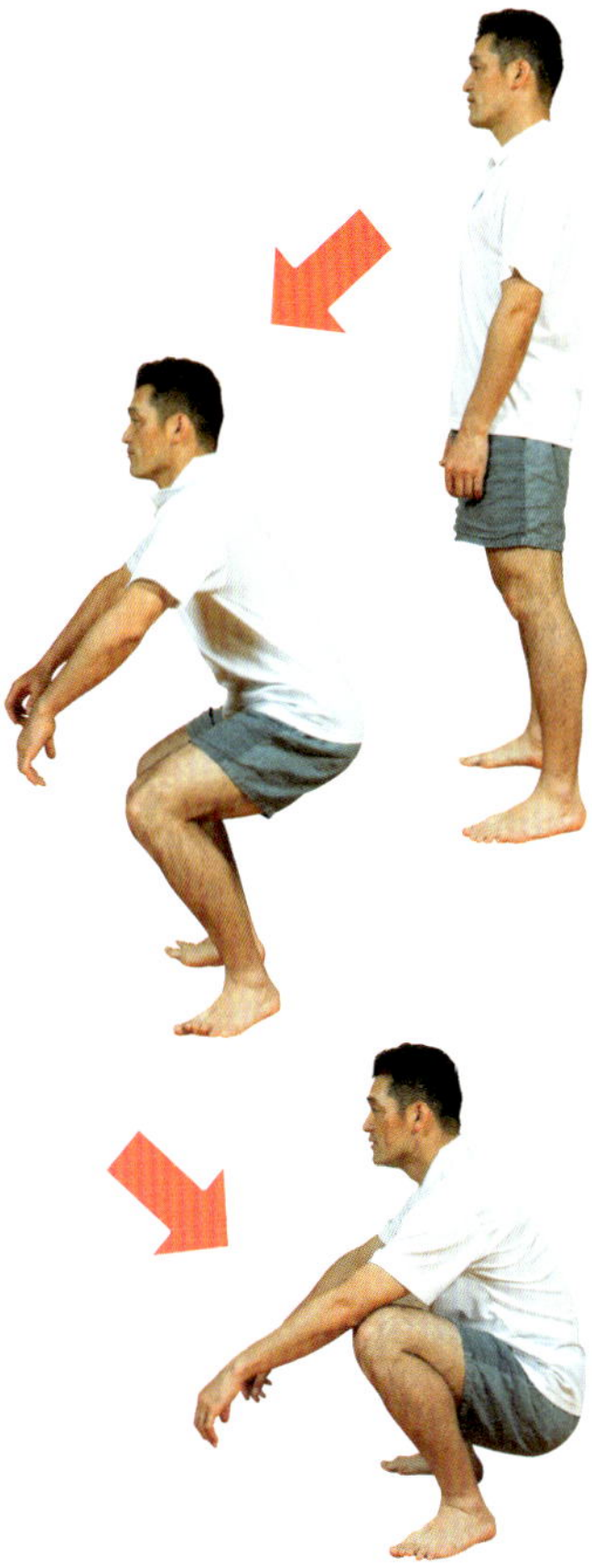

跳び上がったり、膝を曲げたりするのではなく、おへそのあたりを中心に体の上下を縮めるようなイメージで行う。

NG例

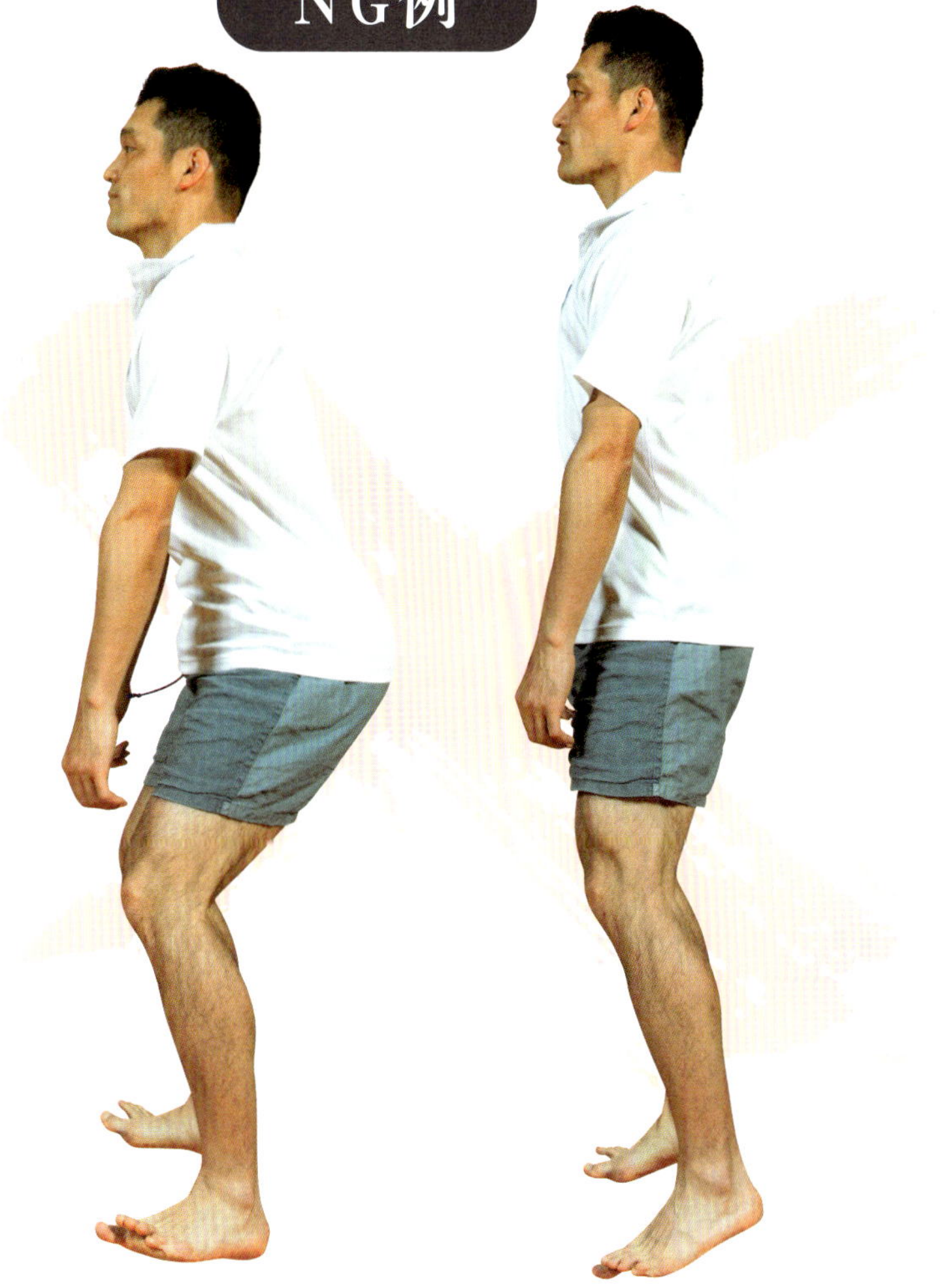

膝を曲げて体を浮かしているだけで、膝は抜けていない。

脚を浮かそうとして、体全体が跳び上がってしまっている。

足首の角度を意識

90度キープが膝の怪我を防ぐ!

足の裏とすねの角度を90度に保つことは、実際に歩いたり走ったりする際に意味を持ちます。歩いたり走ったりする際には基本的に足が前後していますが、そのときにも足の裏とすねの角度を90度に保ちましょう。

90度よりも鋭角だったり、逆に広角に開いてしまうと、きちんと体が支えられず、膝から地面に落ちやすくなります。

膝の怪我を防ぎたいのなら、なるべくこの90度を保つように心がけましょう。

鋭角になりすぎる場合

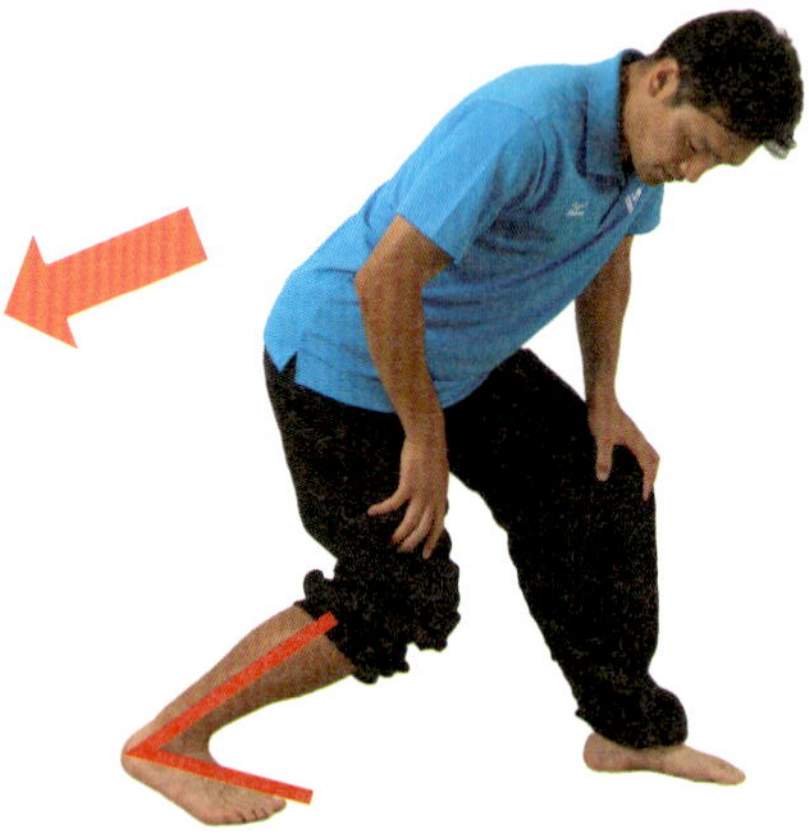

後ろの足の裏とすねの角度が狭すぎる状態。

広角になりすぎる場合

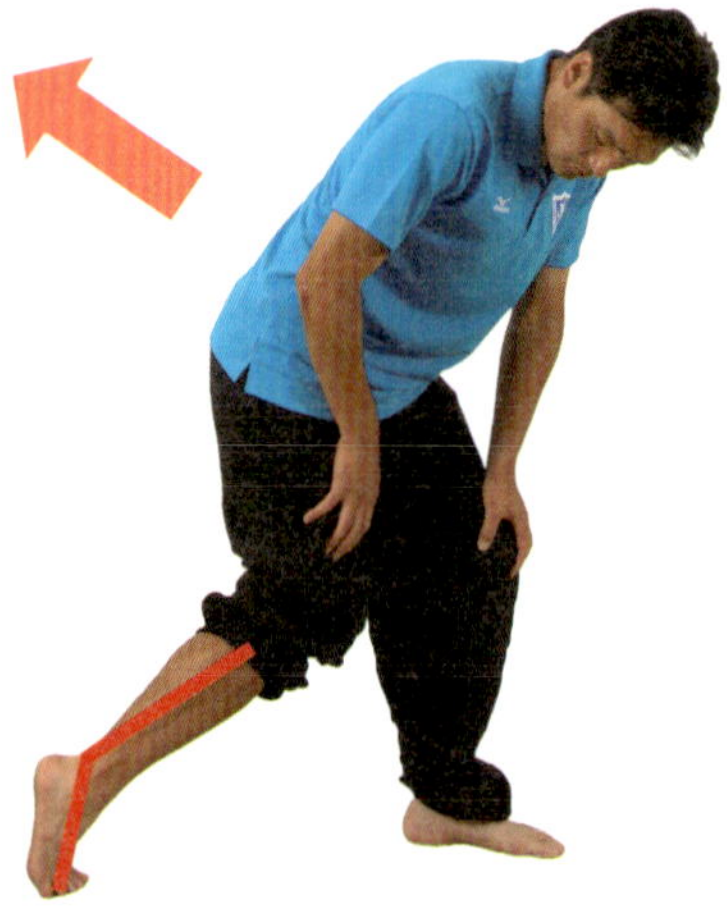

後ろの足の裏とすねの角度が広すぎる状態。

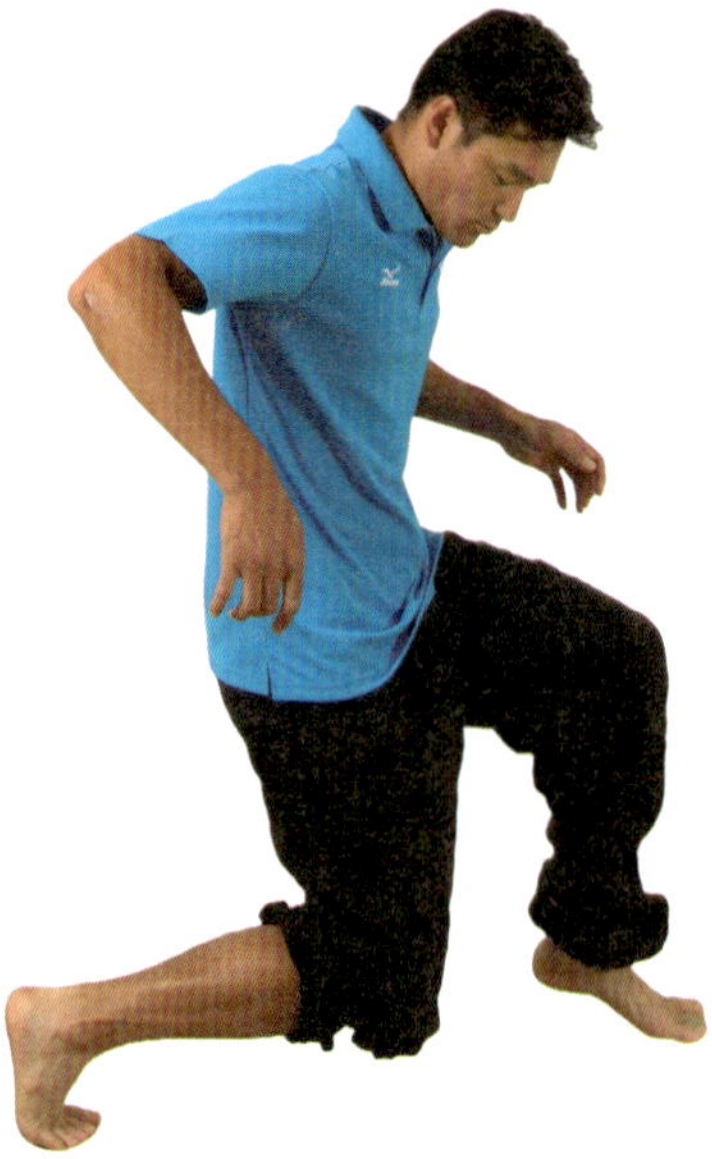

膝から地面に落ちてしまう

足の裏とすねの角度が90度よりも鋭角でも広角でも、体を支えるための力を足首に伝えることができず、膝が抜けてしまう。そのまま、地面に膝を打ち付けて、膝蓋骨の損傷や、膝前十字靭帯損傷などにつながる。

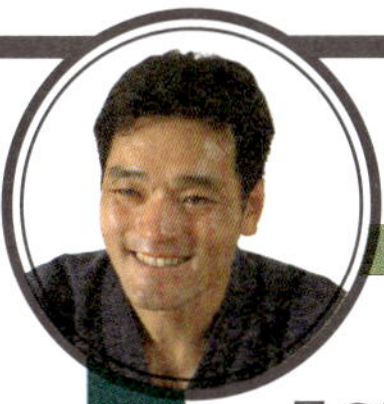

高橋先生の**ワンポイント!**

足の裏とすねの角度が、90 度か鋭角かで、負荷のかかる筋肉が異なることを説明しました。この筋肉の使われ方を意識すると、実際にスクワットなどの筋力トレーニングをする際に、自分の鍛えたい箇所に応じて動かし方を変えることができます。

ハムストリングス

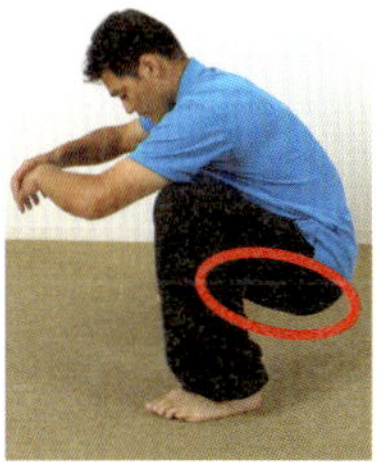

大腿四頭筋

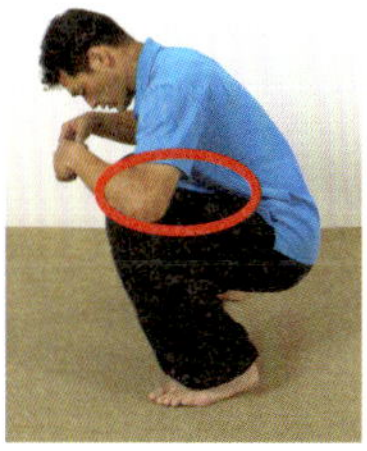

足の裏とすねは90度をキープ!

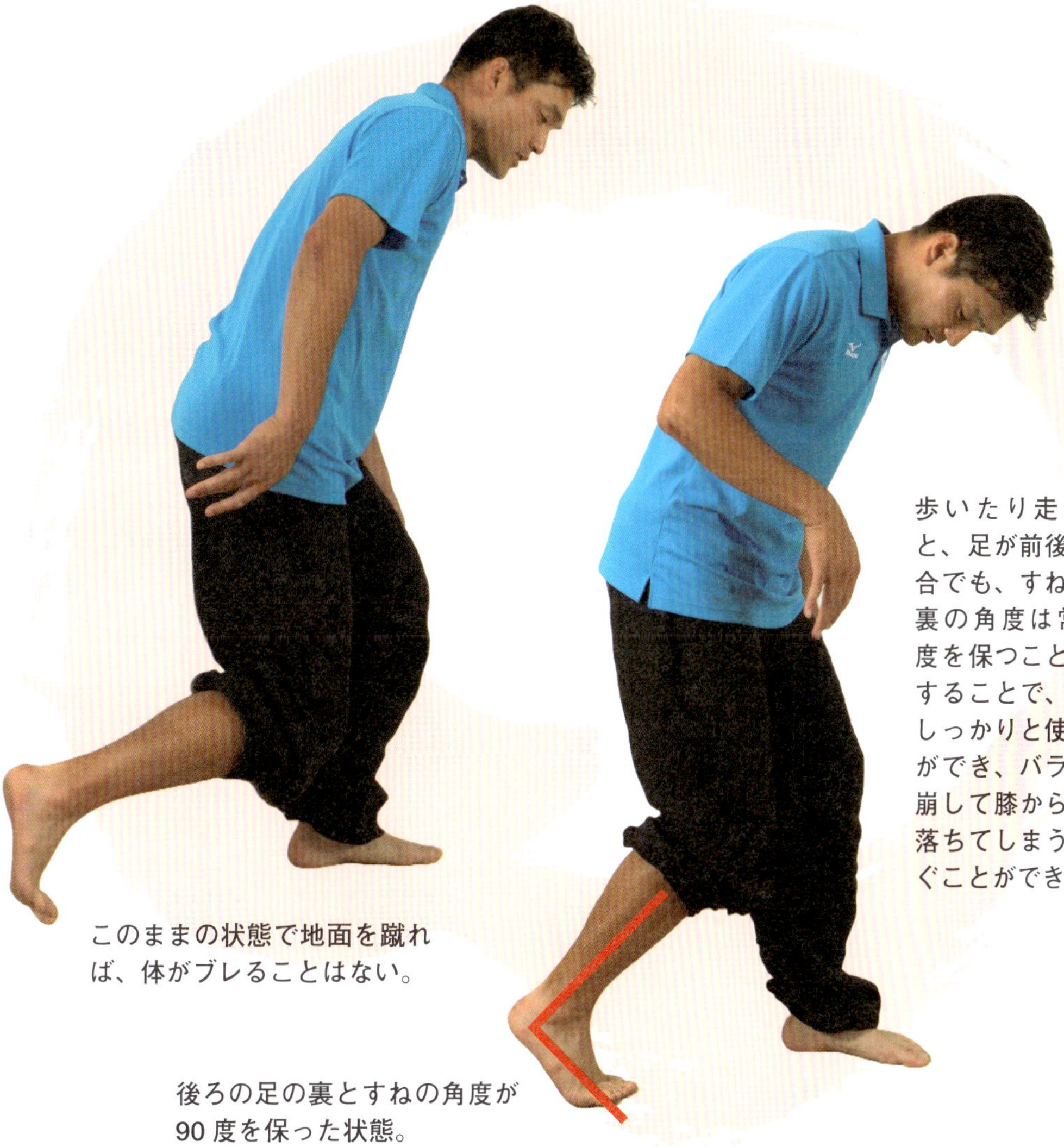

歩いたり走ったりと、足が前後する場合でも、すねと足の裏の角度は常に 90 度を保つこと。そうすることで、足首をしっかりと使うことができ、バランスを崩して膝から地面に落ちてしまうのを防ぐことができる。

このままの状態で地面を蹴れば、体がブレることはない。

後ろの足の裏とすねの角度が 90 度を保った状態。

股関節をたたむ

たたむ・たたみ返す この動きを繰り返す

股関節の動きの柔らかさを身につけるために、「股関節をたたむ」という動きを練習してみましょう。写真のように、股関節の部分に線があるとイメージしてください。慣れるまでは、軽く手を添えて行ってもかまいません。

まず、足の小指に力を入れ、膝を外に向けた状態で軽く腰を落とします。そして、イメージした線を挟むように、反対の脚を動かします。挟んだ脚をもとの位置に戻して、今度はもう一方の脚を同じように動かします。

よい例

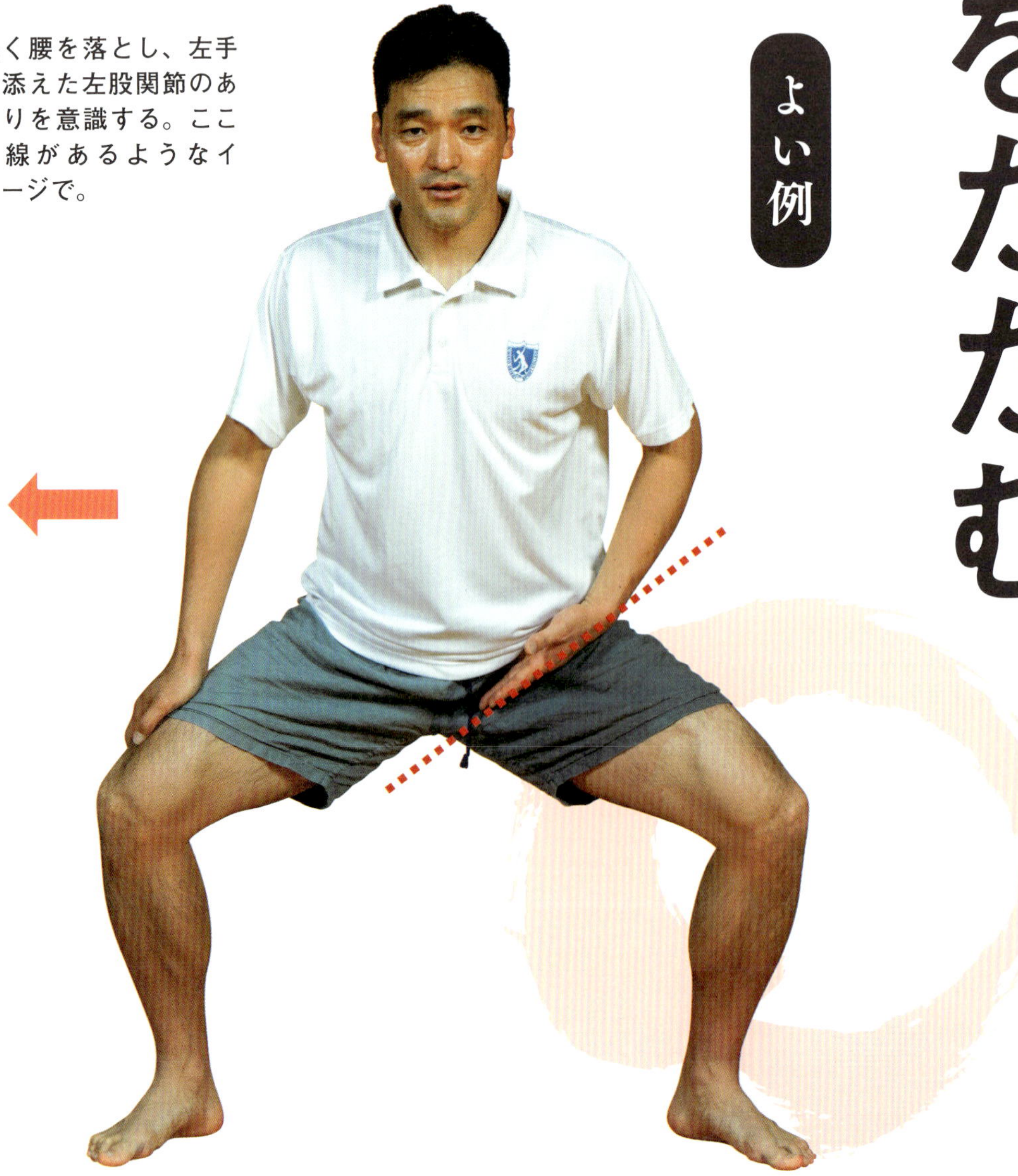

軽く腰を落とし、左手を添えた左股関節のあたりを意識する。ここに線があるようなイメージで。

ポイントは、骨盤をしっかり回すということ。股関節のたたみが不十分だと、脚が回っているだけで骨盤は正面を向いたままになります。

イメージした線が完全に隠れてしまうまで、たたむ。左右入れ替えて、たたみ返す。この動きを繰り返しましょう。股関節を柔らかく動かせないと、なかなかうまくできない動きなので、しっかり練習してみてください。

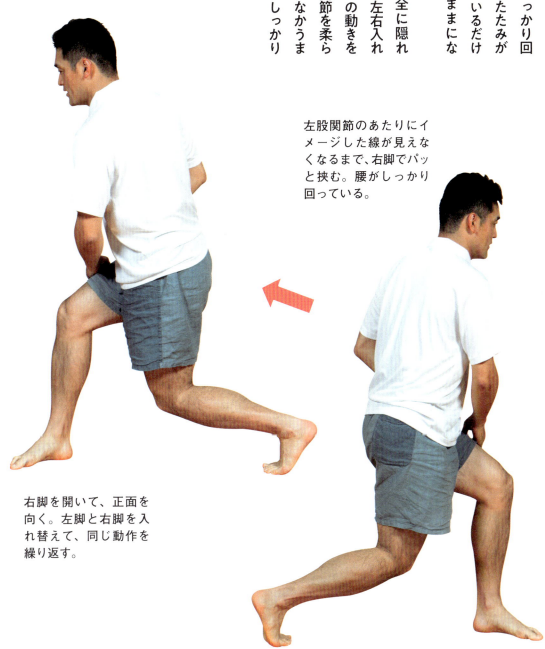

左股関節のあたりにイメージした線が見えなくなるまで、右脚でパッと挟む。腰がしっかり回っている。

右脚を開いて、正面を向く。左脚と右脚を入れ替えて、同じ動作を繰り返す。

いろいろなスポーツの動きに応用できる

最初は少し難しいかもしれませんが、左右両方で股関節をたたむ練習をしましょう。左右両方でできるようになったら、自然と68ページのような動きもできるようになります。先ほどの線が消えるまでたたんだところから、さらにたたみ続けると、股関節を中心に体をくるっと回せるようになります。もちろん、逆回しでもとの姿勢に戻していくこともできます。

どのスポーツでも、股関節を片方だけたたむということはありません。左右両方でできるようにしたほうがいいでしょう。たたんでたたみ返す、を意識して行ってください。

NG例

脚だけが回っていて、骨盤は全然回っていない。反動をつけて動かしたり、上半身をひねったりするのもNG。骨盤を回すことをしっかり意識して行うことが重要。

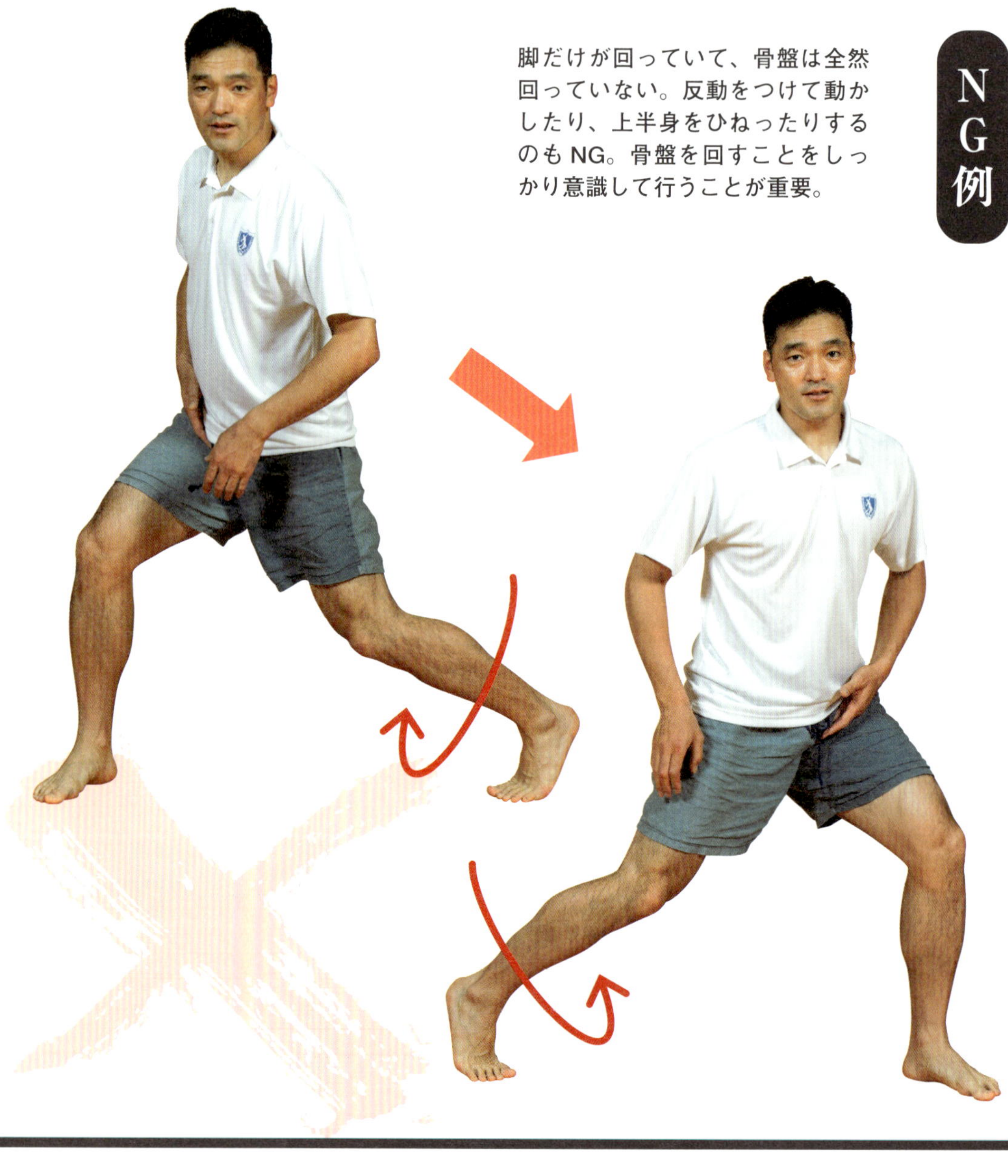

上級者編

この動きは「提灯《ちょうちん》」と呼んでいます。股関節を中心に体をくるっと回しながら上下に伸び縮みするイメージで行いましょう。

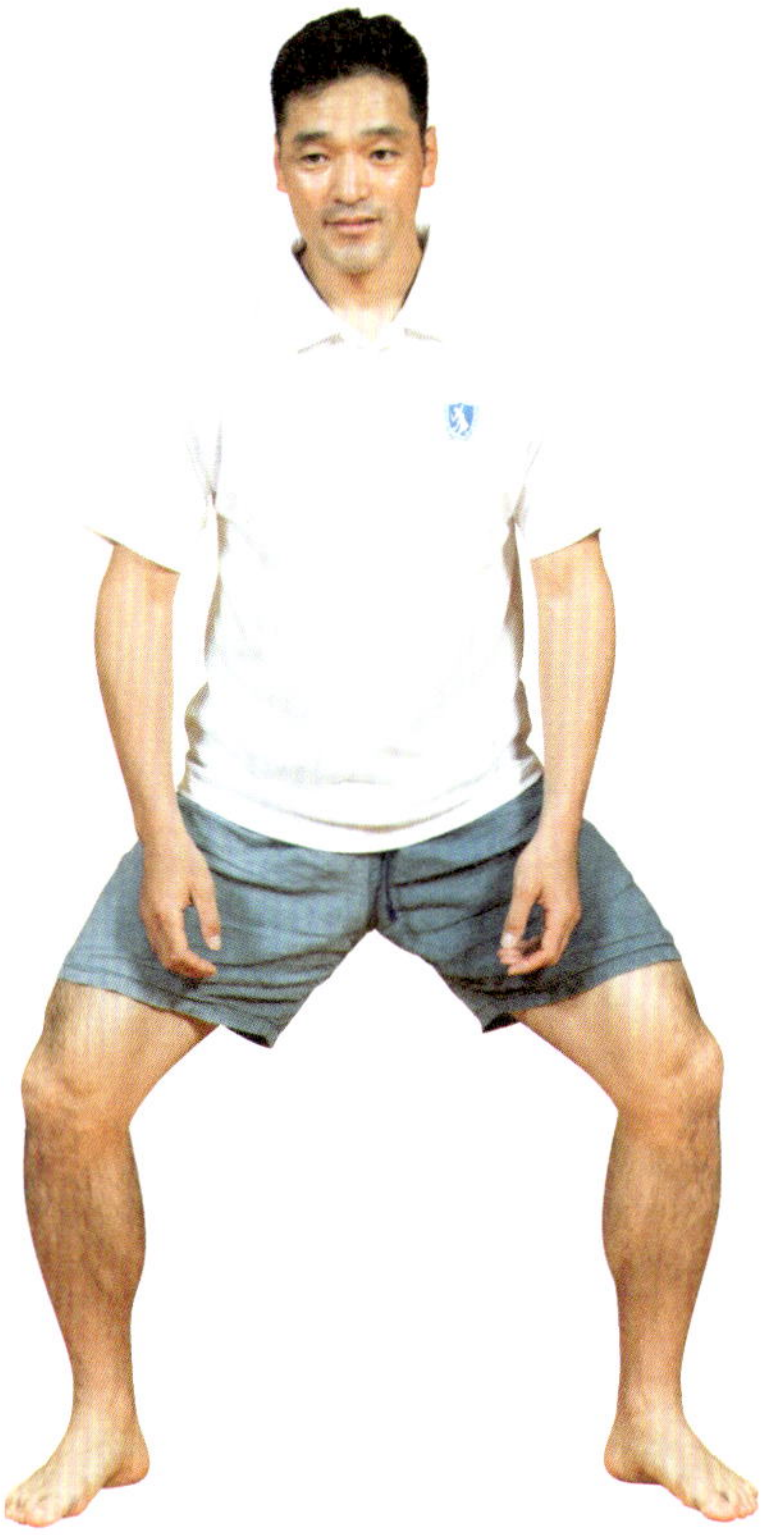

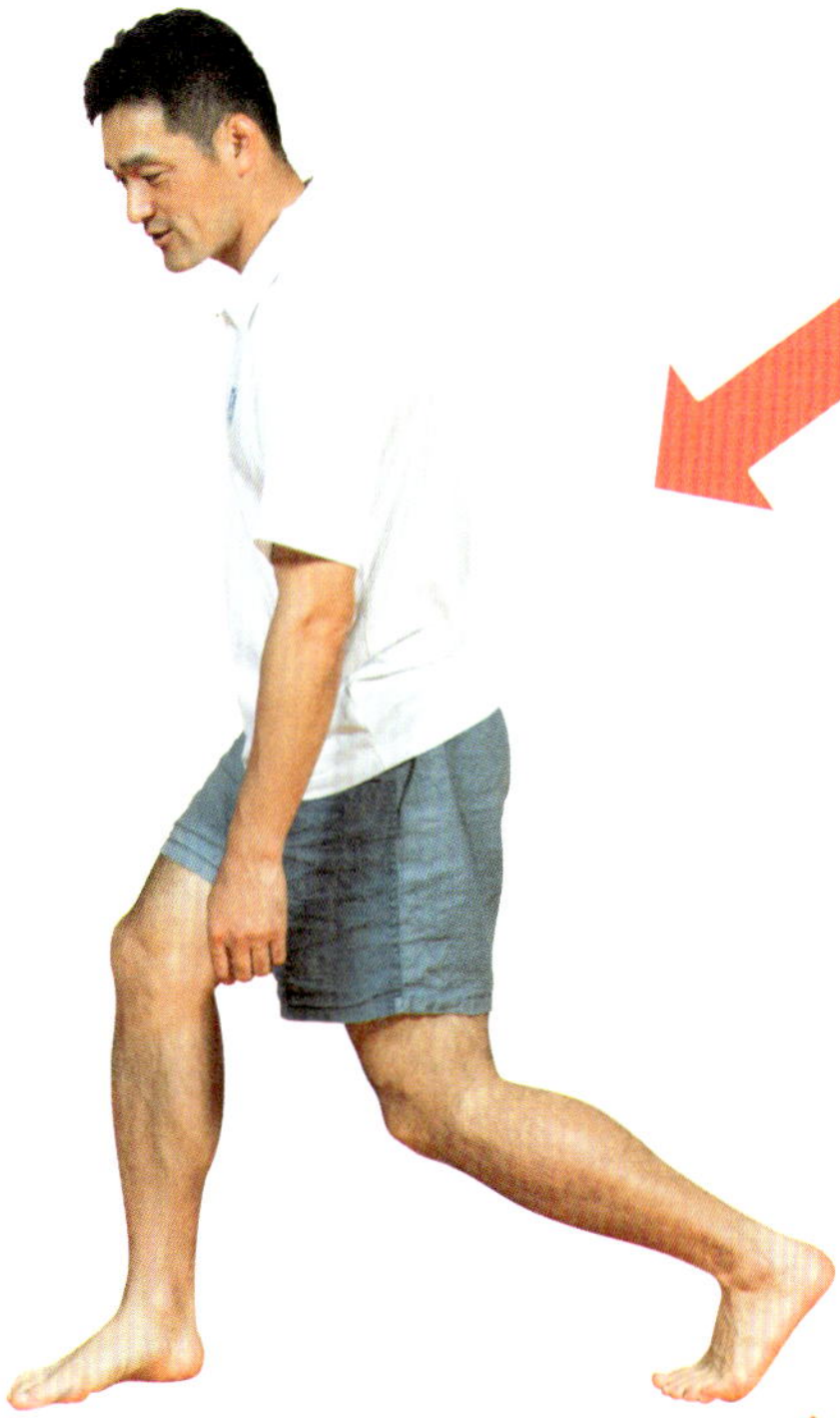

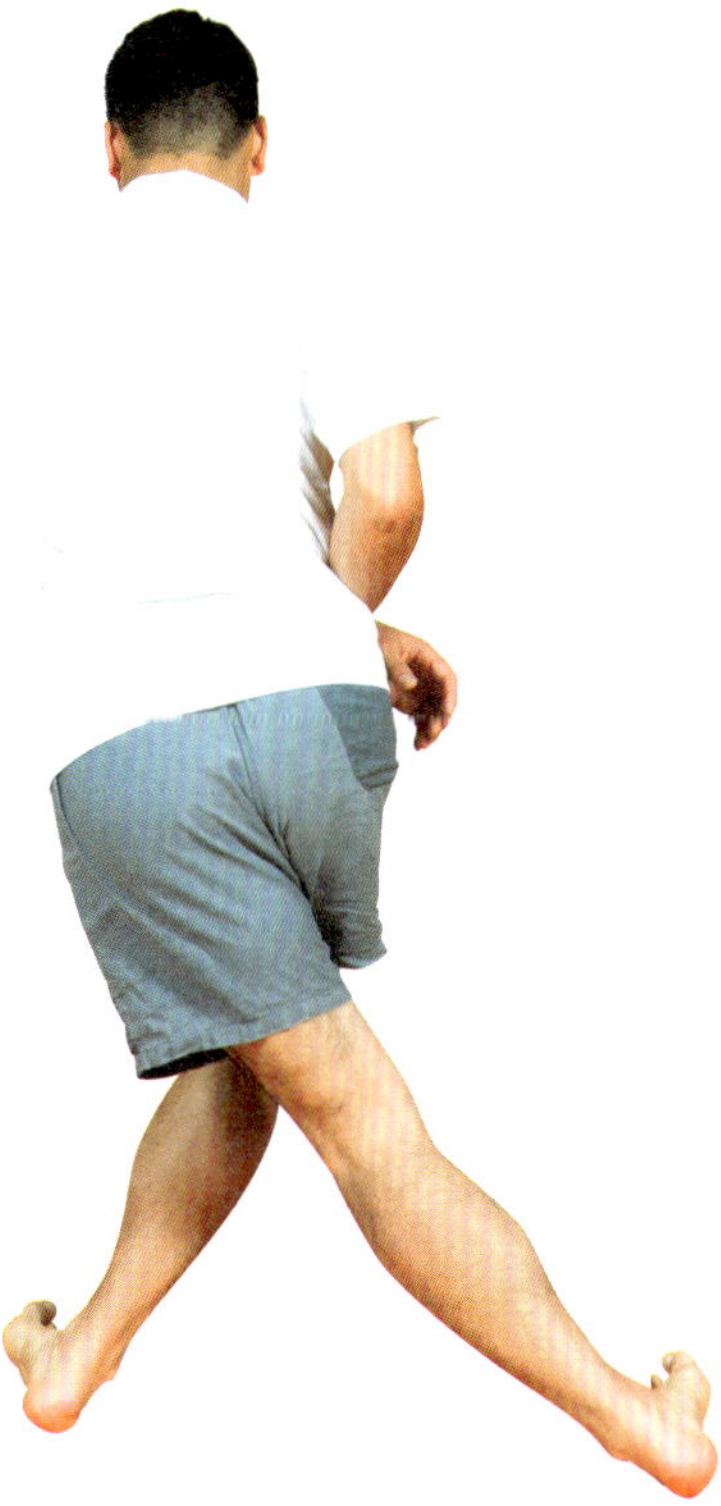

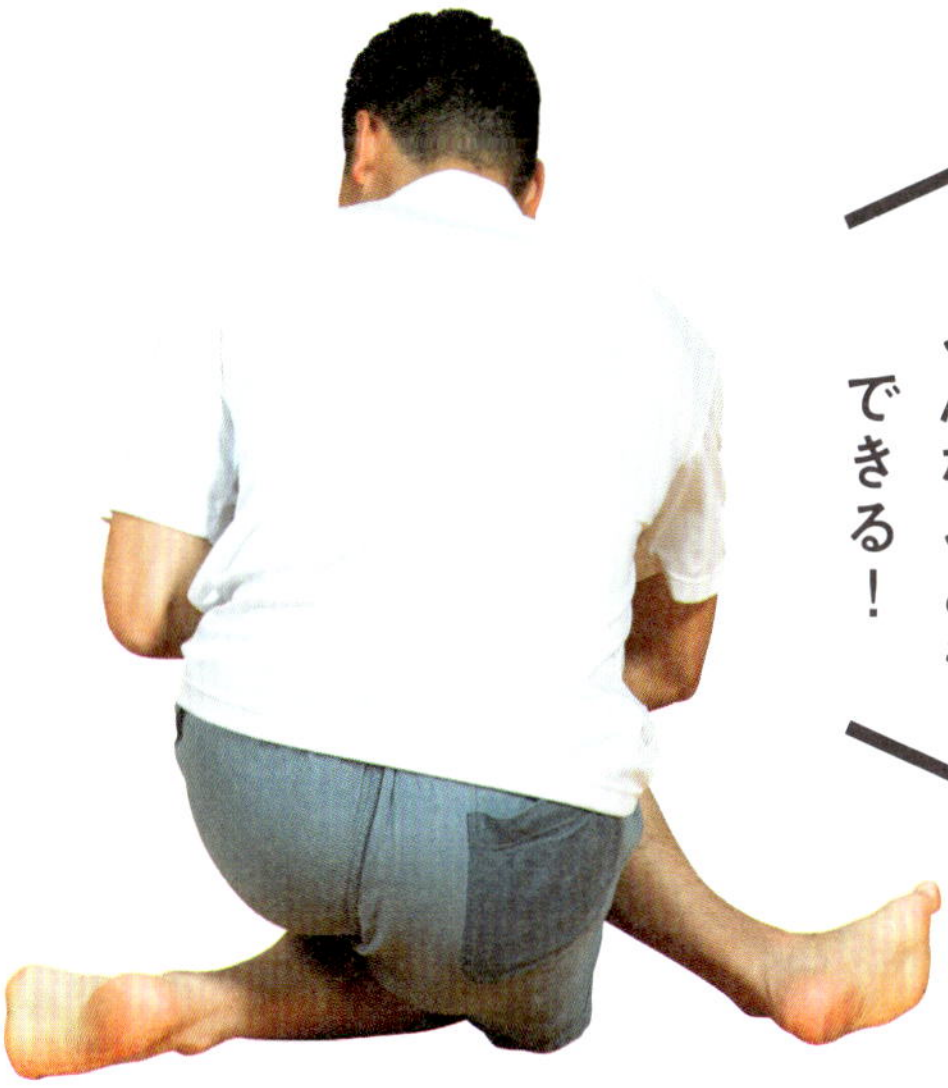

たたみ続けると、
こんなことも
できる！

Column　02

トレーニングは量より継続が大事

無理のない範囲で継続することを意識

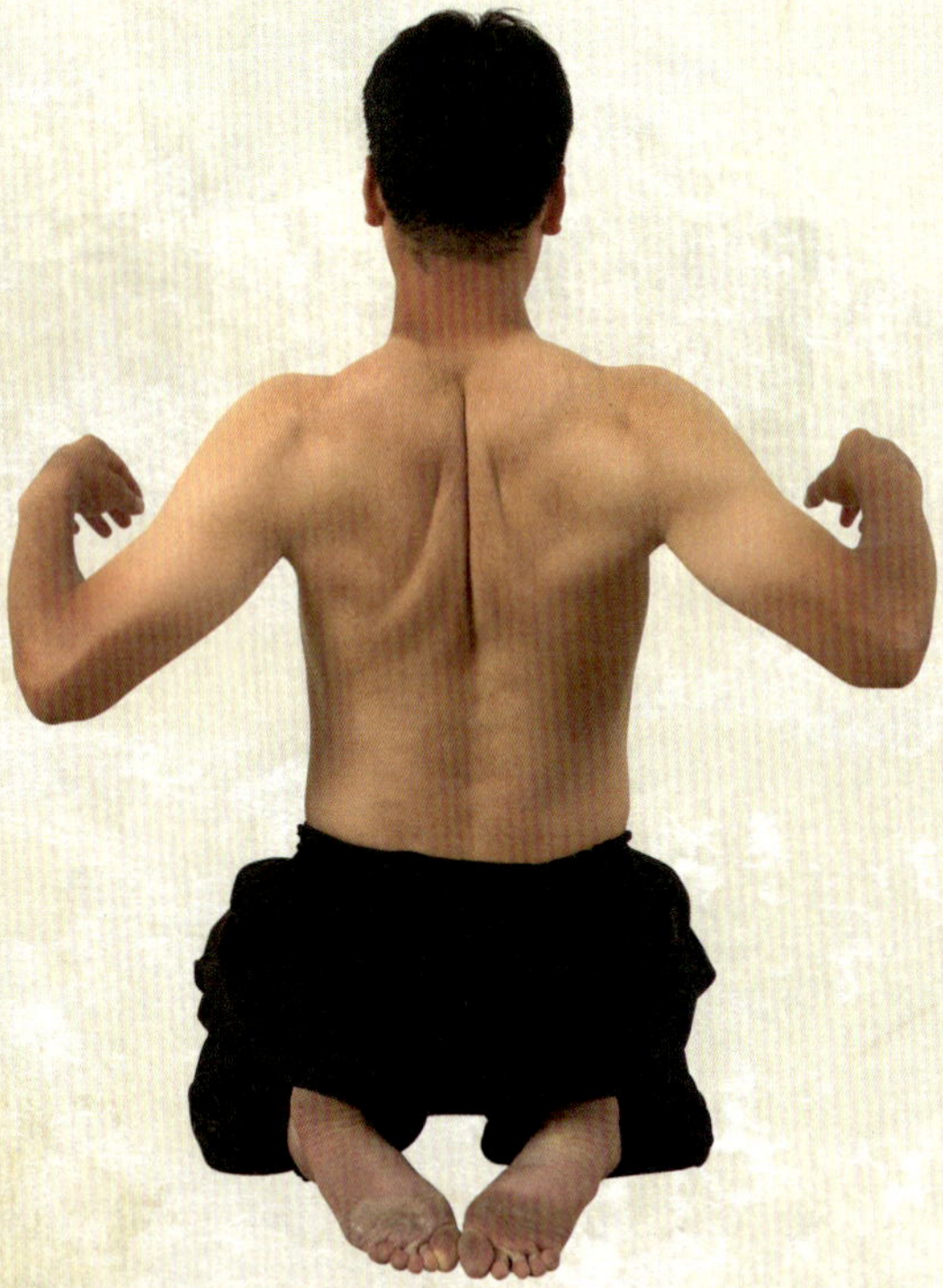

古武術の動きを取り入れたトレーニングは、昔の人たちが日常生活の中で行っていた動きを基本としています。私たちにとっては普段使っていない筋肉を動かすことになるので、最初は筋肉痛が出るかもしれません。ただ、昔の人のようにその動きが日常的になれば、筋肉痛はあまり出なくなるでしょう。たくさんの動きをしたり、長時間頑張ったりしたほうがいいわけではありません。5分でも10分でもいいので、毎日継続して行うようにすることをおすすめします。

また、本書で紹介した肩甲骨のトレーニングは大きな筋肉に負荷をかけるわけではないので、続けようと思えば1時間でも2時間でも続けられます。しかし、あまりやりすぎると呼吸に使われる筋を刺激してしまう場合もあり、肺炎になる危険性すらあるので、1日10分以内に抑えておいたほうがよいでしょう。その他の運動についても、無理のない範囲内で、自分の体と相談しながら、回数を決めてみてください。

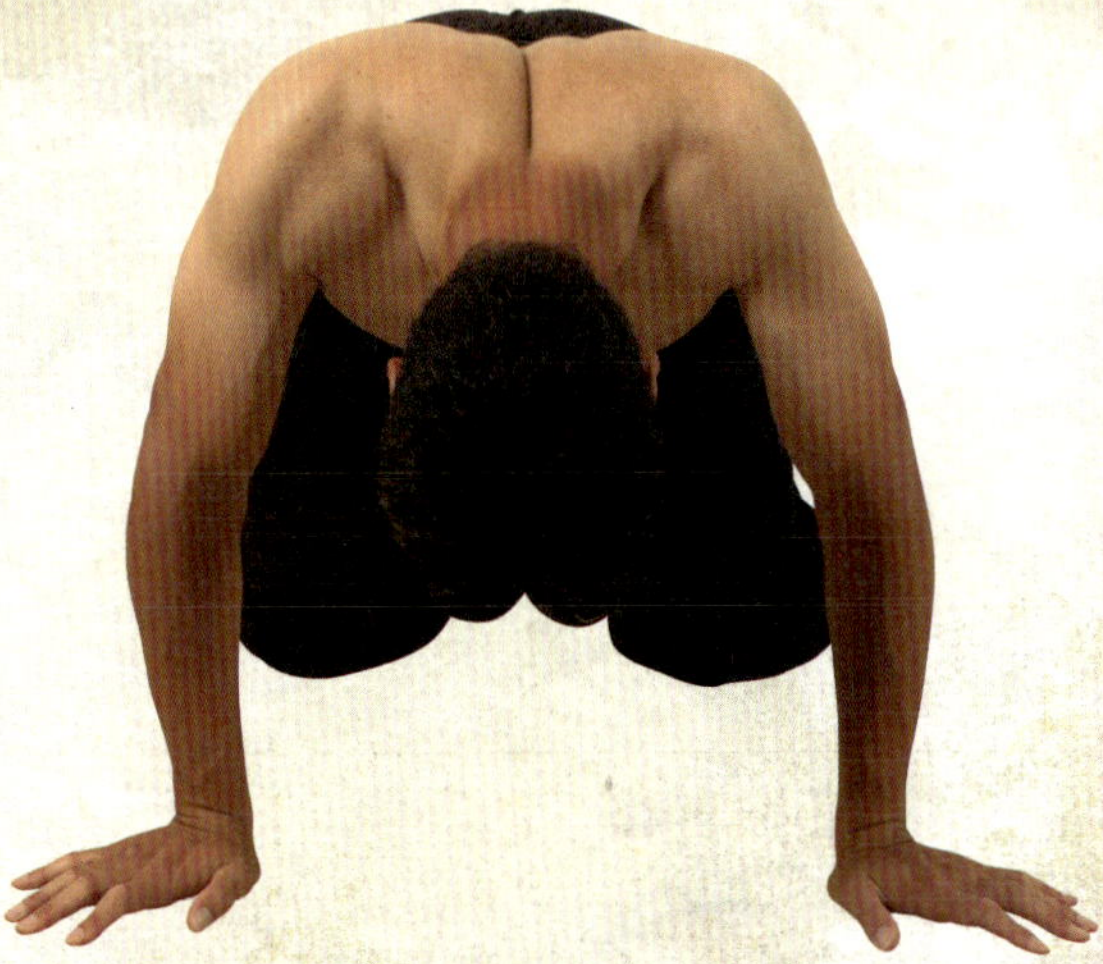

トレーニングの時間や回数に縛られず、自分にとって無理のない範囲で続けていきましょう。

第3章

動けるカラダを作る実践トレーニング

体幹と肩甲骨の重要性

肩甲骨を大きく動かせていない人がほとんど

上半身のトレーニングでカギとなるのは肩甲骨の動きです。自分では肩甲骨を動かしているつもりでも、肩周辺の筋肉を動かしているだけ、という人も実はたくさんいます。スポーツにおいても、肩甲骨が動くことは特に重要です。肩甲骨がうまく動かせないと、腕も高く上げられず、肩の負担が大きくなり、腕や手にしっかり力を伝えることができません。まずは、肩甲骨がきちんと動かせているかどうか、確認してみましょう。

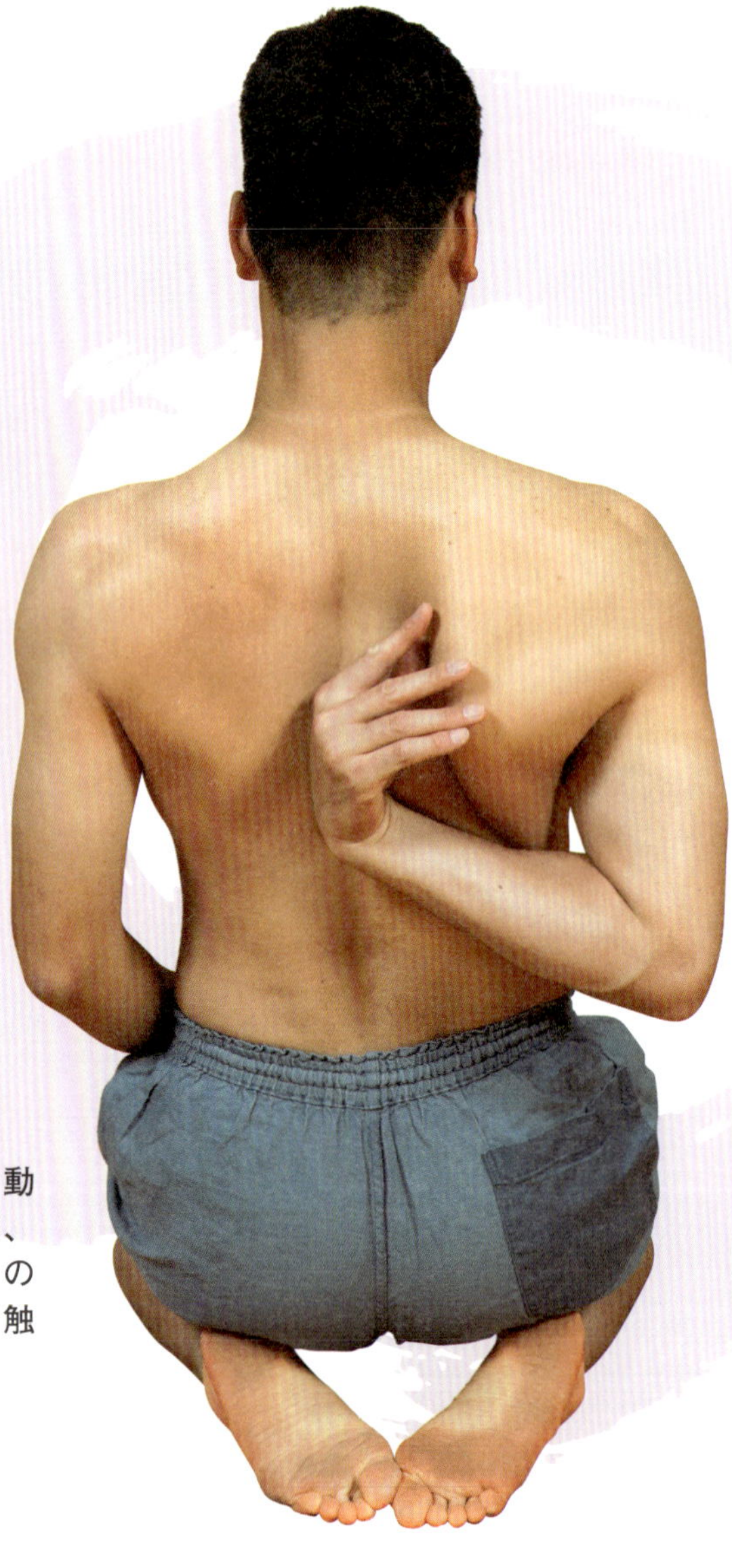

肩甲骨をうまく動かせている人は、後ろに突き出るので肩甲骨を手で触ることができる。

背中で手を組むことができない人は、肩甲骨を後ろに突き出し、左右の肩甲骨を近づけていく運動をしてみましょう。肩甲骨を突き出す動きができるようになれば、背中側で反対の手をつかめるようになります。肩甲骨が動かせているかどうかの目安になるので、定期的にチェックしてみてください。肩甲骨がきちんと下がっていれば、体幹の力をうまく腕と連動させることができます。

まずは、肩甲骨を十分に下げることを意識してみてください。肩甲骨を下げると、脇腹に負荷がかかるのがわかると思います。そのままの姿勢で、試しに人や物を押してみると、肩甲骨が上がった状態ではビクともしなかったのに、今度は思いの外、簡単に大きな力を出すことができます。

肩甲骨が上がった姿勢の場合

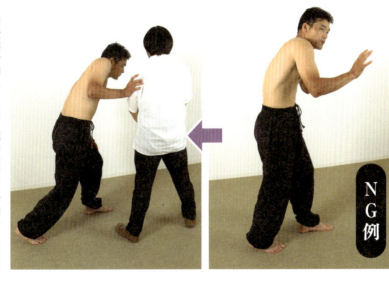

肩甲骨が上がった姿勢で物を手で押すと、左のような姿勢になる。

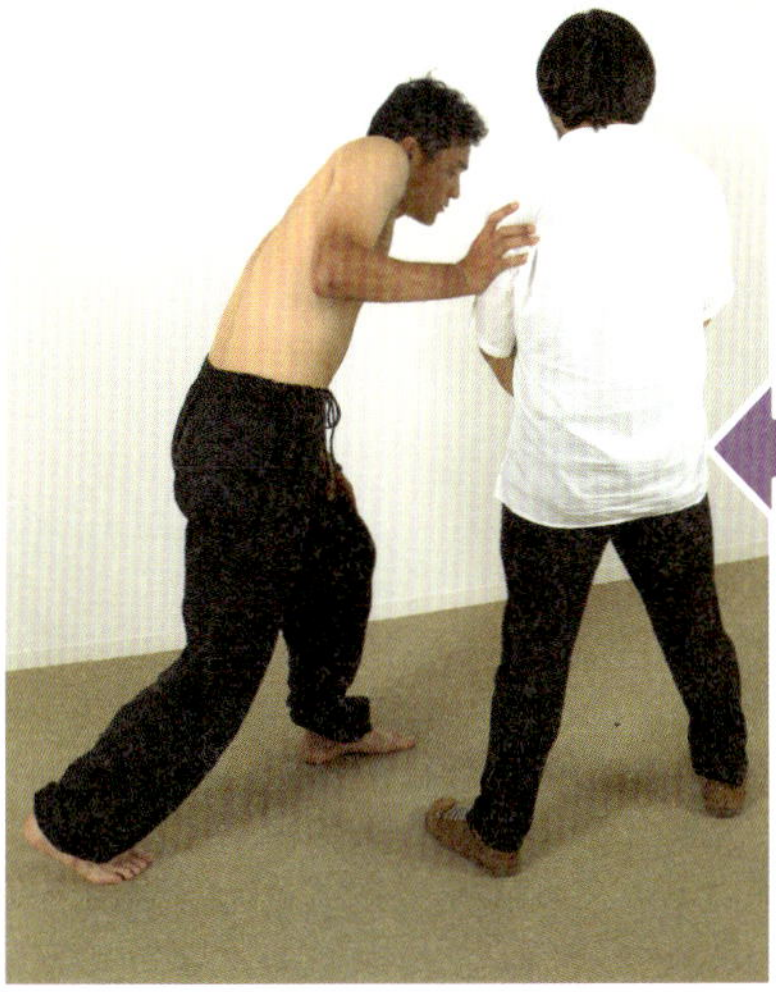

この状態で押しても、腕の力だけで押すことになり、ビクともしない。

肩甲骨が下がった姿勢の場合

肩甲骨を下げた状態で押してみると……。

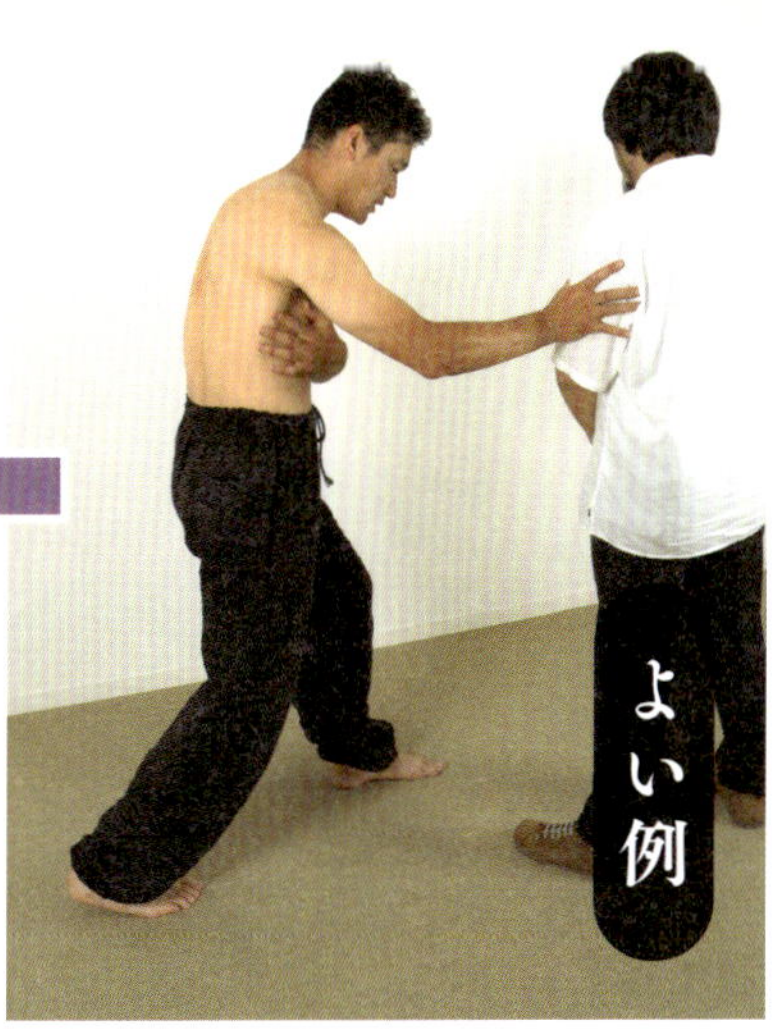

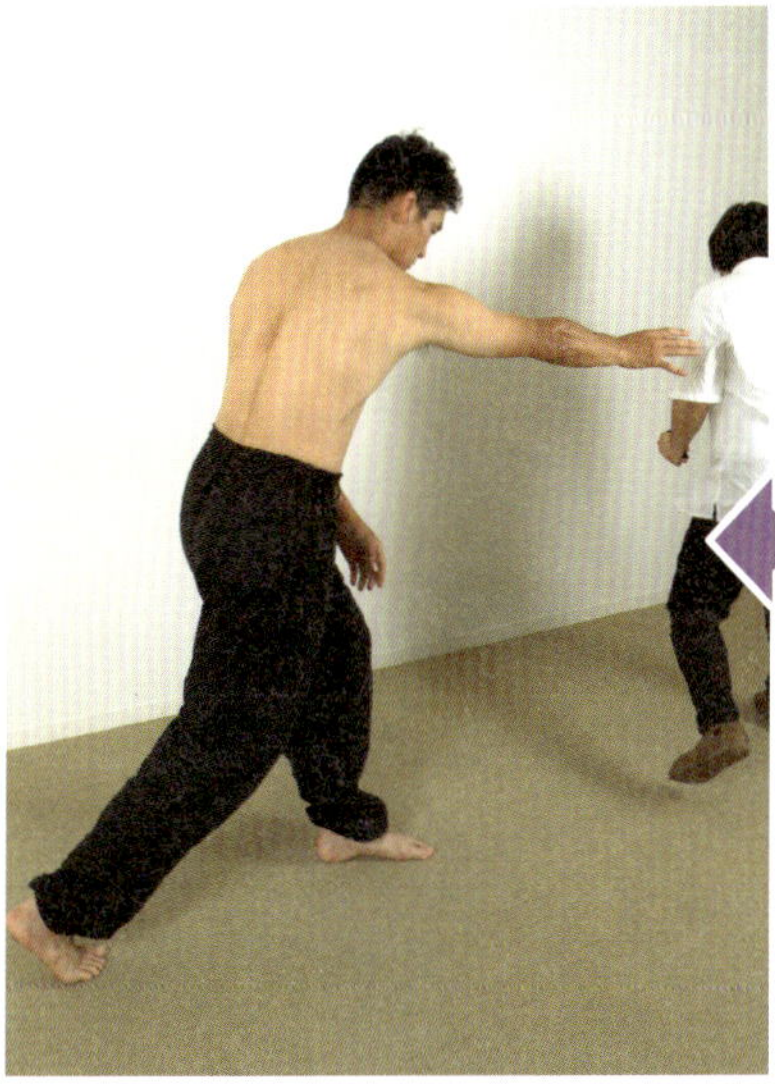

楽に大きな力を出すことができる。

肘・尻で体幹パック

体幹を固めるのではなく締めることを意識

体幹を働かせる、とはどういうことでしょうか。ボディビルダーは体幹の筋を美しく見せるために腕を両サイドでぐっと下げるようなポーズを取りますが、気持ち的にはあの感覚に近い部分があります。あれほどぎゅっと力を入れるわけではありませんが、腕や脚の筋肉が一番働いている状態をキープしたままで動くと、体幹もしっかり働くのではないかと思います。これを「体幹パック」と呼びます。

肘とお尻で体幹をパックしてみましょう。例えるなら、肩甲骨と骨盤で体幹をサンドイッチする感覚です。

骨盤を太ももの上にポンと乗せて、肩甲骨をぐっと下ろす。これが一緒にできると、体幹がキュッと締まります。体幹の筋肉を固めるのではなく、締めることを意識してください。体幹をパックすると、手足の動きは制限されそうに見えますが、実はパックしておくほうが手足は自由に軽く動かせます。

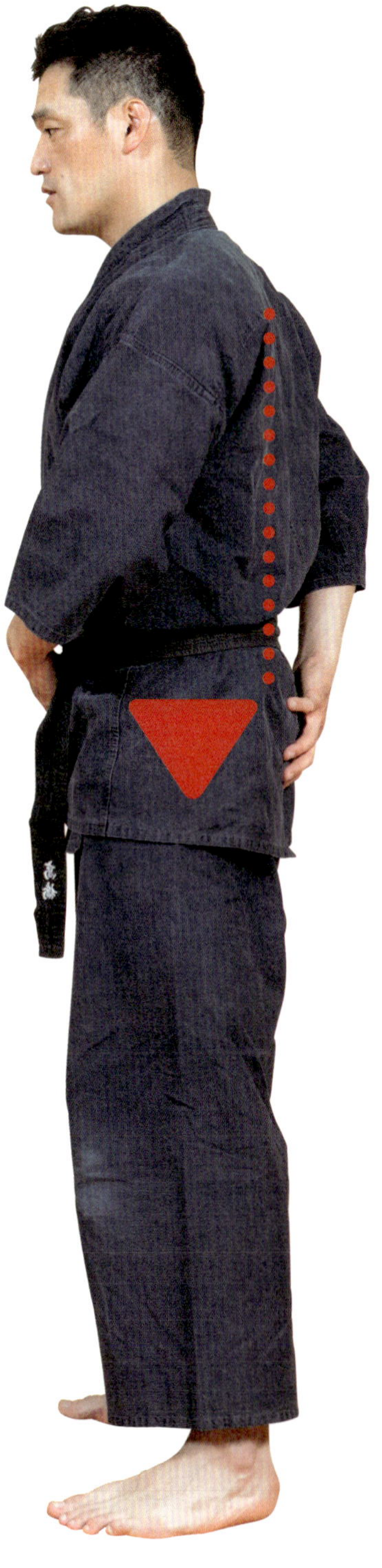

肩甲骨をぐっと下げて、骨盤を太ももの上に乗せた姿勢。体幹と腕、脚がしっかりつながっている。

体幹パックで歩く

かかとを浮かした状態ですいすいと楽に歩ける

肩甲骨をぐっと下ろし、骨盤を太ももの上にポンと乗せたまま、軽く前傾するイメージで歩いてみましょう。すると、前方に軽く体重が移っていき、すいすいと歩くことができるでしょう。体幹を締めると、足の小指側に自然と力が入るようになります。親指に力を入れて歩くと、逆にしんどく感じるはずです。膝を大きく曲げることもなくなり、膝や腰にかかる負担も軽減します。ウォーキングをする際などに、ぜひ試してみてください。

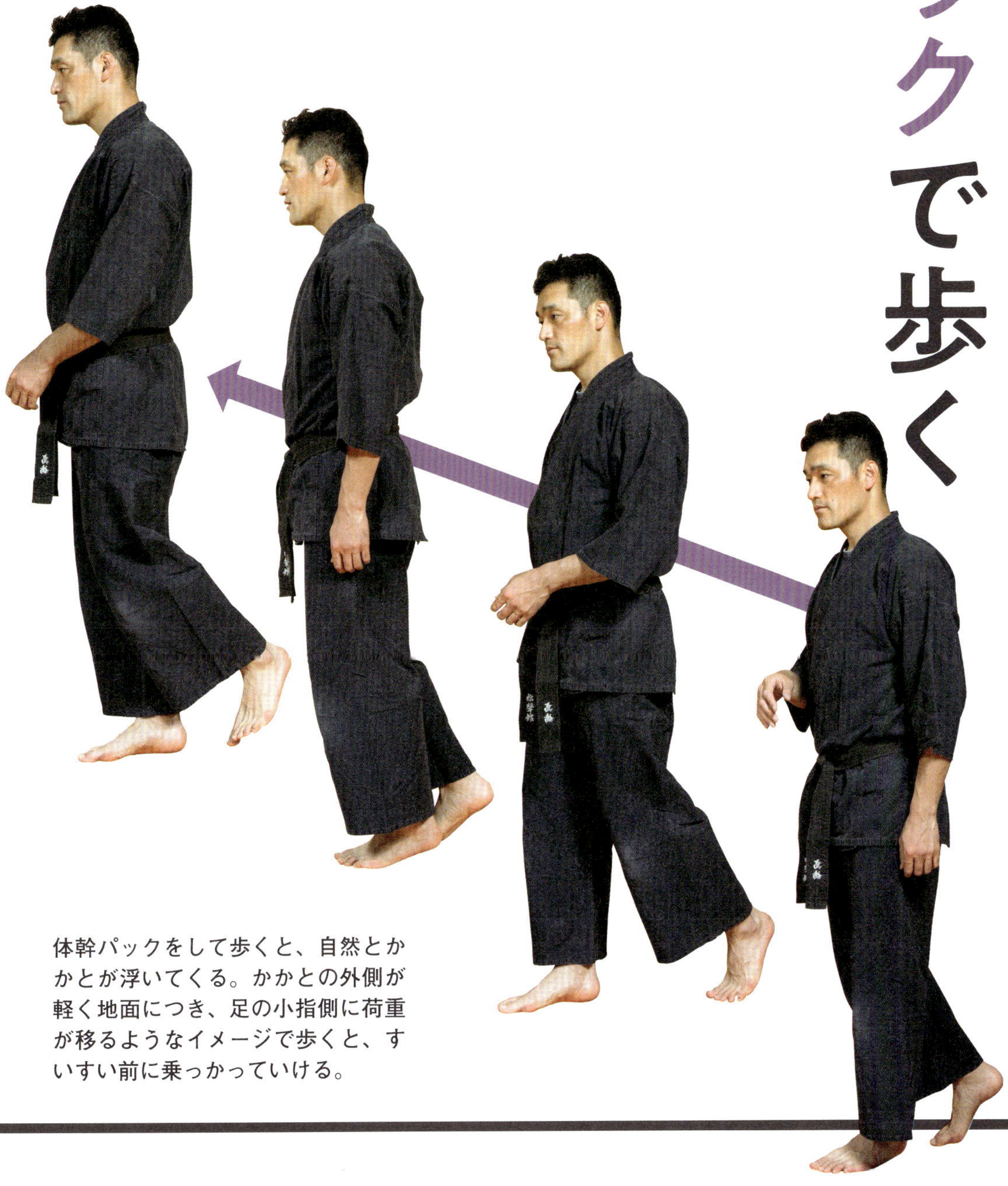

体幹パックをして歩くと、自然とかかとが浮いてくる。かかとの外側が軽く地面につき、足の小指側に荷重が移るようなイメージで歩くと、すいすい前に乗っかっていける。

体幹パックで走る

速く軽く走れて見た目の印象も激変

基本の姿勢は、歩くときと同じです。体幹をパックした状態で走ると、体幹の動きに手足がついてくるので、効率よく体を動かすことができます。脚の力だけで体幹から上を運ぼうとすると、一歩一歩脚に体重が乗ってしまい、疲れも出やすく脚を速く回すこともできません。

一方、体幹パックをしている場合は、速さも出ますし、地面をちゃんととらえられるので、腕の振りも大きくなります。

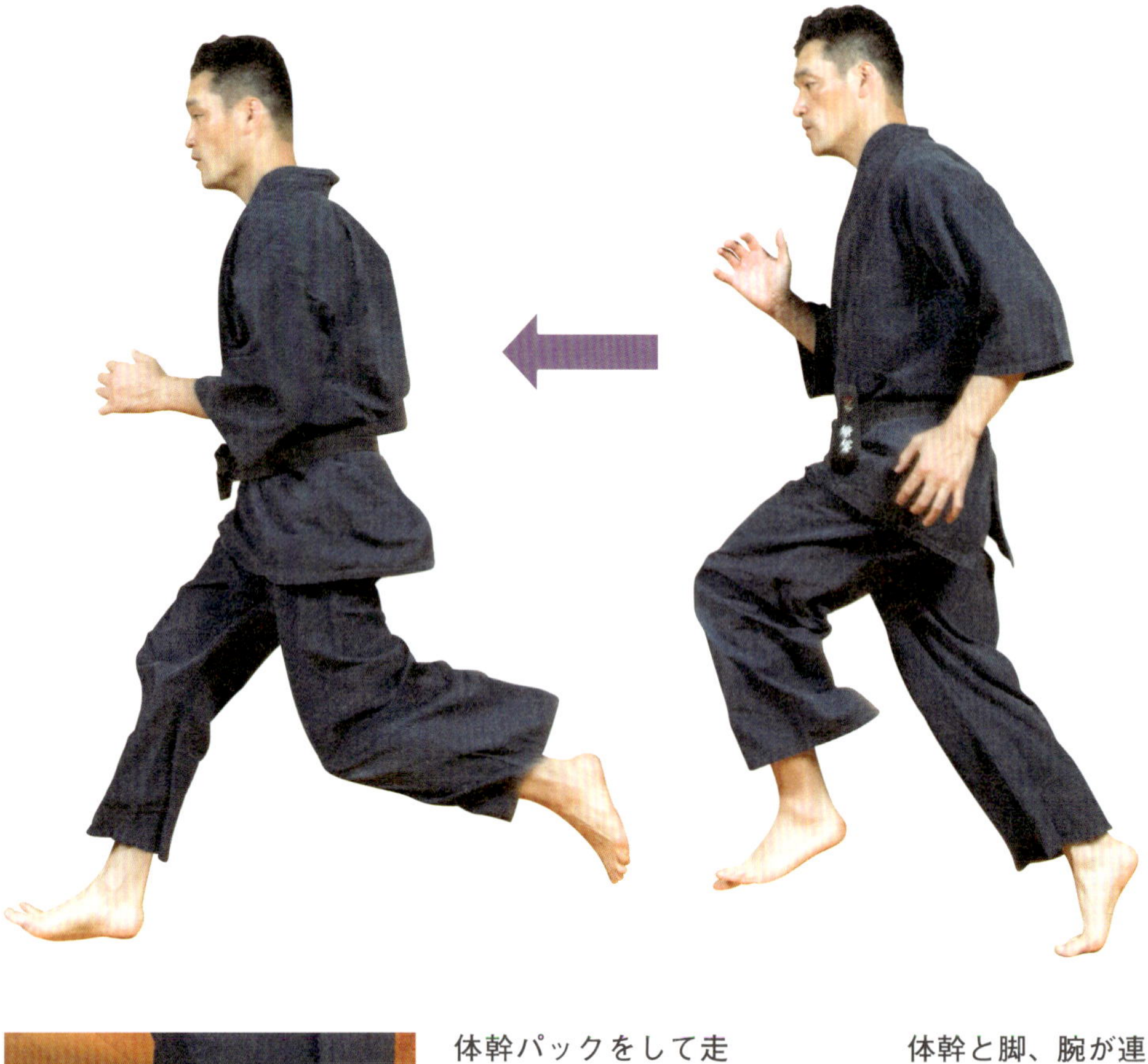

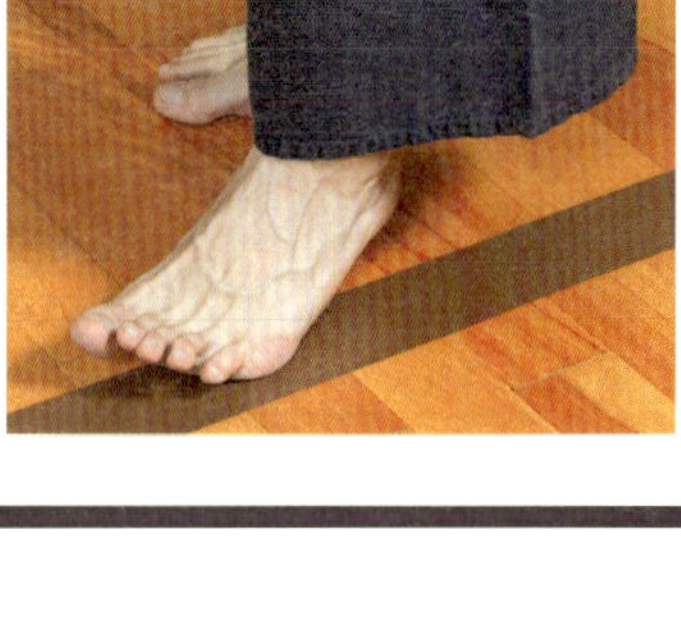

体幹パックをして走ると、自然と小指側に力が入る。薬指のつけ根あたりが最初に地面につくようにして、指で弾くように走るといい。

体幹と脚、腕が連動し、無駄のない動きに。地面からの反発力を活かして、速く軽く走ることができる。

腕立て伏せ

腕立て伏せをしつつ体幹を鍛える

次に肩甲骨を下げた状態で、腕立て伏せをやってみましょう。背中を広げるような感覚で肩甲骨を下げ、脇腹に負荷がある感じを意識します。そのままの姿勢で、肩甲骨の位置を変えずに、腕を曲げます。このとき、背中の真ん中で肩甲骨がくっついてしまわないようにします。肩甲骨はあくまでも下げたままです。こうすると、脇の下から脇腹にかけての部位で地面を押しているようなイメージとなり、腕立て伏せが体幹トレーニングになります。

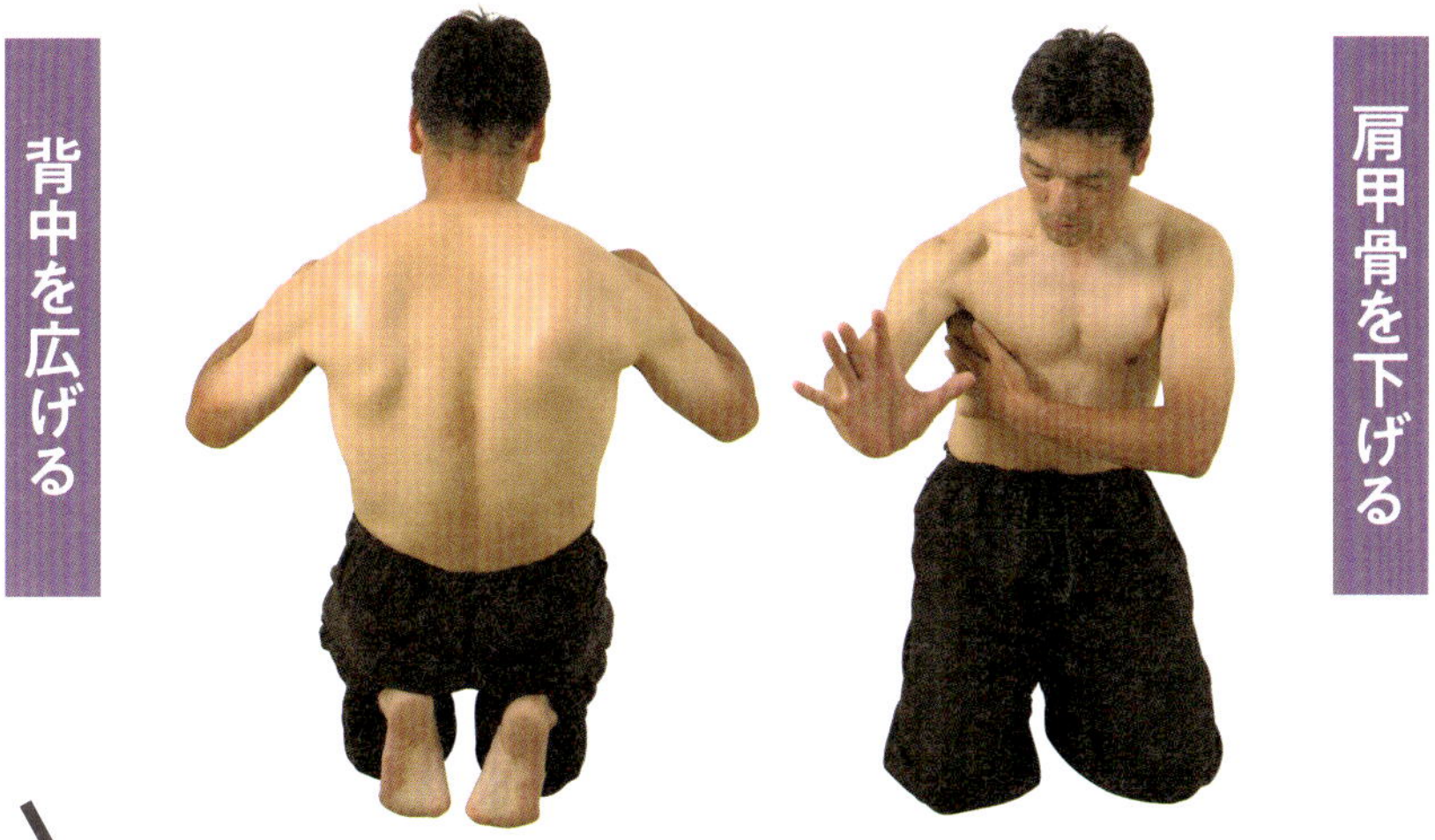

肩甲骨の位置を変えずに腕立て伏せをする

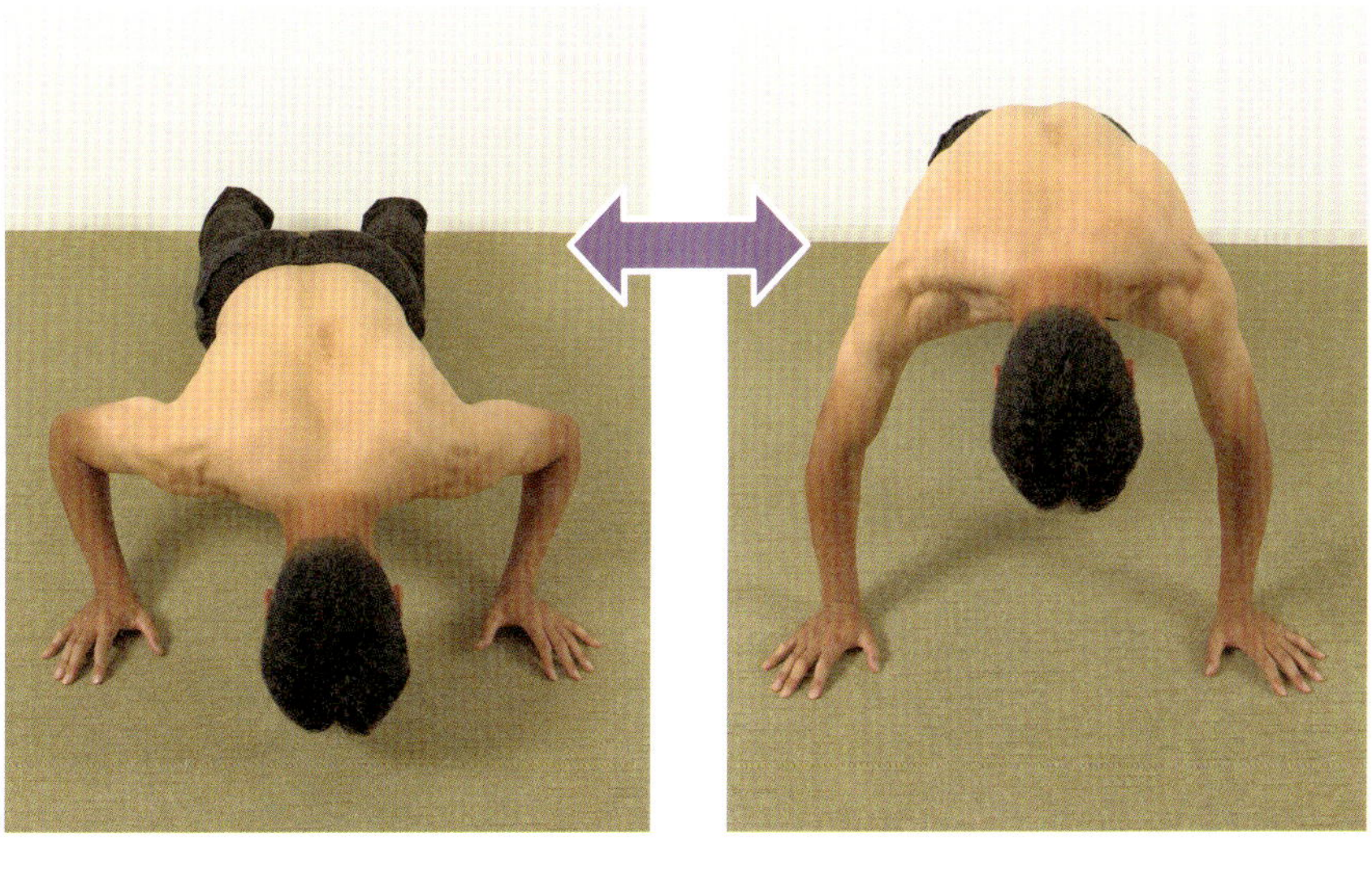

肩甲骨を下げたまま、腕だけで、曲げ伸ばしをする感覚。

肩甲骨が下がっていると、背中の真ん中で骨がくっつかない。腕よりも脇腹に効く。

カエル倒立

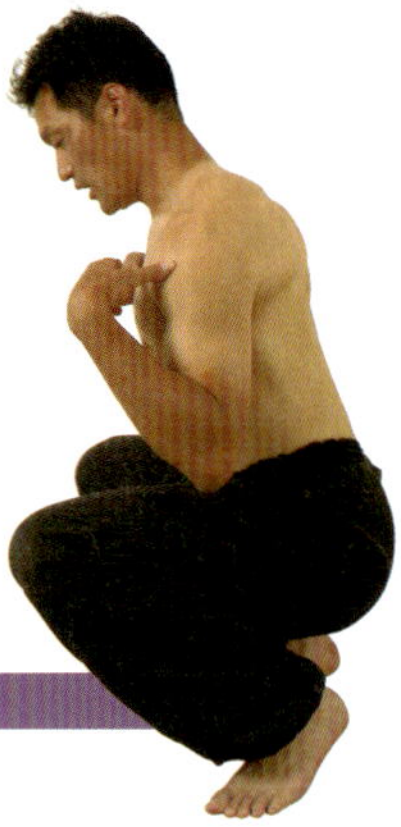

1 肩甲骨を下げる

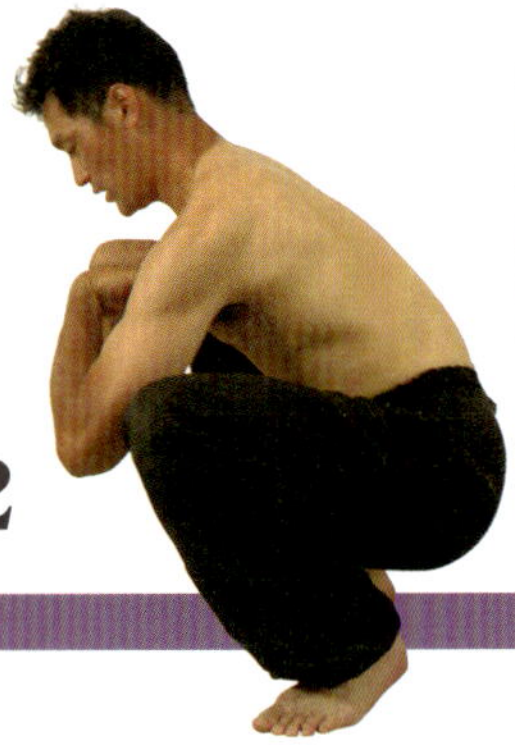

2 背中を広げる

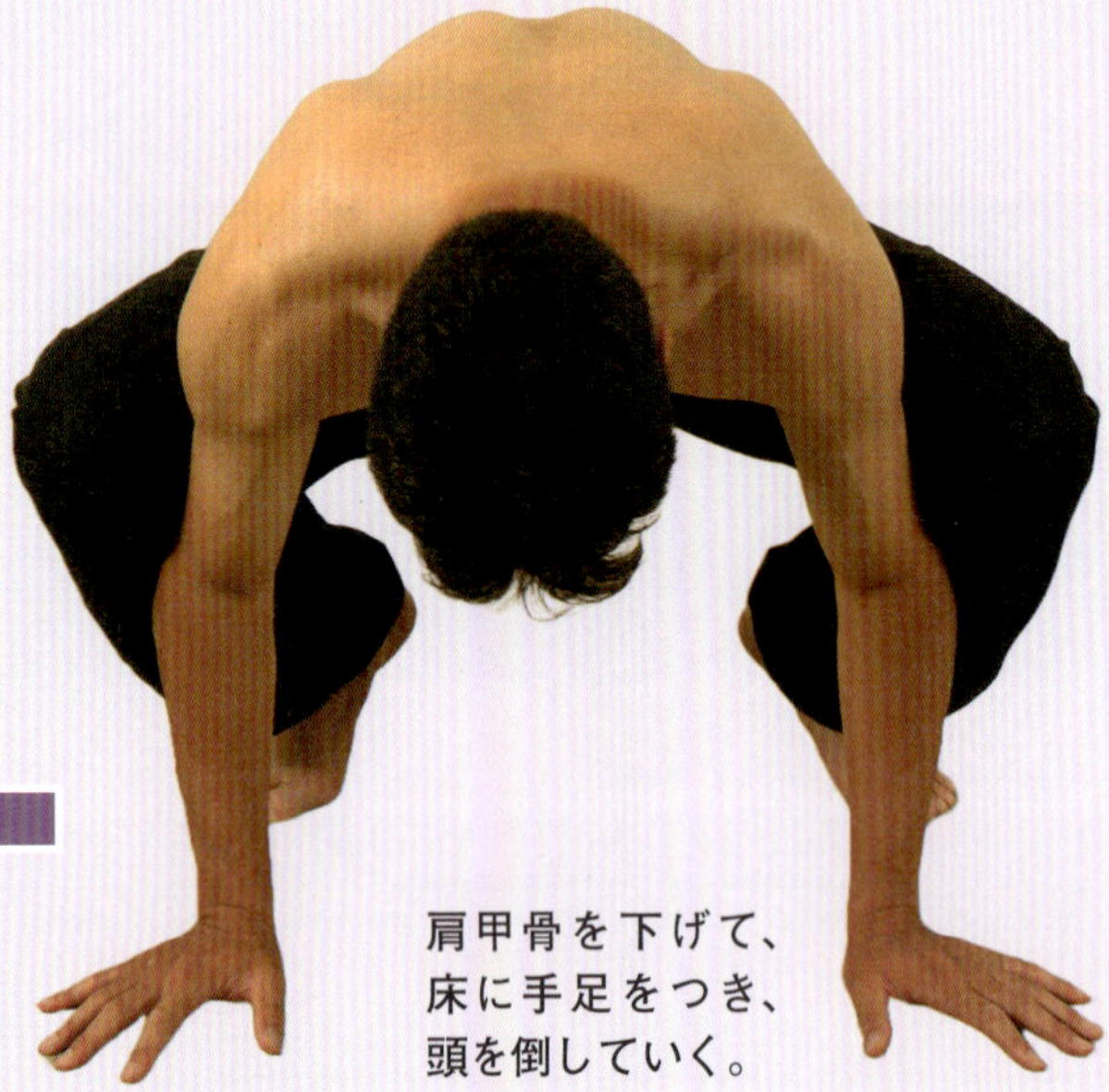

肩甲骨を下げて、床に手足をつき、頭を倒していく。

肩甲骨を下げて背中を広げ、床に手足をついて、前方に頭を下げていくと、足は自然と浮く。膝は無理に乗せなくても、手と体幹で支えることができ、足が浮いた状態をキープできる。ここからさらに頭を下げることで倒立の姿勢になる。

体幹で行う倒立運動

体幹を使った腕立て伏せができたら、カエル倒立にも挑戦してみましょう。

四つん這いになって、頭を下げていくと、自然と足が浮いてくるポイントがあります。肩甲骨をしっかりと下げていれば、体幹と手がつながっているので、体を支えることも簡単です。

肘に意識的に膝を乗せようとしなくても、自然に乗っていきます。

この場合、筋肉量は関係ありません。小学生でも肩甲骨の使い方と、頭を下げていくやり方を理解すればすぐに行うことができます。

床に手をつき
頭を前方に下げる

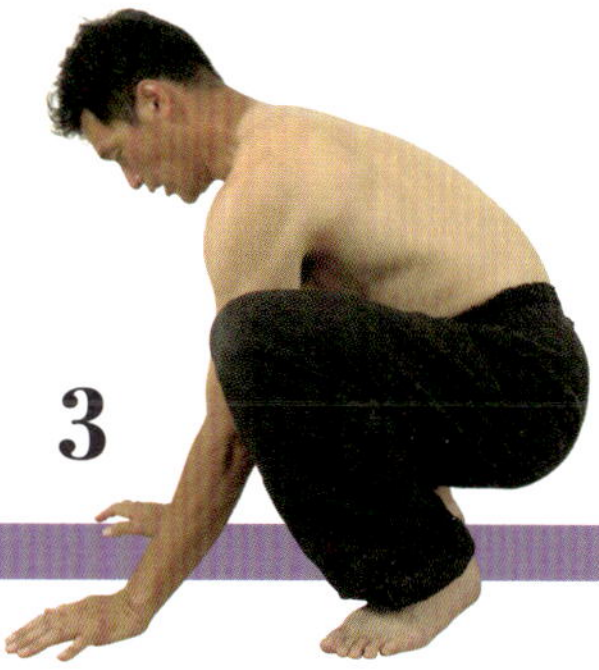

3

そのまま頭を
下げ続ける

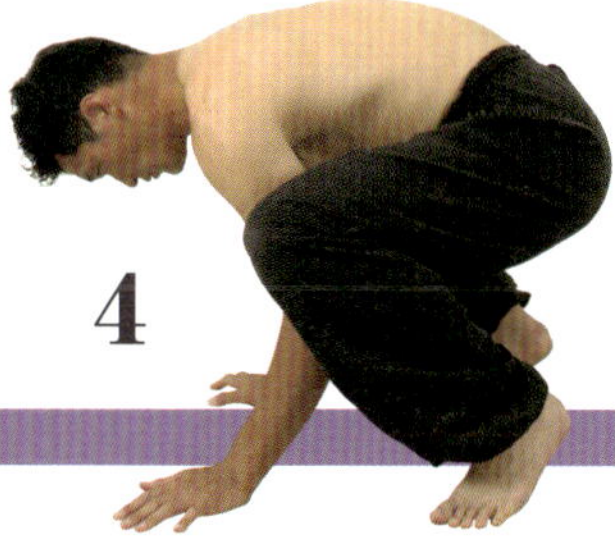

4

うまく骨が並び、
足が浮くポイントがある

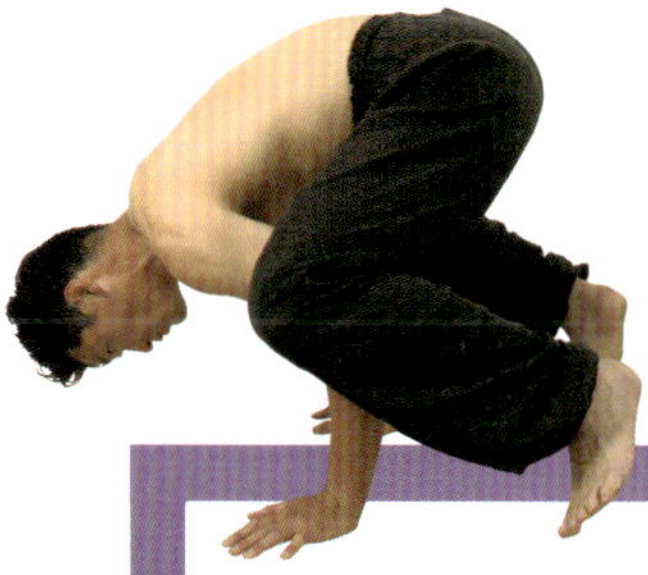

5

そのまま頭を
前に下げ続ける

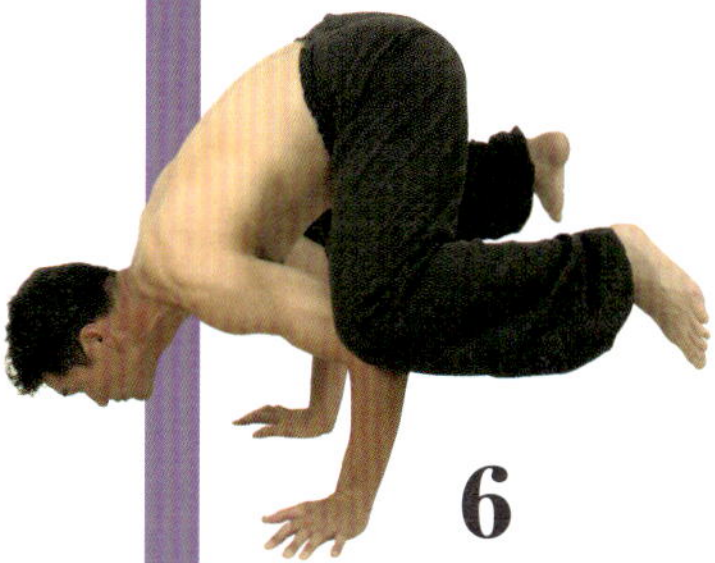

6

しっかりと肩甲骨が使えていれば、自然と足が浮き、その状態を保つことができる。

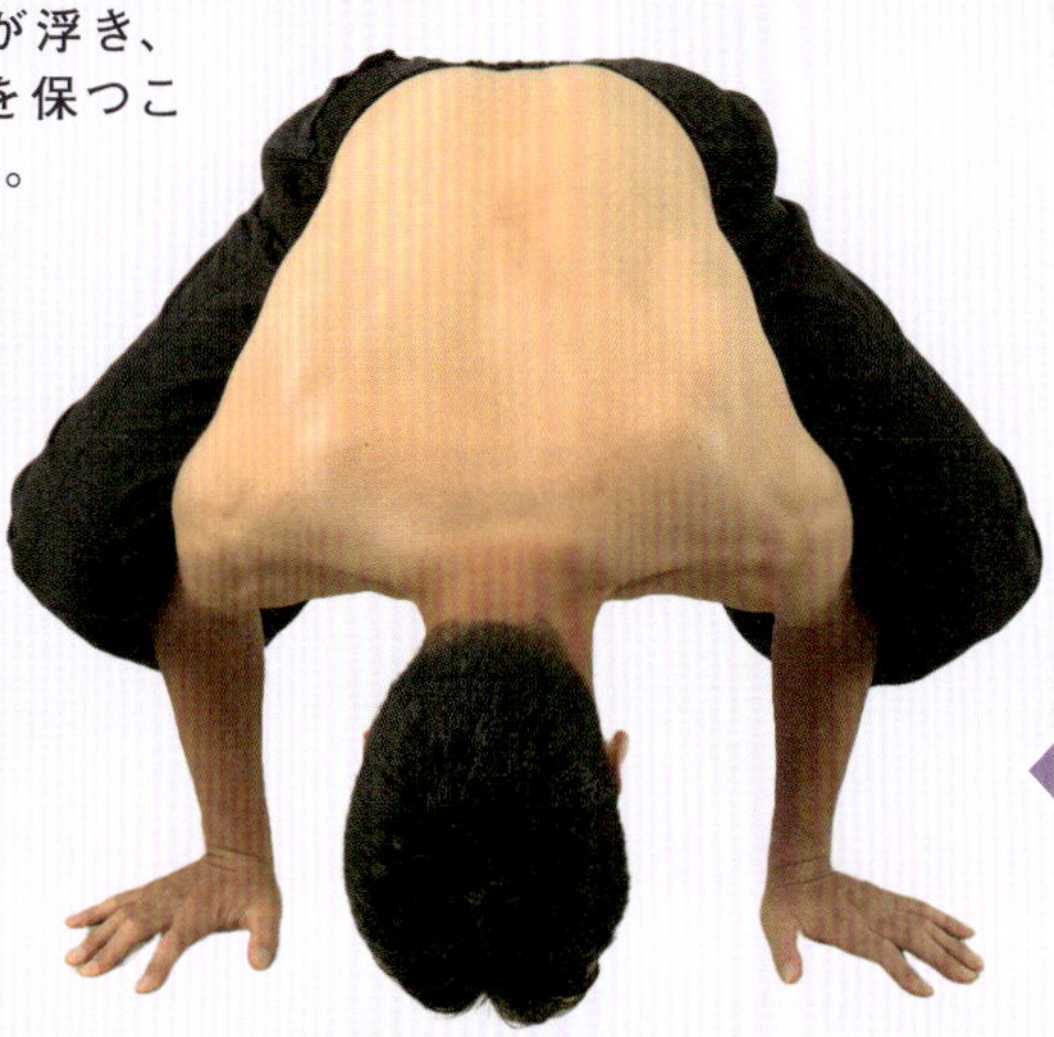

倒立ができる!

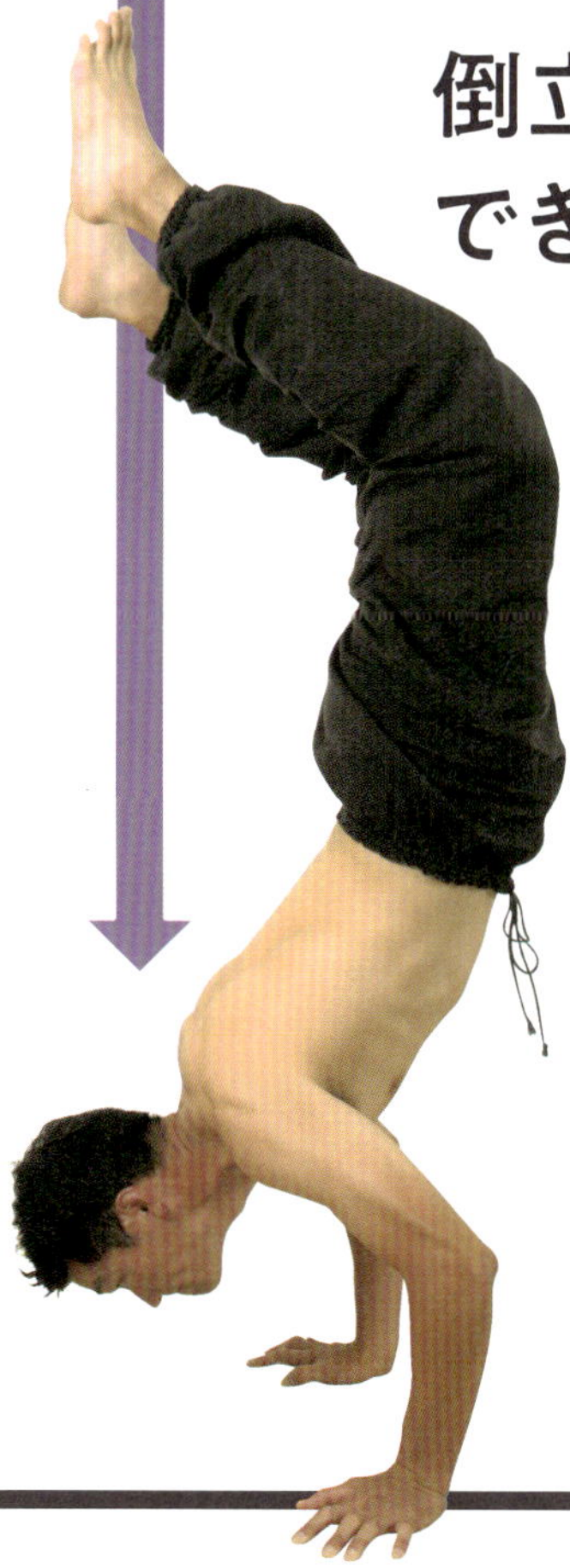

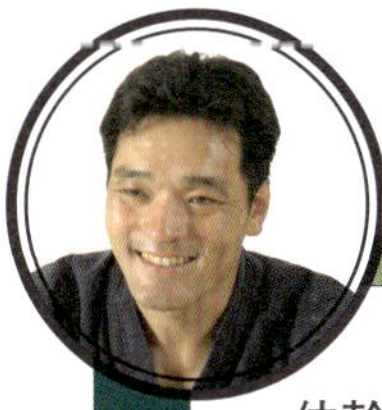

高橋先生のワンポイント!

体幹が使えていないと、しっかりと体を支えることはできません。肩甲骨を下げて、脇腹を使うことを意識し、手で体を支えるというよりも、体幹で体を支えるようなイメージで行いましょう。倒立も最初は難しいと思いますが、焦らずに徐々にチャレンジしていくとよいでしょう。

四股踏みに挑戦

脚だけを持ち上げる

NG例

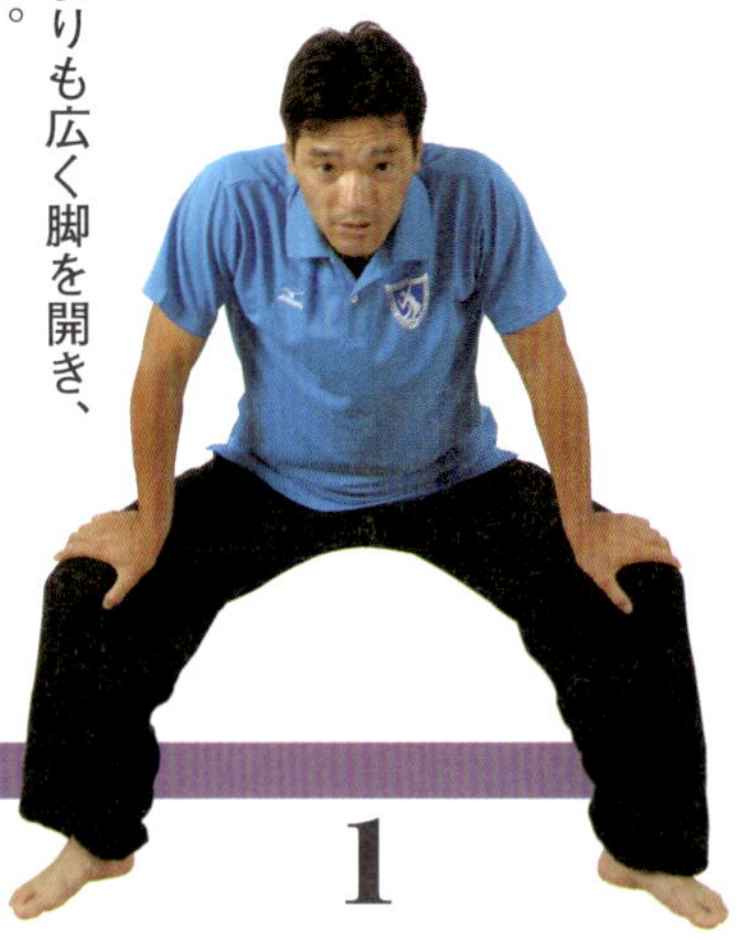

1

肩幅よりも広く脚を開き、中腰に。

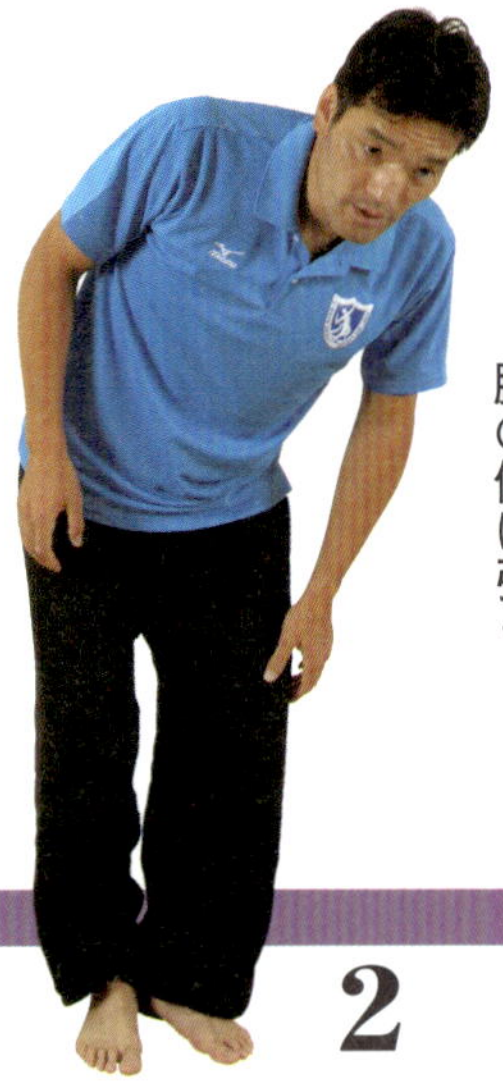

2

一方の脚をもう一方の脚の側に引く。

体幹をねじってしまう

NG例

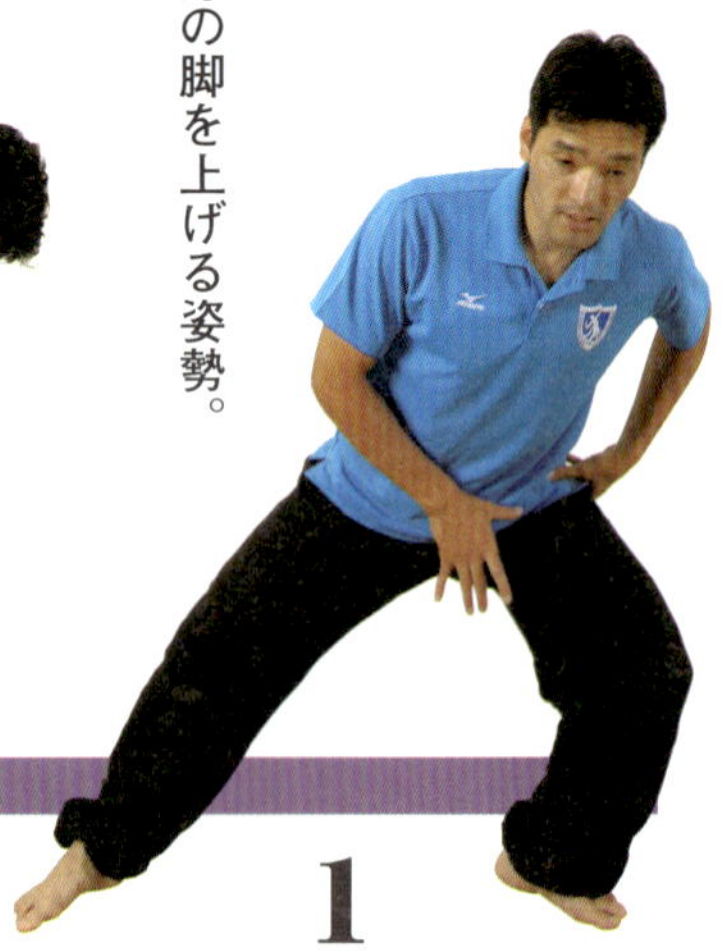

1

片方の脚を上げる姿勢。

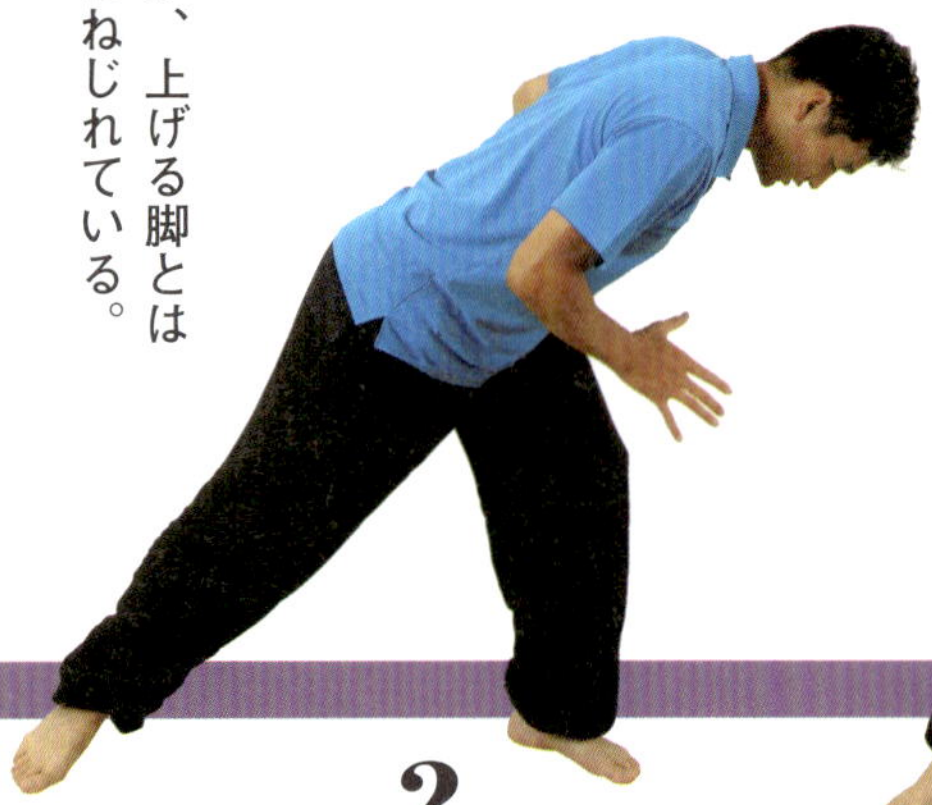

2

頭と腰が、上げる脚とは反対側にねじれている。

脚の上げ下ろしだけでは四股ではない

今度は四股《しこ》踏《ふ》みにチャレンジしてみましょう。体幹から股関節、膝、足首、足指と連動させて行うので、体の動かし方という点では、非常に効果的なエクササイズになります。

通常の四股踏みは両脚を寄せて、片脚を振り上げ地面に下ろすような動きをする場合が多いです。しかし、それだと脚はただの重りにしかなりません。重たいものを上げて下ろすという窮屈な動きになってしまい、それだと、体幹から脚までつながりができません。

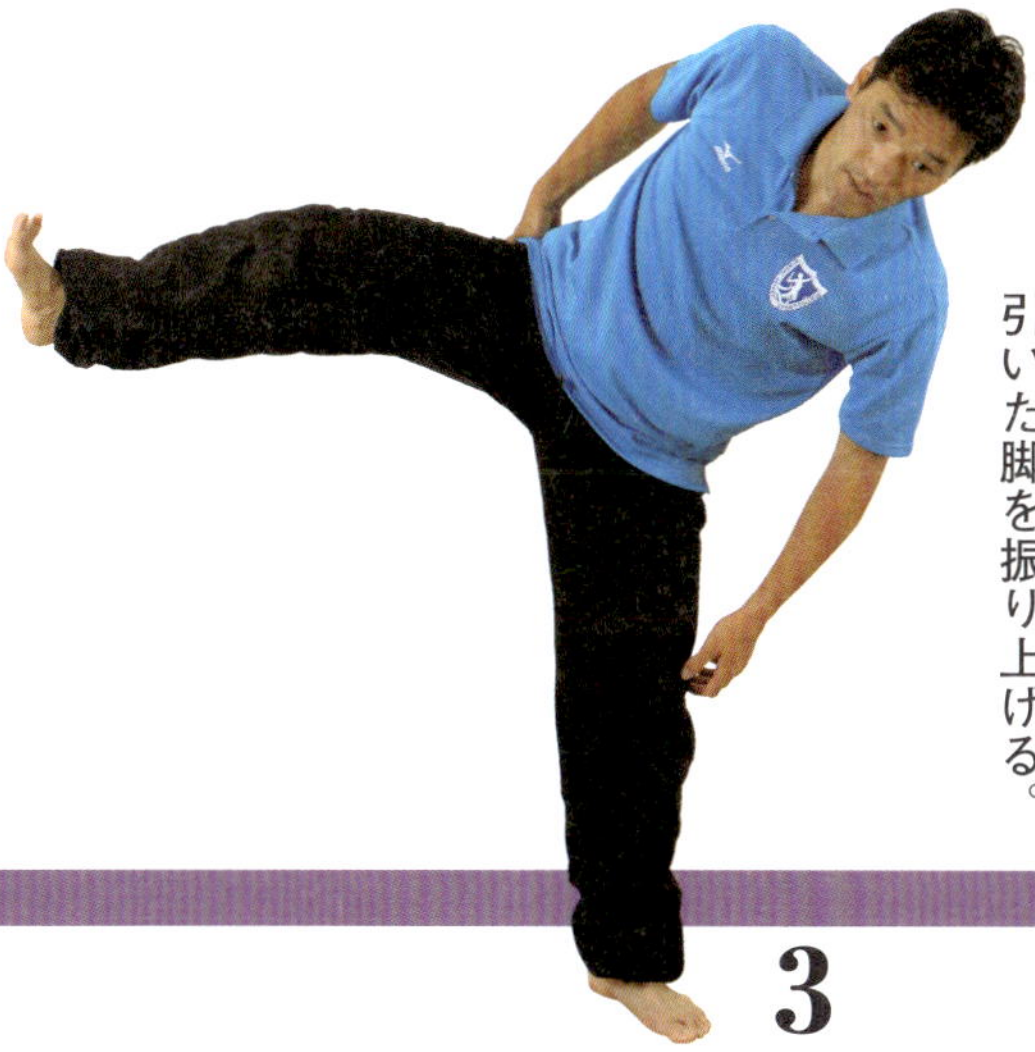

3

引いた脚を振り上げる。

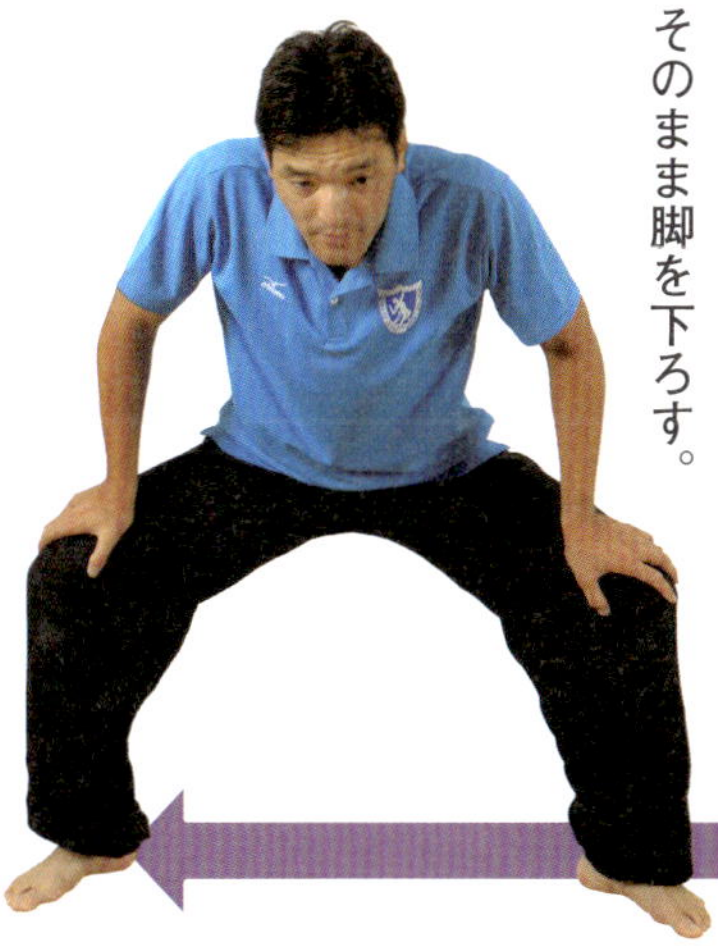

4

そのまま脚を下ろす。

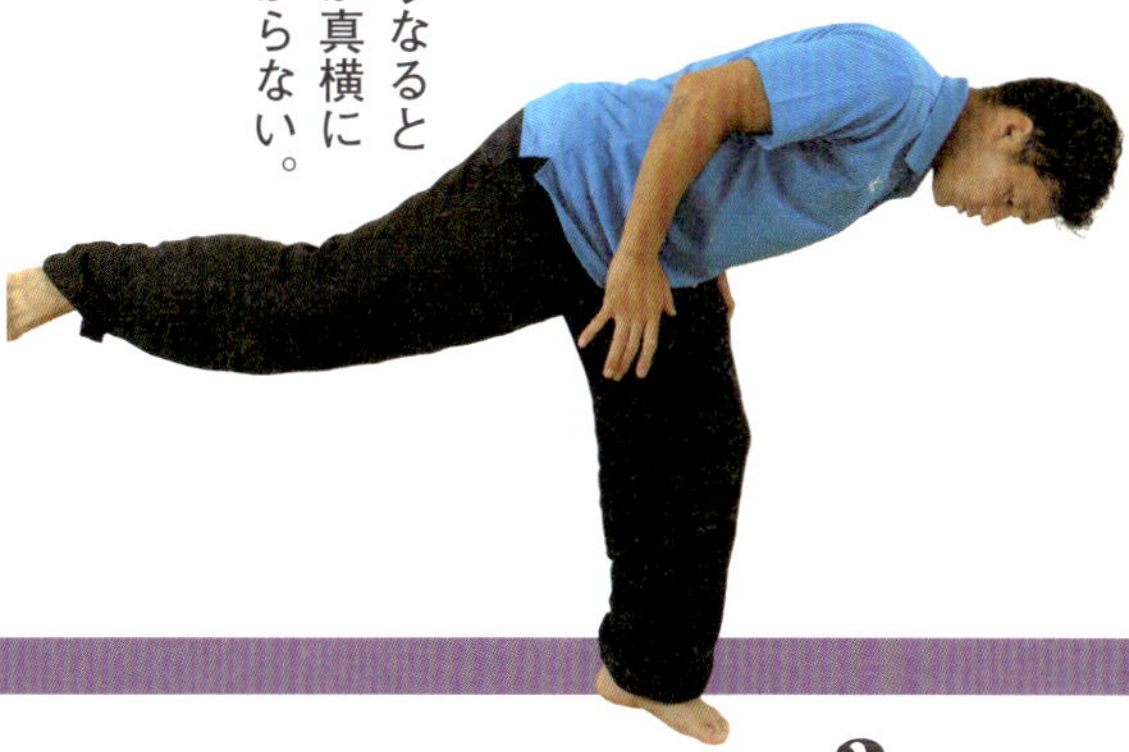

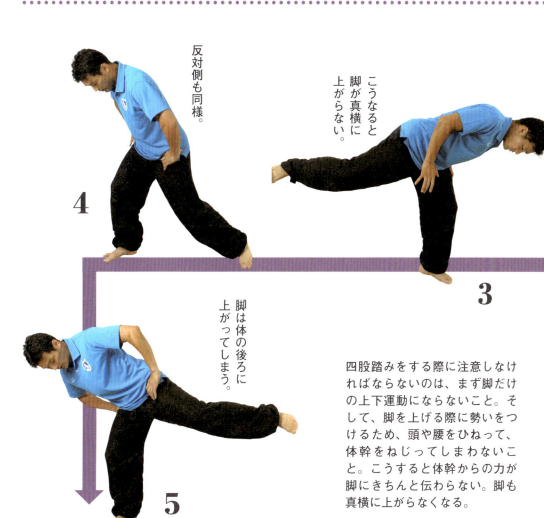

3

こうなると脚が真横に上がらない。

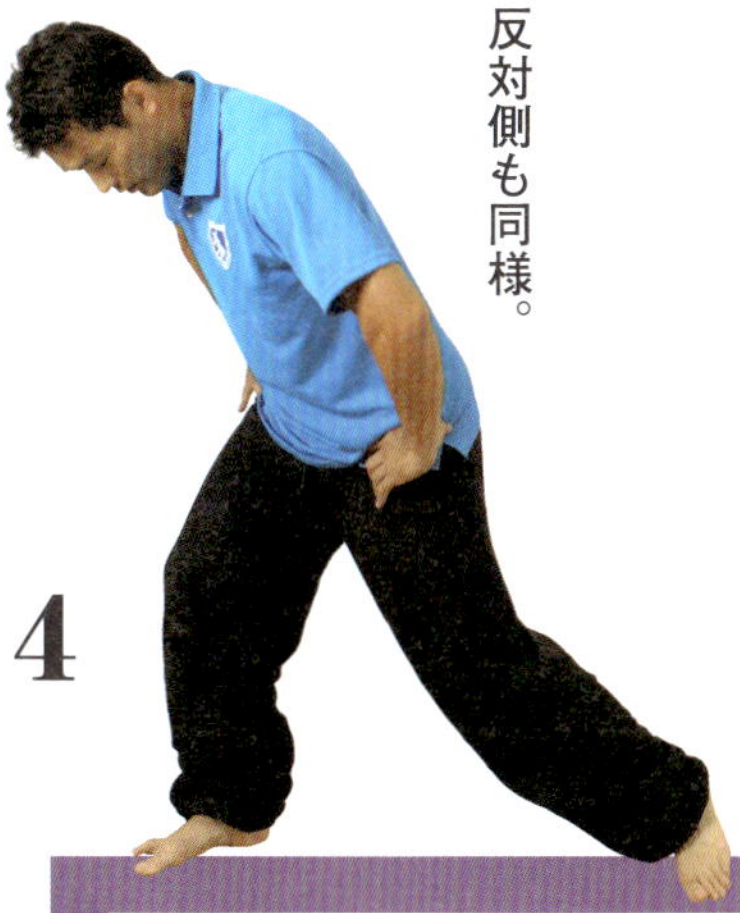

4

反対側も同様。

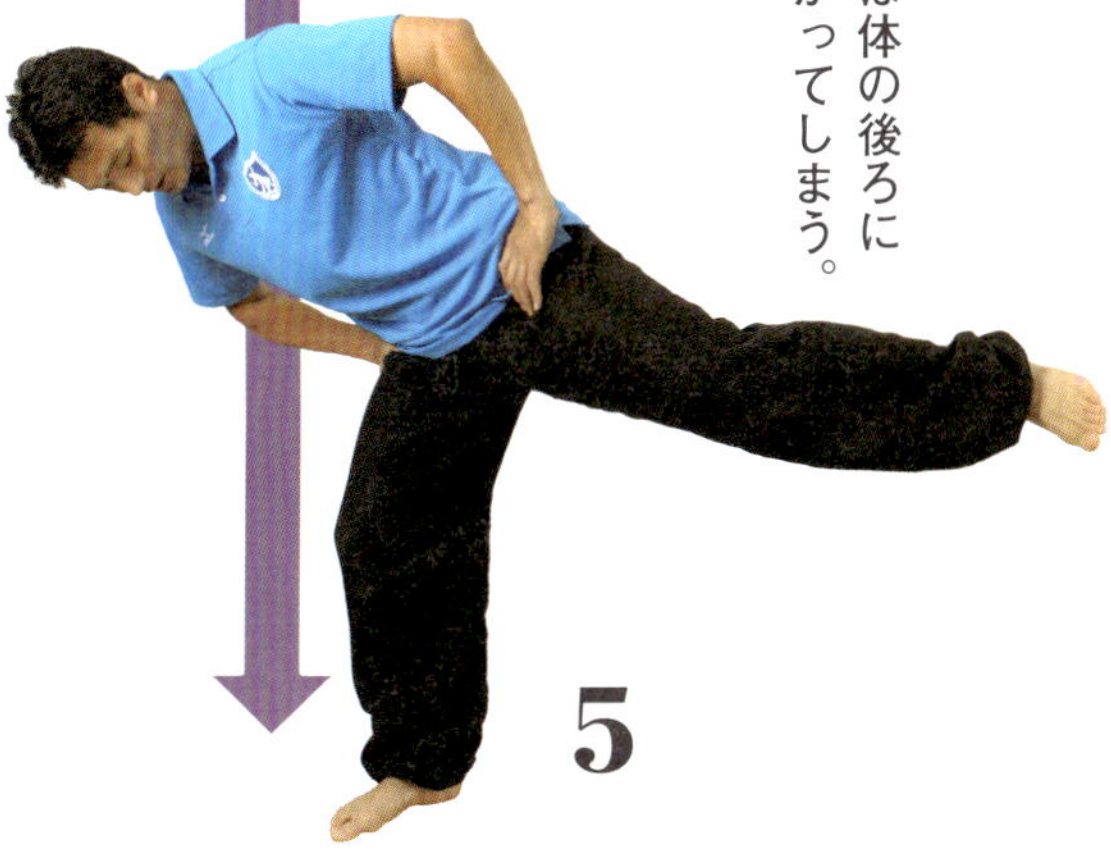

5

脚は体の後ろに上がってしまう。

四股踏みをする際に注意しなければならないのは、まず脚だけの上下運動にならないこと。そして、脚を上げる際に勢いをつけるため、頭や腰をひねって、体幹をねじってしまわないこと。こうすると体幹からの力が脚にきちんと伝わらない。脚も真横に上がらなくなる。

注目!!

全身で行う骨盤を意識した四股踏み

重要なのは小指と骨盤

骨盤を意識することで、脚だけを上げるのではなく、体全体で四股を踏むことができる。注意したいのは骨盤を押しつけるようにする際、体重が膝に乗らないこと。親指ではなく小指を意識すると、うまく骨盤を脚に押しつけることができ、自然と反対の脚が上がる。四股を踏むときに親指を意識すると膝が内側に入り、膝で体全体を支えることになる。すると、反対の脚はあまり高く上げることはできない。最初は相当、お尻がしんどい場合が多い。

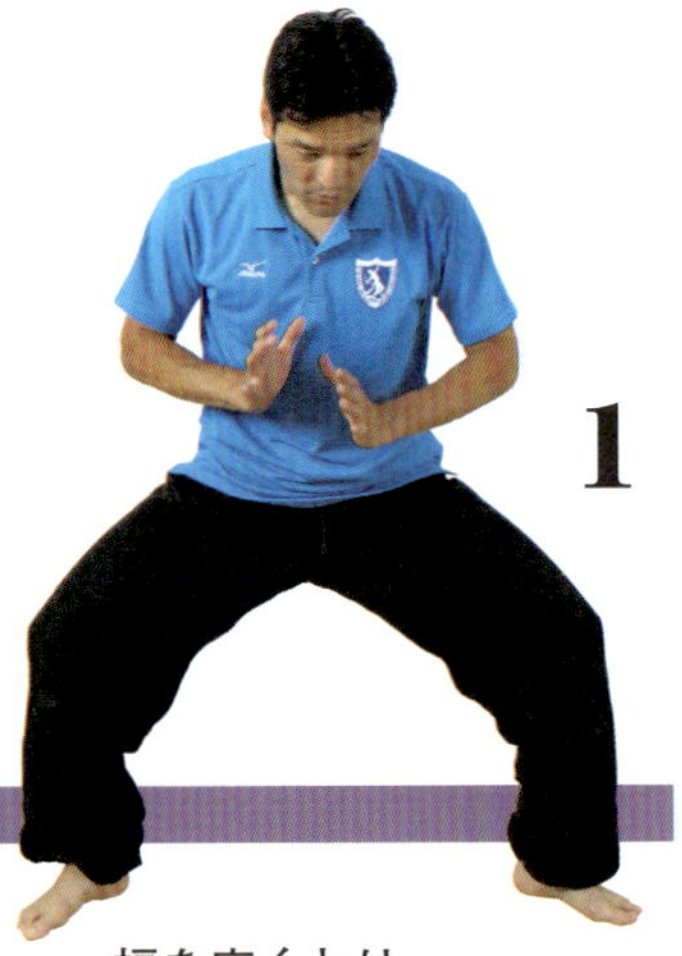
1

幅を広くとり、四股踏みを始める姿勢。

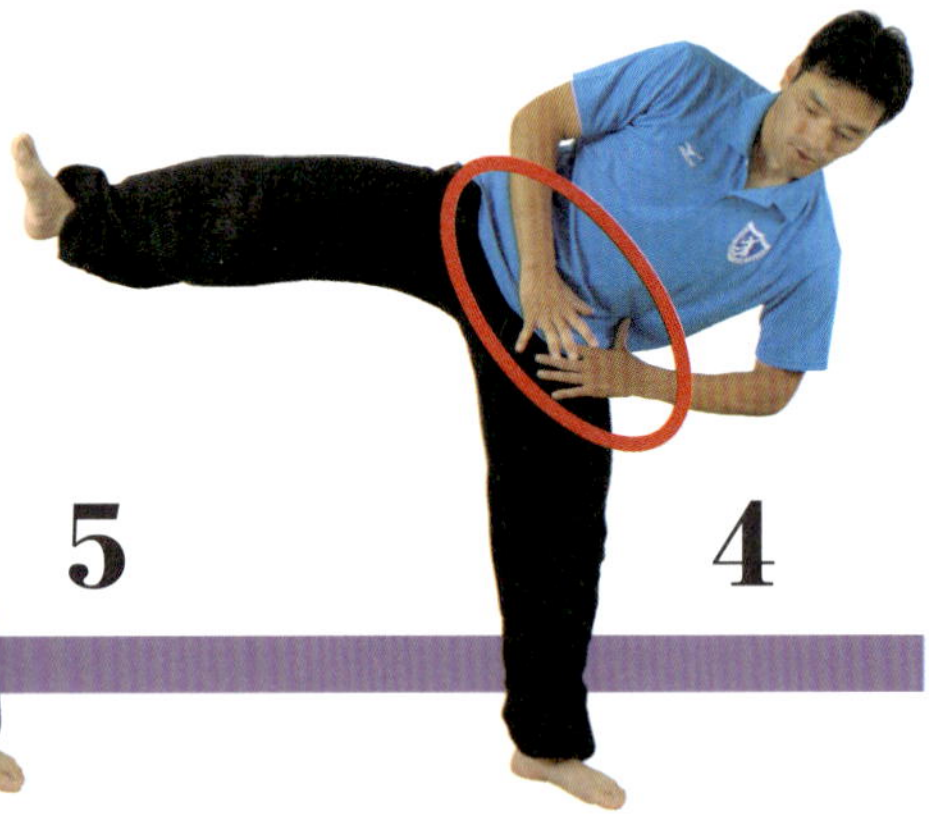
4

骨盤を押しつけ続けると、脚が地面と平行になるまで上がる。

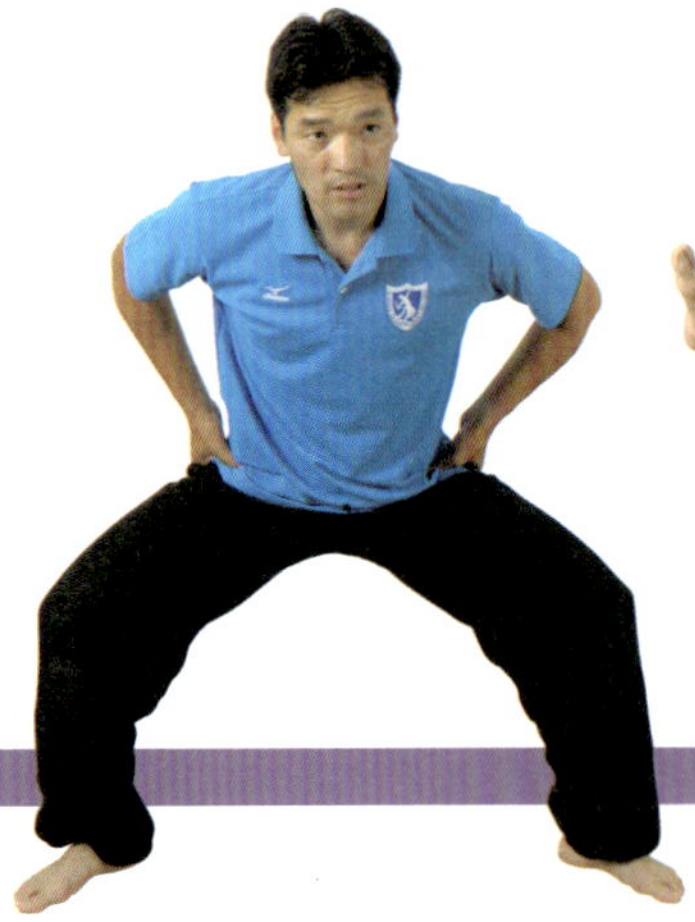
5

自然に脚を下ろす。

全身で行う四股踏み 骨盤を押しつける

それでは四股踏みはどうすればいいのかというと、いったん体重を全部、上げないほうの脚側にグッとかけます。太ももに対して骨盤を押しつけるような感覚です。そうすると勝手に反対側の脚が上がっていきます。そのまま押しつけ続けると、脚は地面に対して平行になるまで上がりますので、自然に下ろします。反対も同様です。こうすれば、脚だけの上げ下ろしではなく、全身を使った四股踏みになります。

2

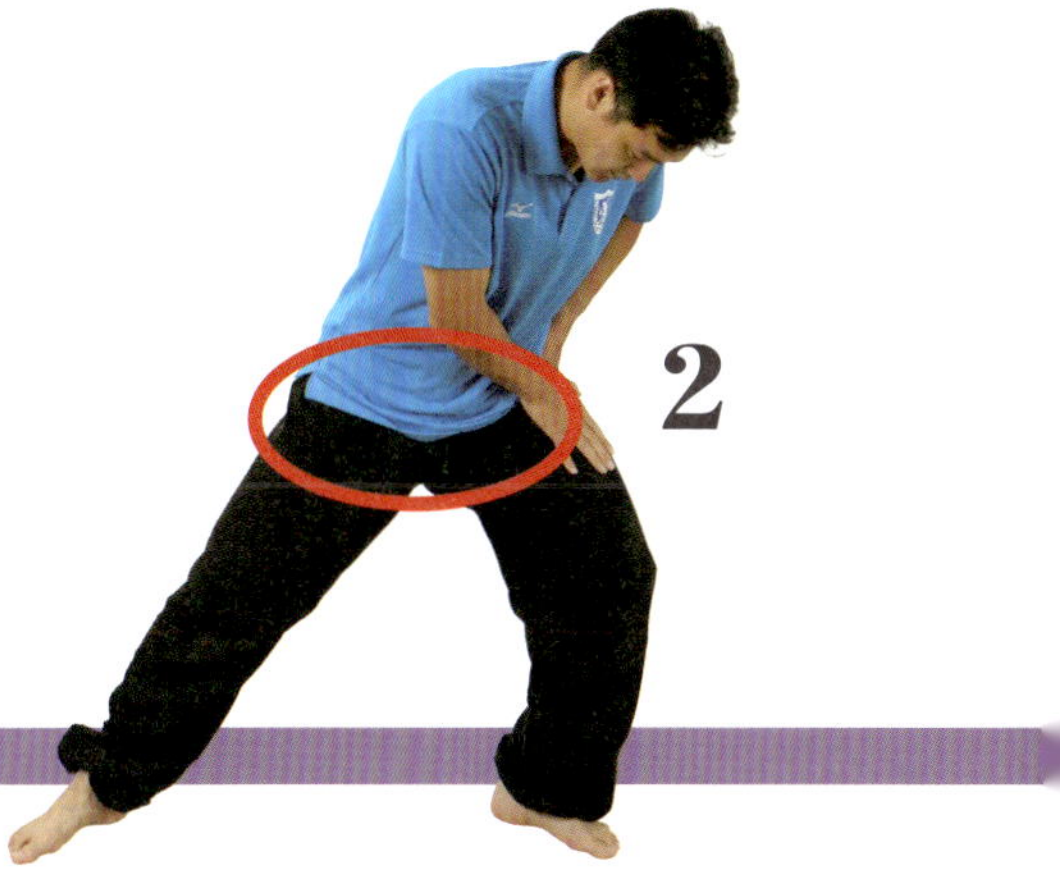

上げる脚とは反対側に
骨盤を押しつける。

3

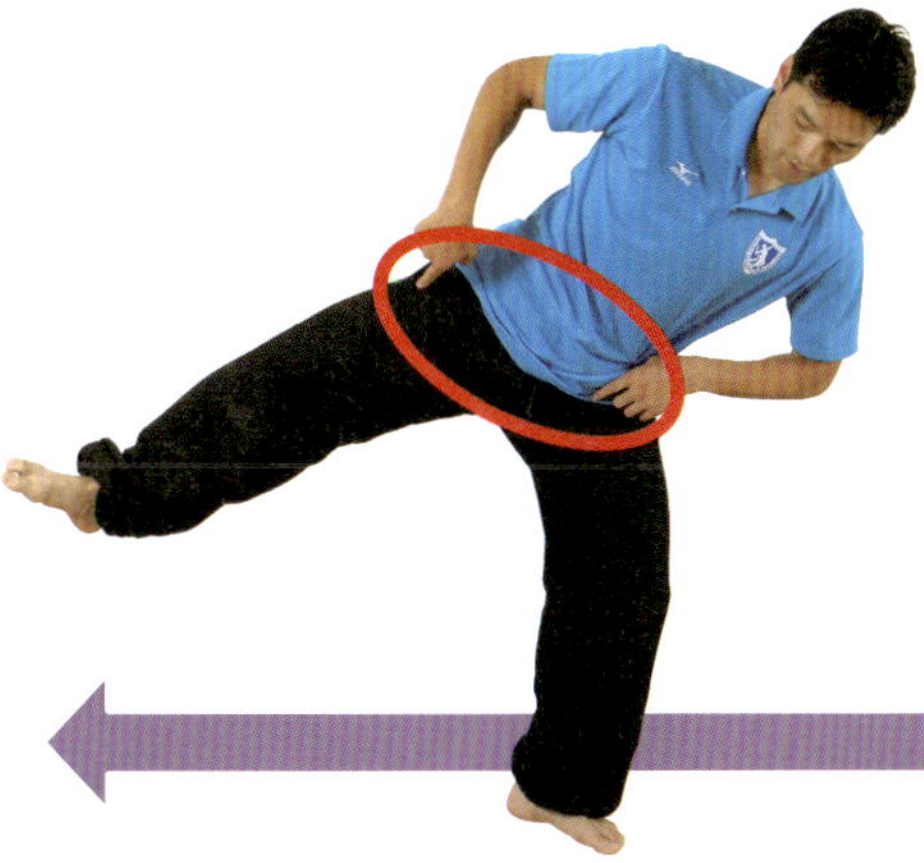

自然と脚が上がっていく。

6

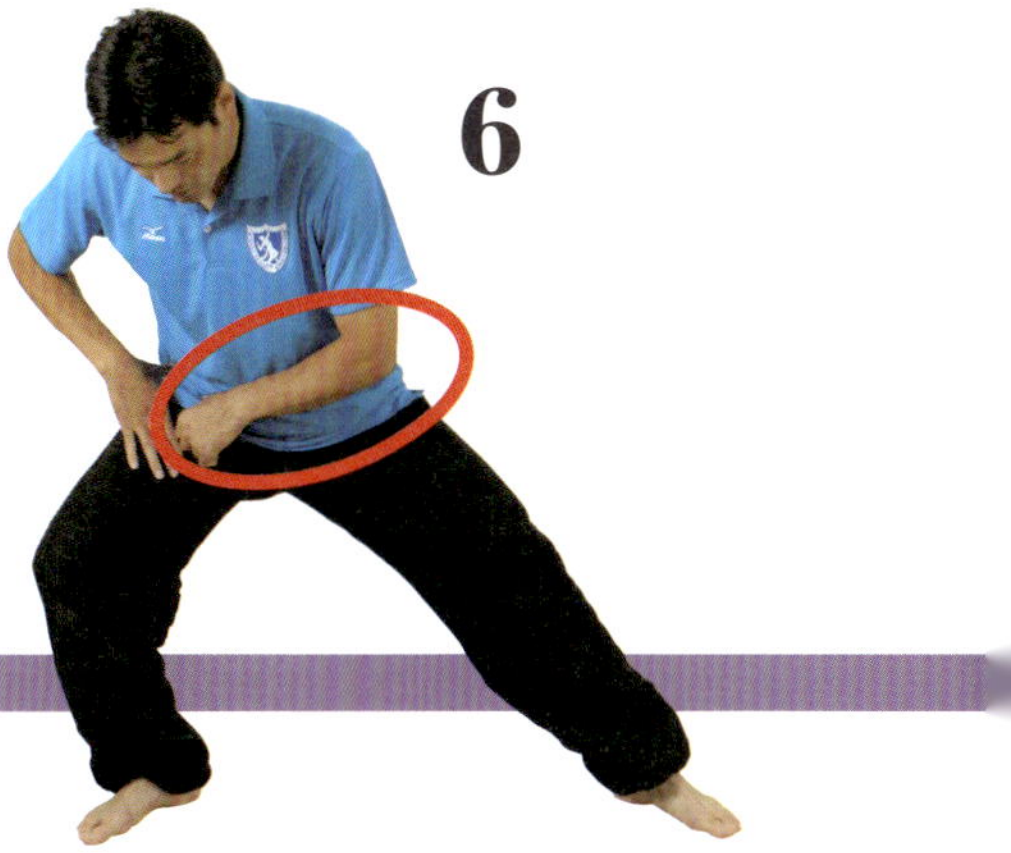

下ろした側の脚に
骨盤を押しつける。

7

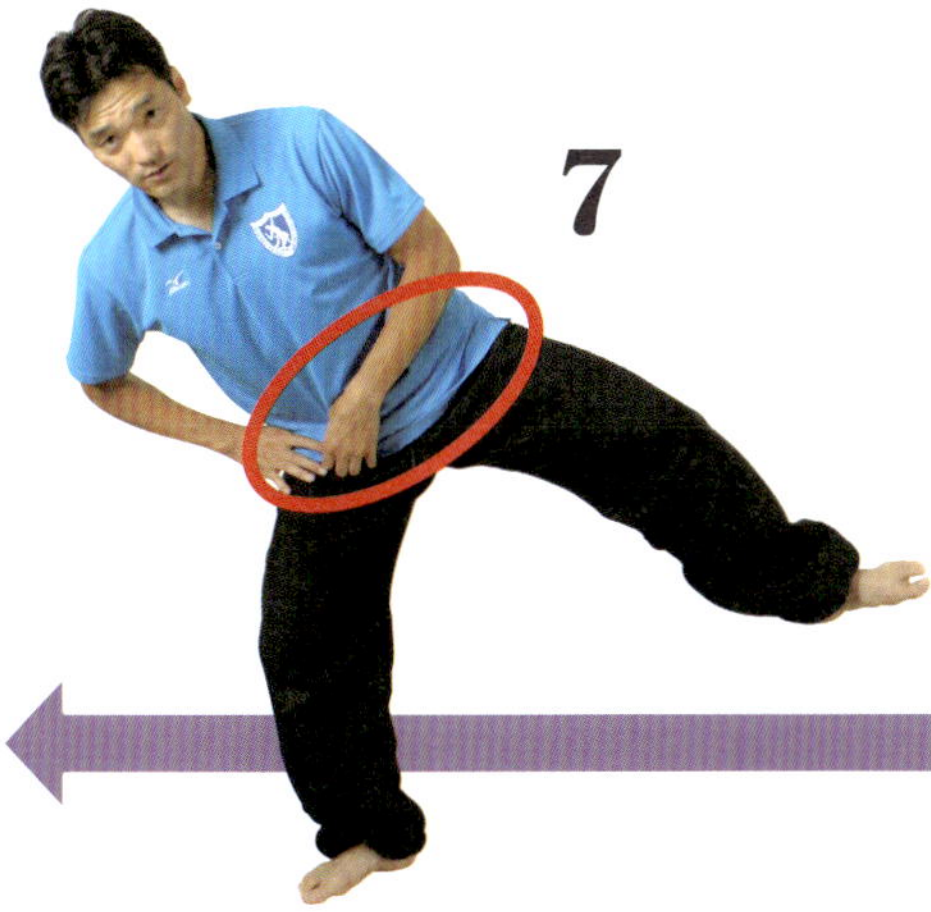

反対側の脚が自然と上がる。

8

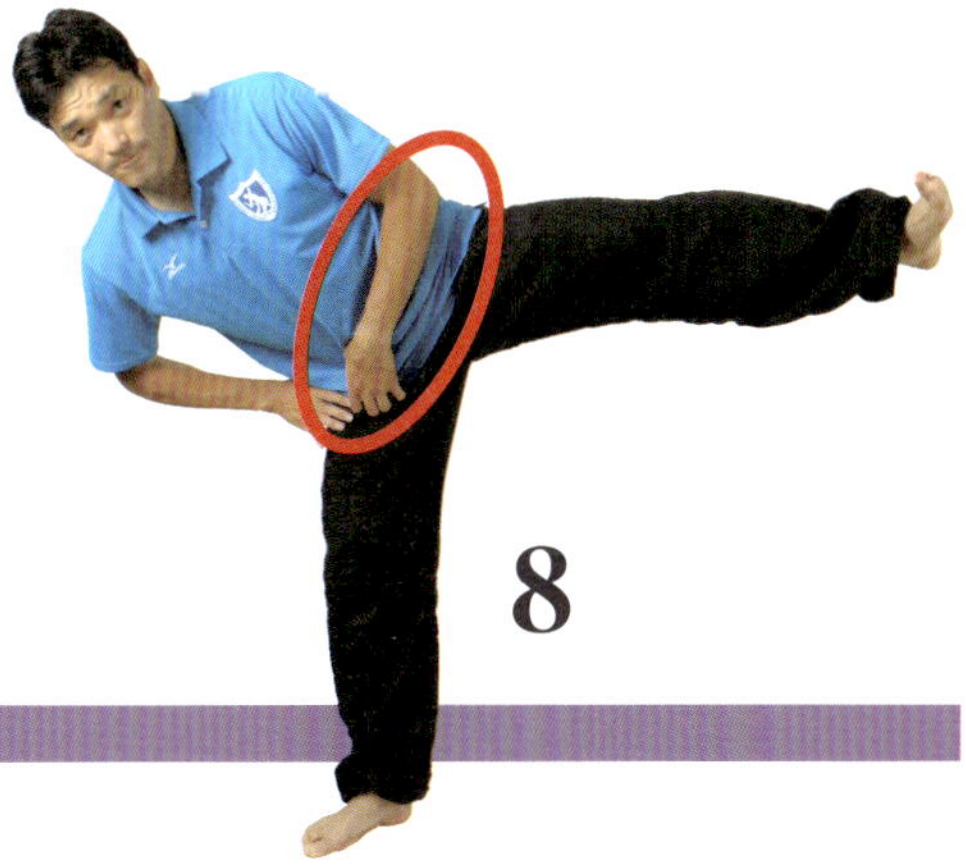

骨盤を押しつけ続けると、
脚が地面と平行になるまで上がる。

9

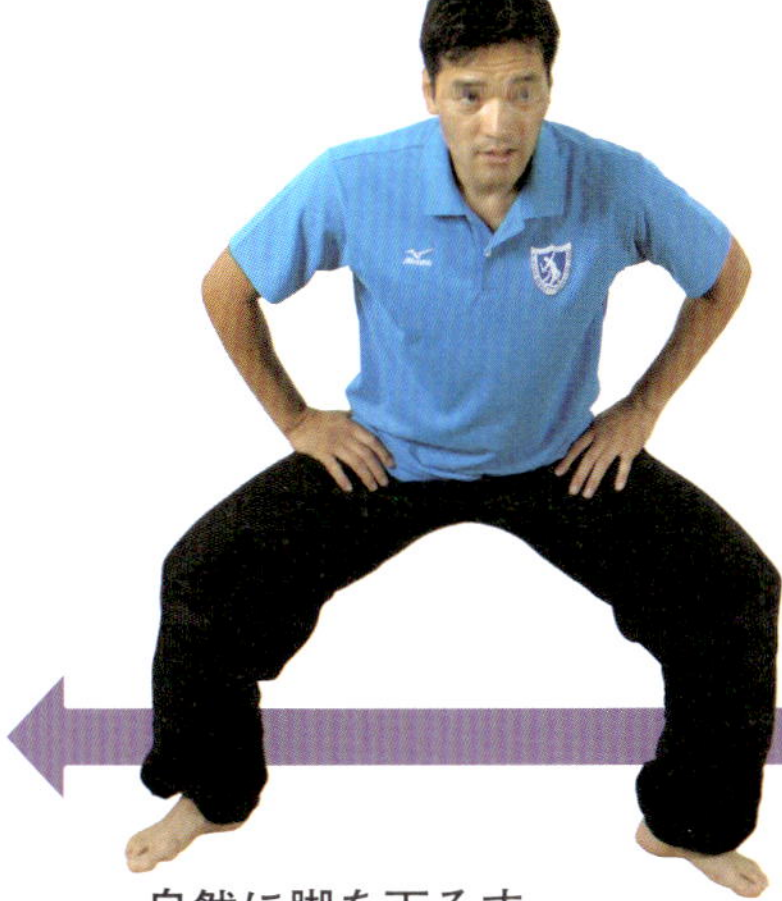

自然に脚を下ろす。

壁の前で四股踏み

膝が前に出ないので壁に当たらずに動かせる

骨盤と体幹を意識した四股踏みは、体をねじらず、骨盤で押すことで真横に脚を上げるので、壁の前で行うこともできます。最初はちゃんとできているか、チェックがわりに壁の前で四股踏みをやってみてもいいでしょう。

貴乃花親方（当時）がボクシングの村田諒太さんと対談をしている記事がスポーツ雑誌『Number』（文藝春秋）に掲載されていました。その中で貴乃花親方が、父親の故・二子山親方に「壁にくっついて四股を踏むの

1

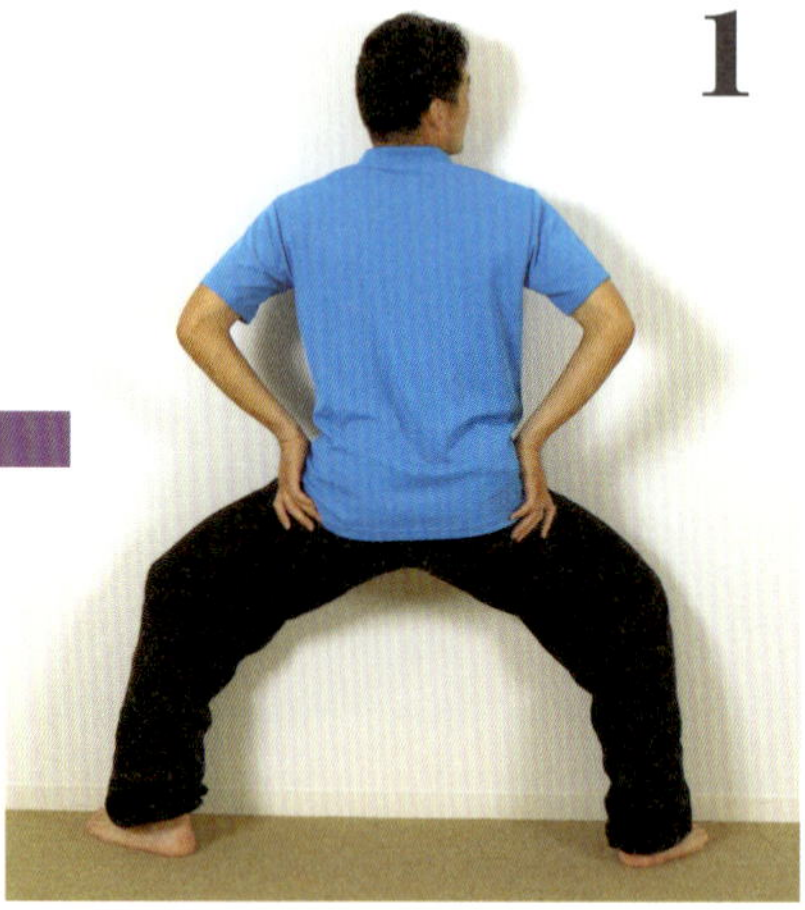

脚を開いて四股を始める姿勢で、胸を壁につける。

2

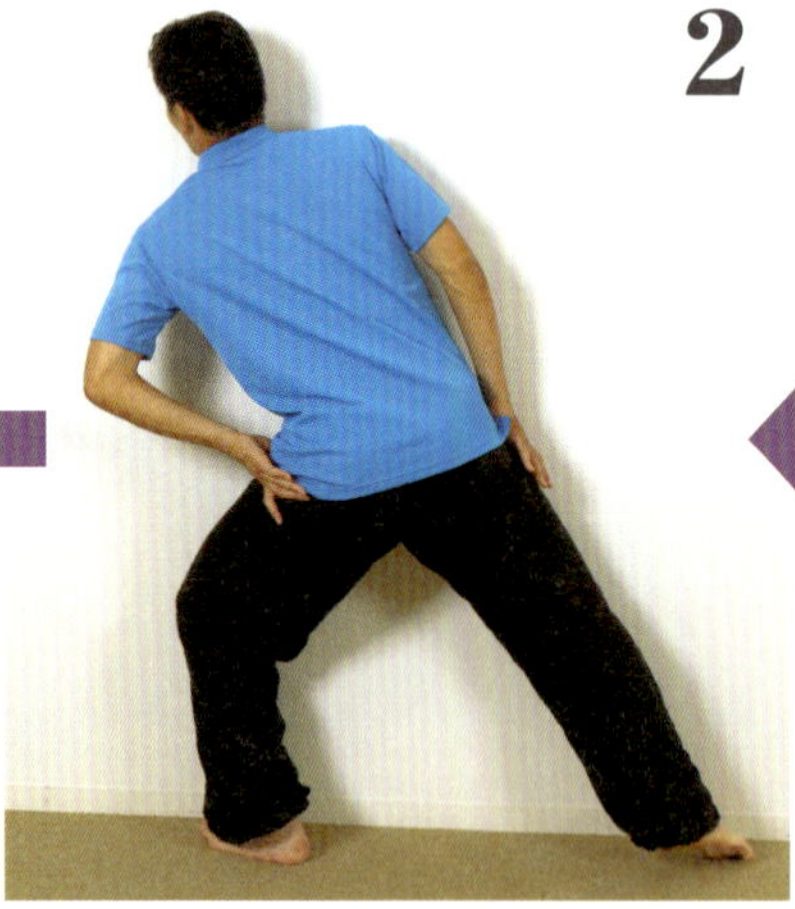

上げる脚とは反対側に骨盤を押しつける。

5

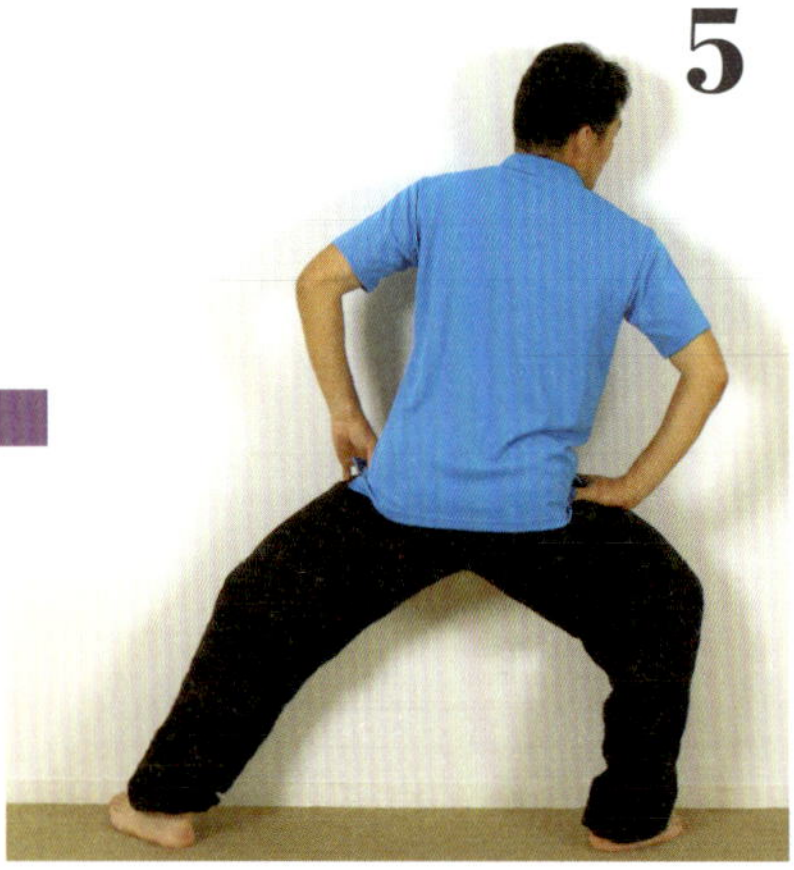

下ろした側の脚に骨盤を押しつける。

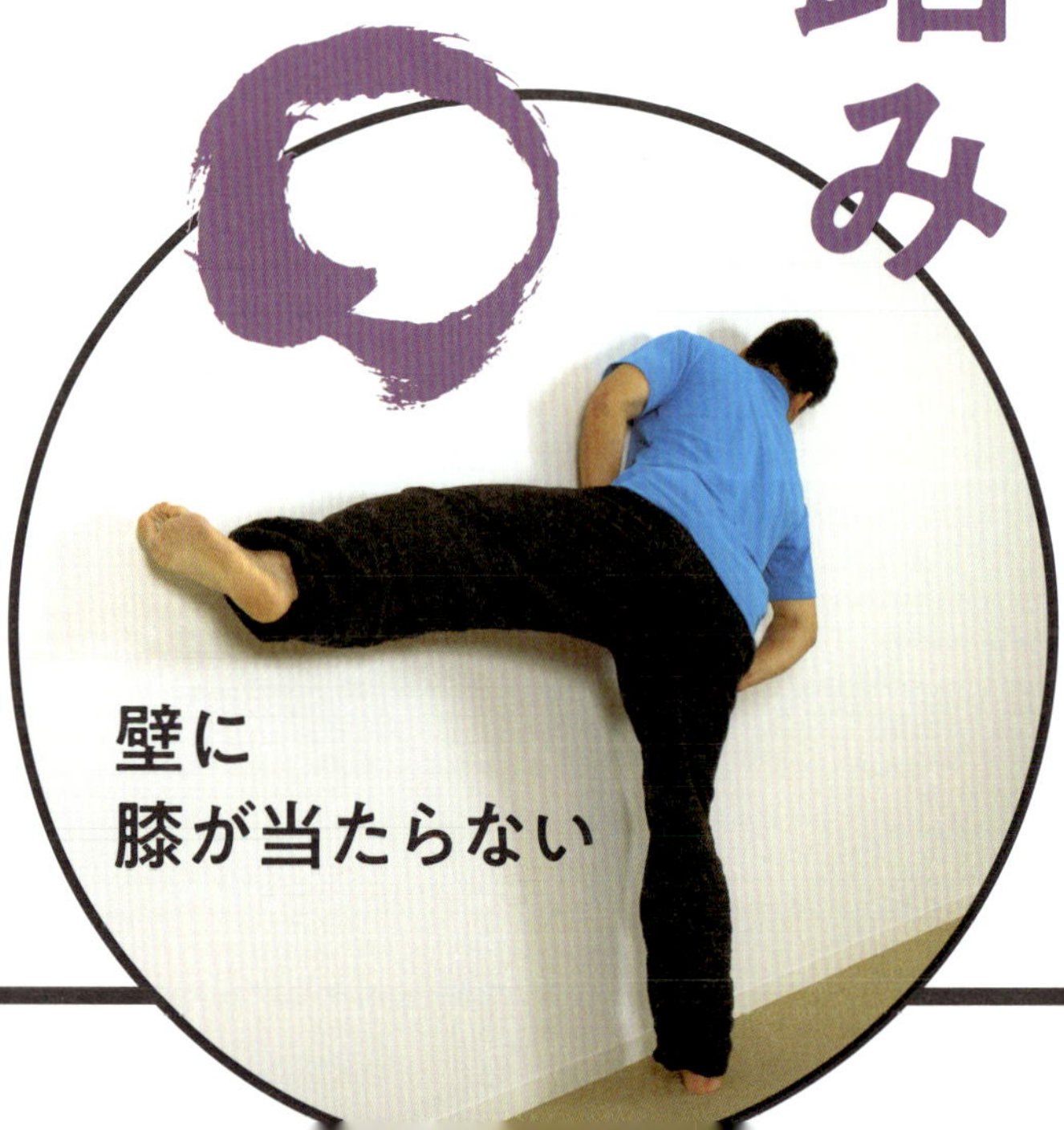

があたり前だ」と言われたとおっしゃっていました。

どういうことだろうかと思ってやってみたのですが、壁に胸をくっつけて立つと、普通の四股踏みのように脚を引き寄せようと思ってもできません。しかし、唯一、84ページの四股踏みのように、脚を開き、上げないほうの脚に体重をかけて、骨盤を押しつけ乗せていくと四股が踏めました。前にも後ろにも出ることなく、壁にくっついたまま四股が踏めます。これに慣れたら、壁がない状態でも同じようにできるようにします。そうすると、体幹を連動させた四股を踏むことができます。

お尻に相当負荷がかかりますので、女性の方でお尻を鍛えてリフトアップしたいという人にもある程度、効果があるでしょう。

3

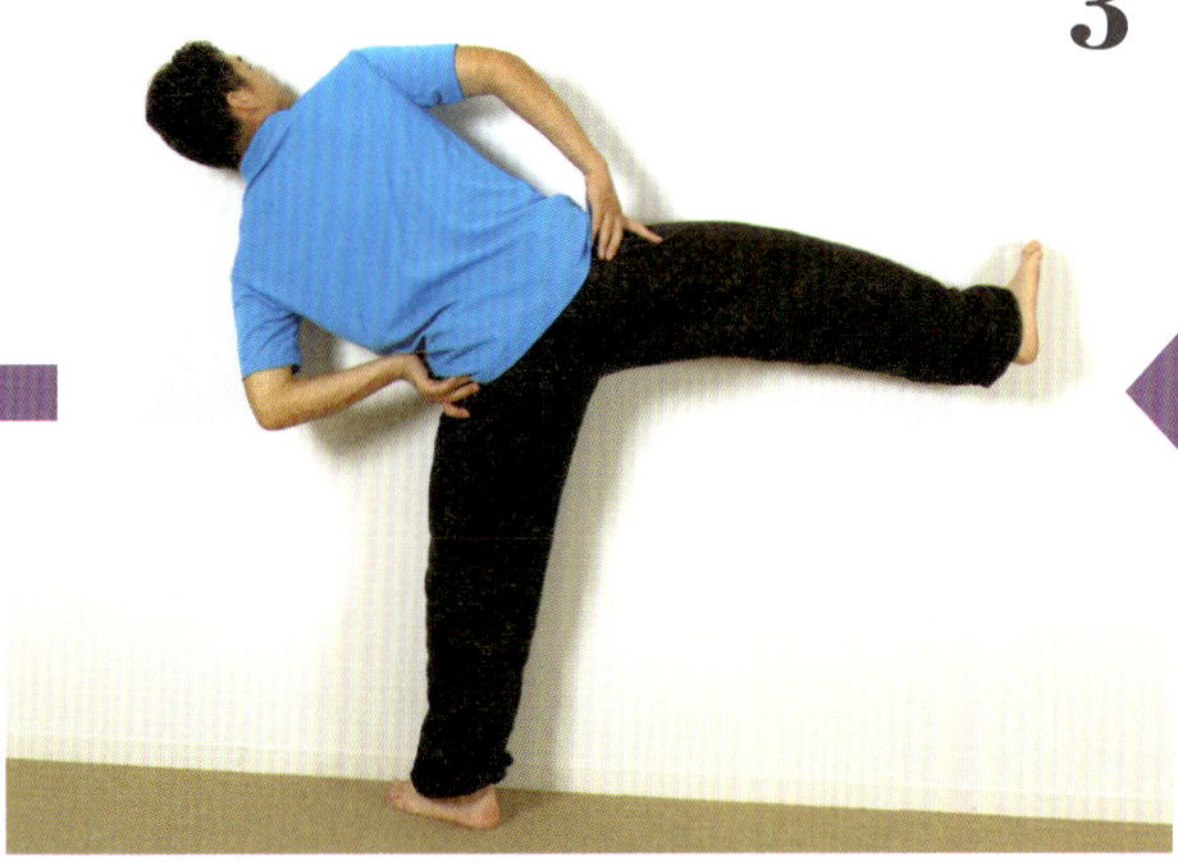

脚が自然と上がる。小指を意識し、膝が前に出ないようにする。

4

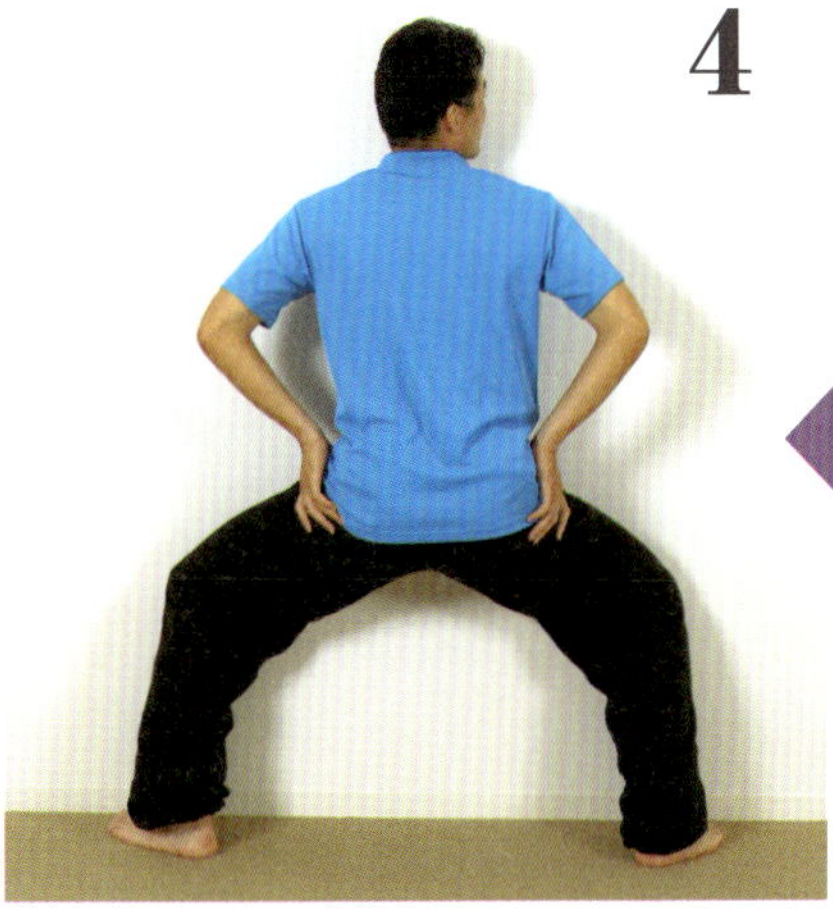

脚を下ろす。膝が前に出ないので壁にぶつからない。

6

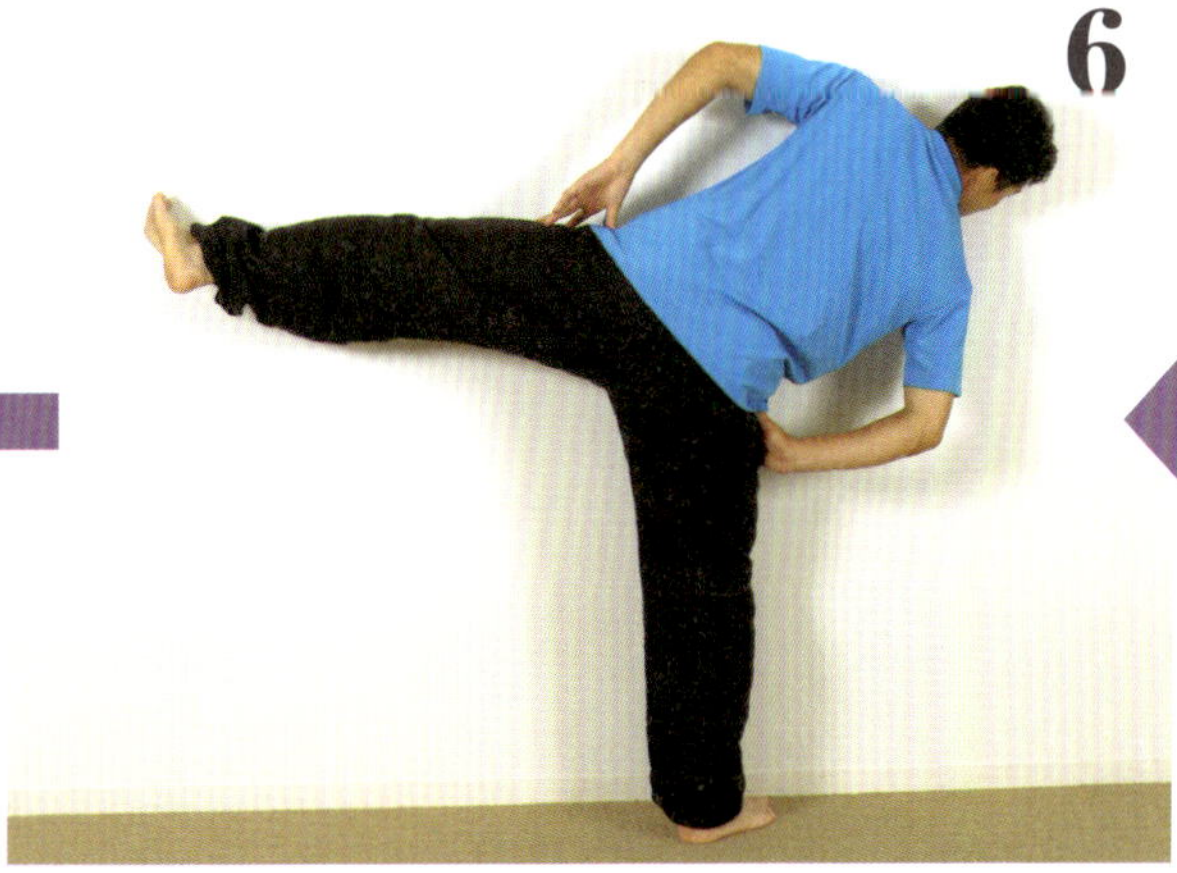

反対側の脚が上がる。

7

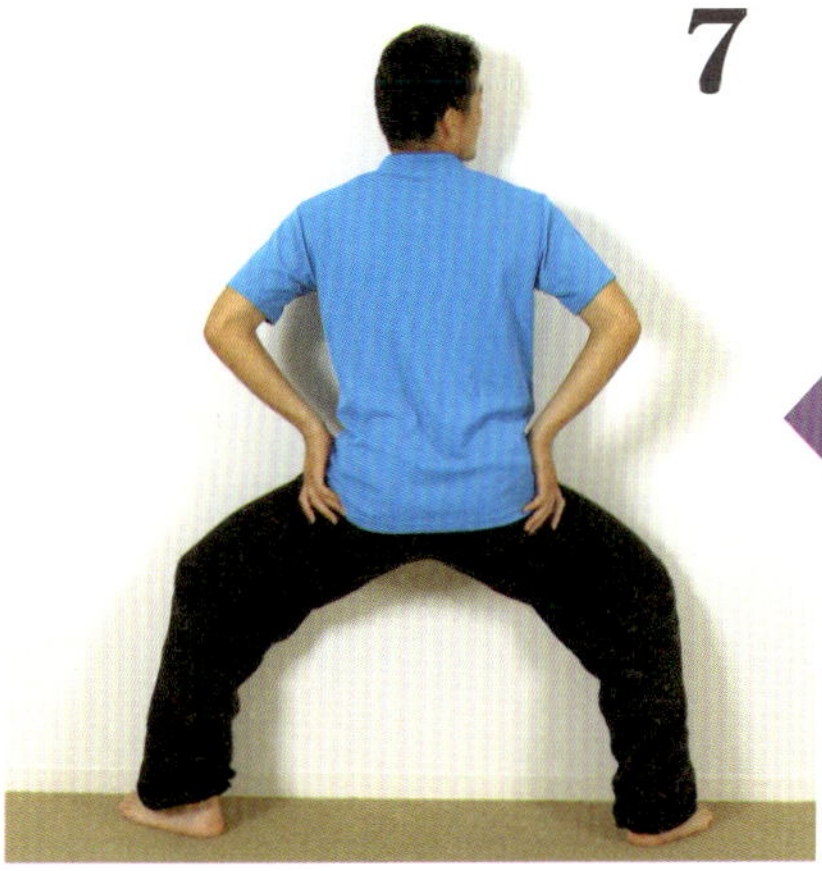

地面と平行になったところで下ろす。

壁スクワット

膝の使い方を覚えるトレーニング

壁の前での四股踏みと同様に、壁の前でスクワットをしてみてもよいでしょう。これは、第1章で紹介した膝の向きと座り方の動作を、きちんと行えているかのチェックにもなりますし、膝の使い方を覚えるトレーニングにもなります。足の親指に力が入っている場合、膝は内向きになるため、どうしても前に出てしまい、壁にぶつかります。しかし、足の小指にきちんと力を入れ、膝が外側に向いていれば、壁にぶつかることなく、スクワットができます。

1

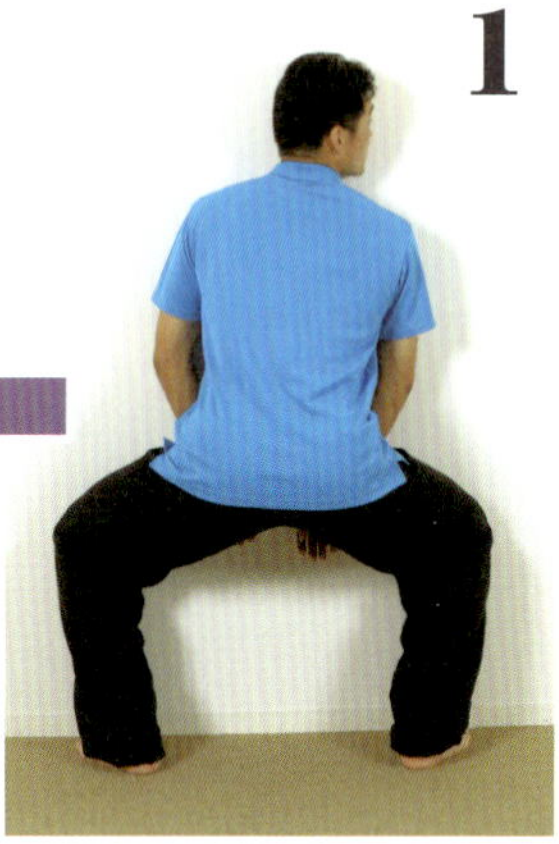

壁の前に立ち、胸をつけしゃがんでいく。

2

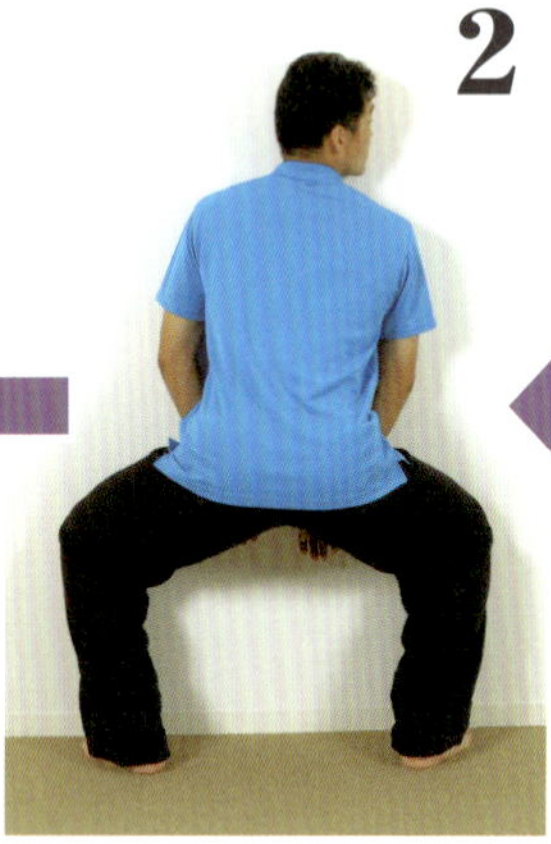

小指に力を入れ、膝が外側を向いていれば、壁にぶつからない。

3

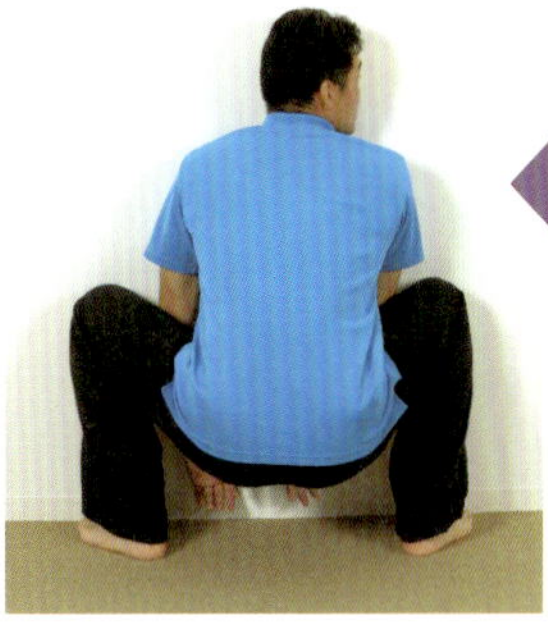

下までしっかり、しゃがむことができる。

4

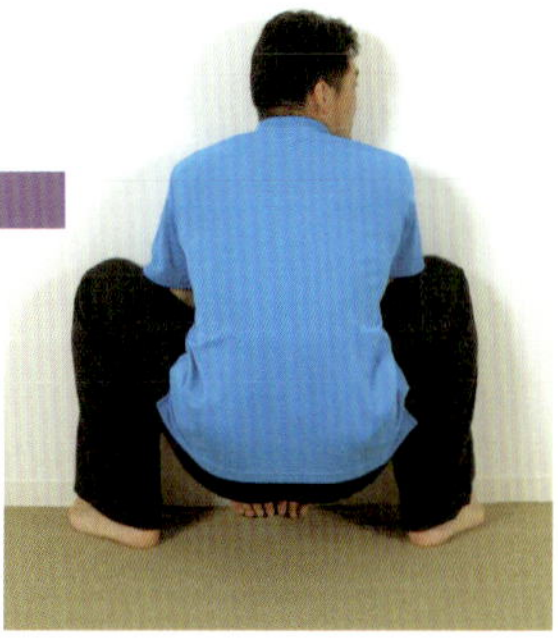

今度は、ここからそのままの体勢で、立ち上がる。

5

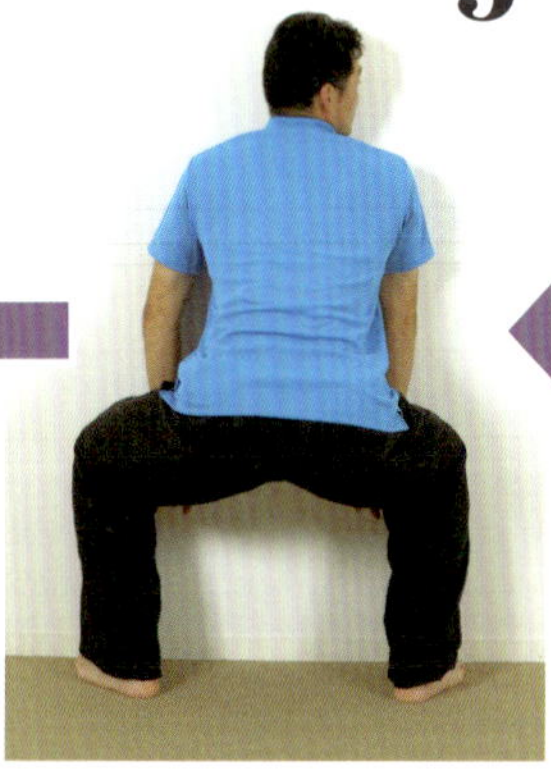

同様に膝を外側にキープできれば、壁にぶつからない。

6

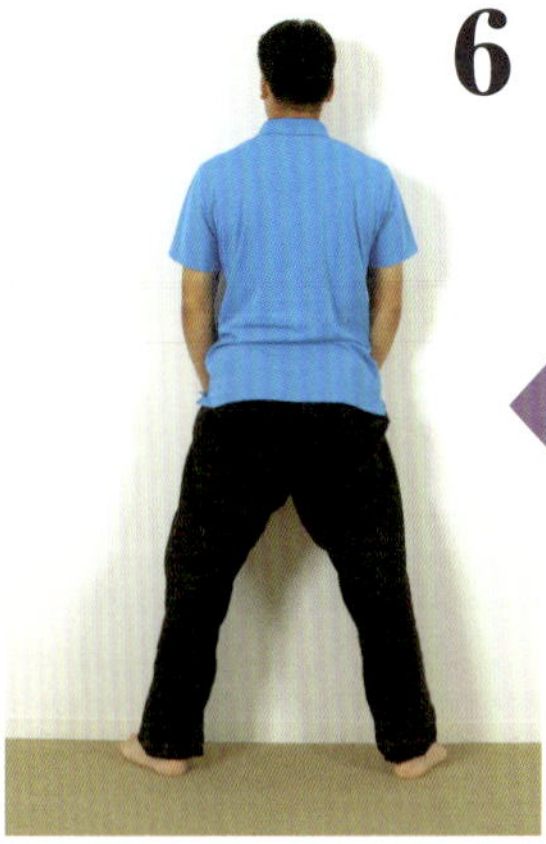

小指と膝を適切に使えば、壁スクワットができる。

親指に力が入っている場合　NG例

1

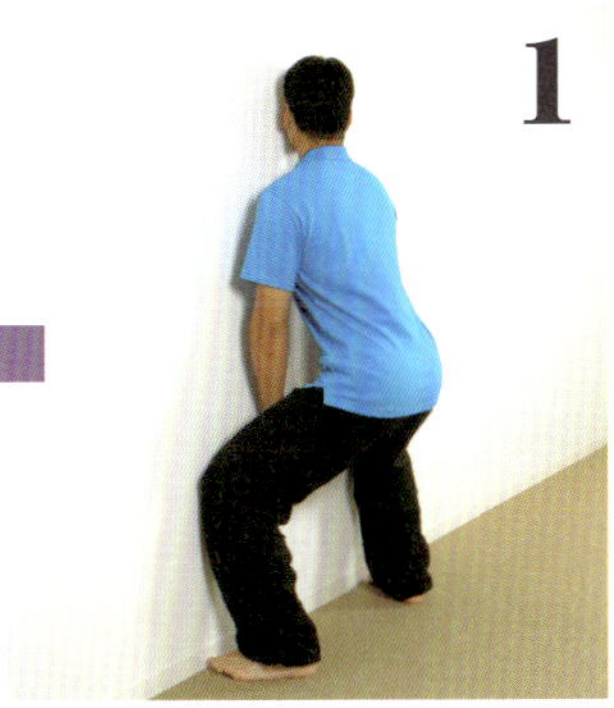

親指に力が入ると膝は内側を向く。

2

そのままの姿勢でしゃがむと、壁に膝がぶつかってしまう。

3

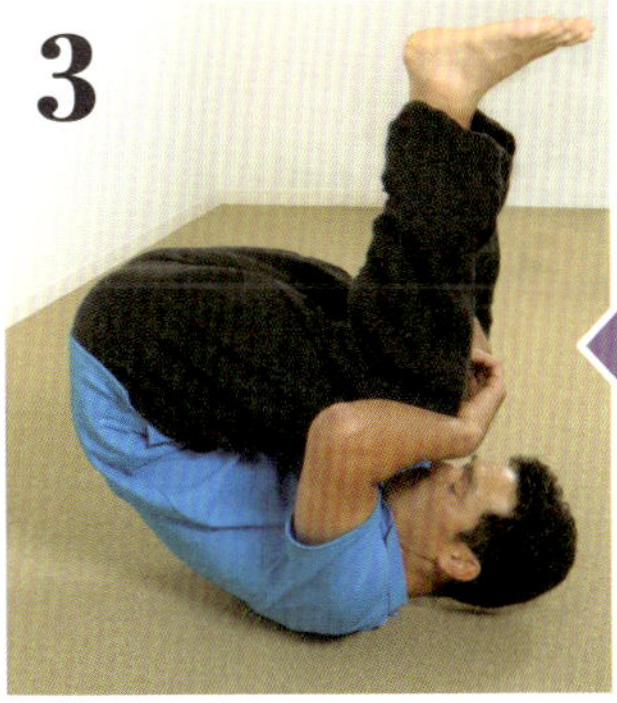

結果、壁に押されて後ろに倒れてしまう。

小指に力を入れ、膝が外側を向いている場合　よい例

1

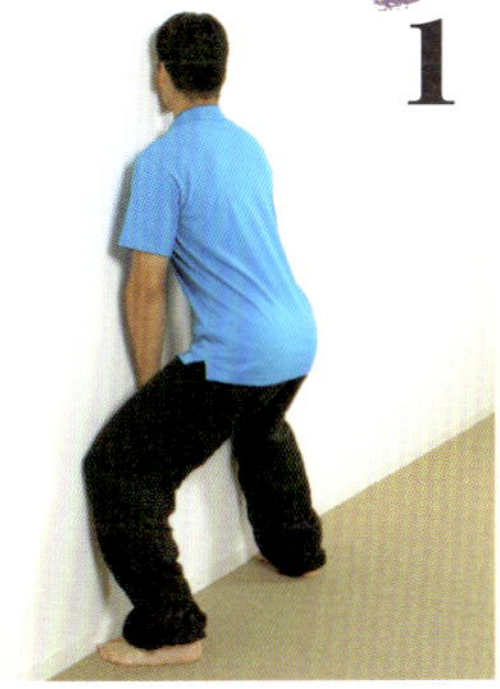

小指に力が入れば、膝は自然と外側を向く。

2

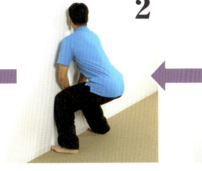

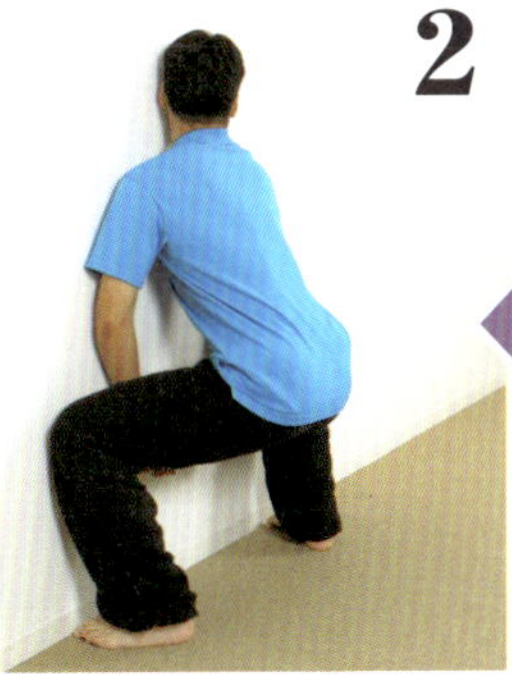

壁にぶつかることなく、膝を出げることができる。

3

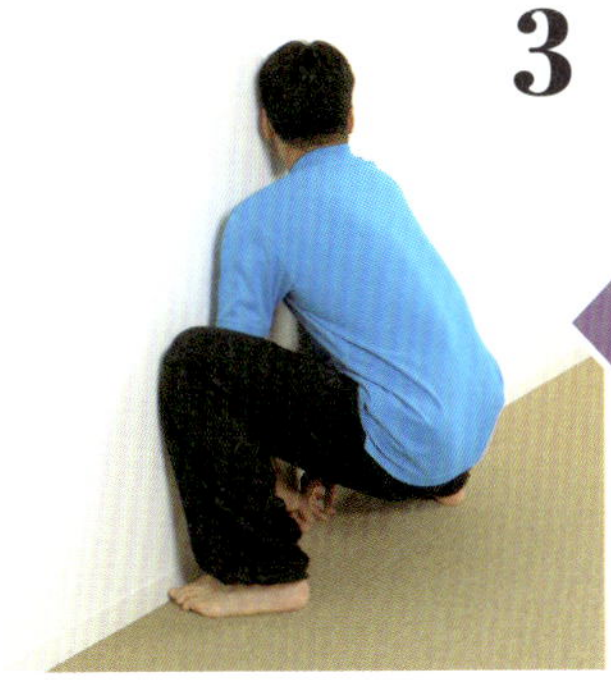

下までしゃがむことができる。

4

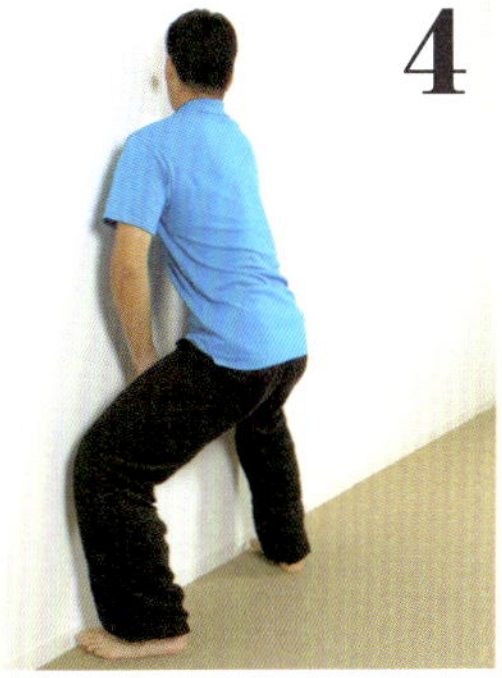

そのままの体勢で、立ち上がる。

5

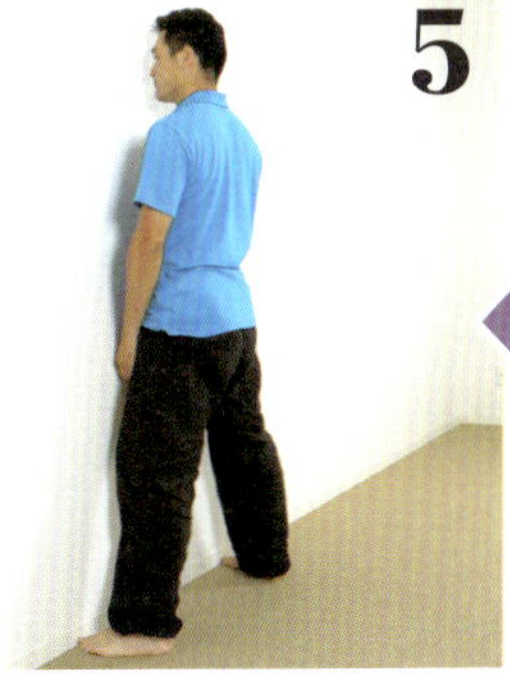

膝を外側にキープできれば、壁にぶつからない。

膝は内側を向き、やや閉じた状態にすると前に出やすくなる。その場合、親指に力が入っていることがしばしば。逆に膝が外側に向き、開いているような状態だと、小指に力が入っている場合が多い。小指と膝をうまく使えていれば、壁に押されずに、ちゃんとスクワットができる。

タオルギャザー

足の小指まで しっかり力を入れて

タオルを足指でつまんでいく運動です。土踏まずがないという人などは、ぜひ実践していただきたいトレーニングです。また、繰り返し述べているように、「足の小指に力を入れる」ことは、体をより効果的に動かすことにつながります。この動きを自然とできるようになるためにも、このトレーニングがおすすめです。

さほど難しくない運動ですが、親指だけでタオルをつまんでしまっている人が、意外と多いと思います。これだと、親指を握る筋肉しか鍛えられませんので、逆効果になってしまいます。

ですので、タオルギャザーをやる際は、とにかく全部の指でぎゅっとタオルを握るようにしてください。特に小指を意識しないと、逆効果になってしまうので要注意です。慣れないうちは足がつってしまうこともあるかもしれません。無理のない範囲で、継続して、小指を意識して行ってください。

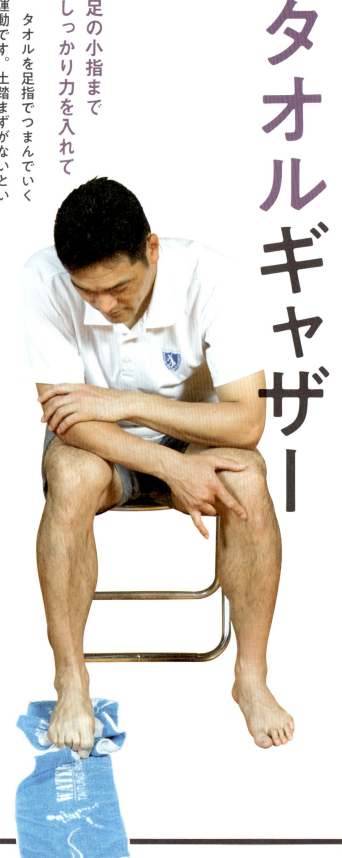

全部の指でしっかりとタオルをつかみ、握って放して、を交互に繰り返す。これができると、自然に「小指に力を入れる」ことができるようになる。

親指だけでつかまない

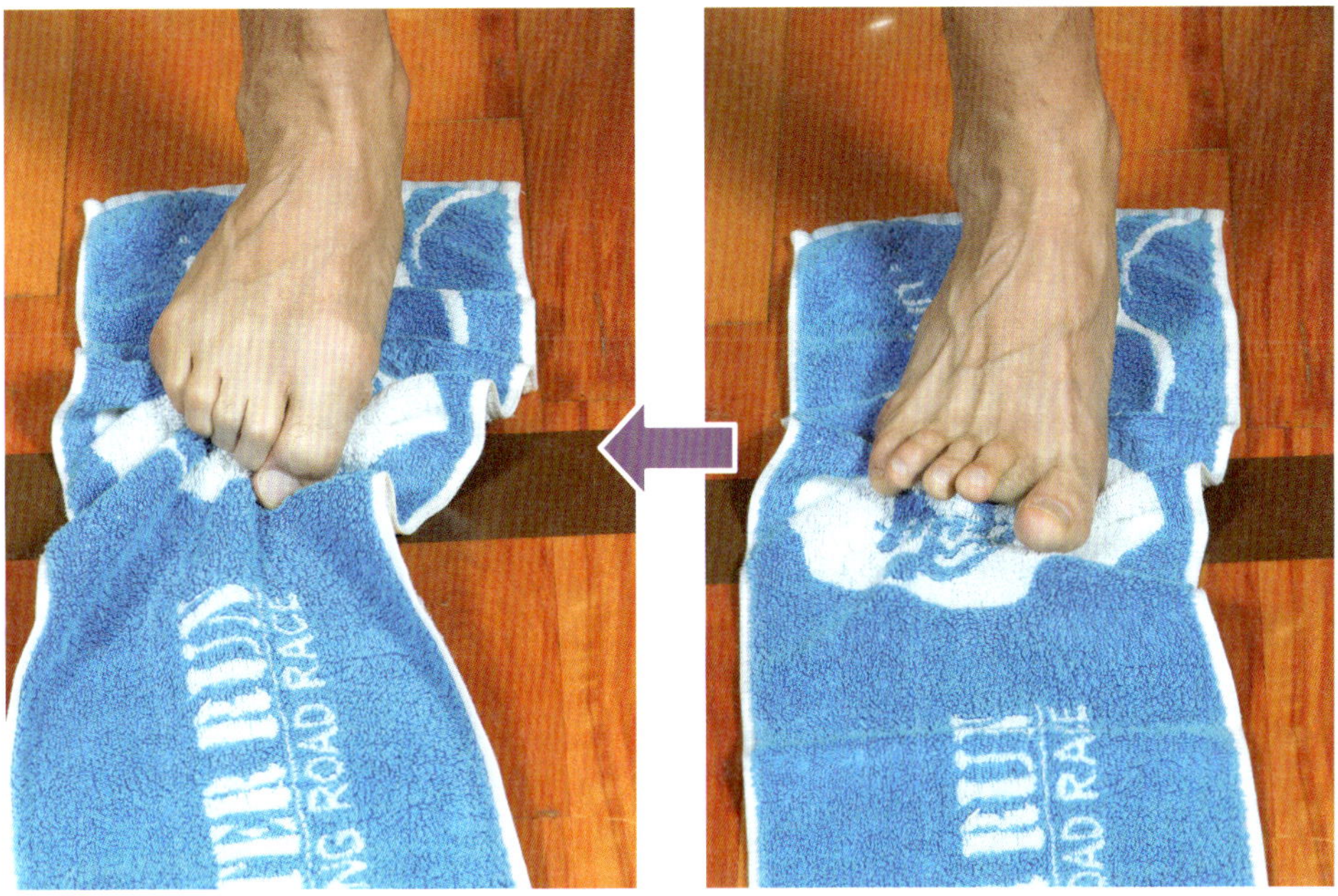

NG例

小指が曲がらないで、親指だけに力を入れて行う人が多い。早くつまんでいけるが、これでは効果が小さいか、逆効果。

小指に力を入れてつかむ

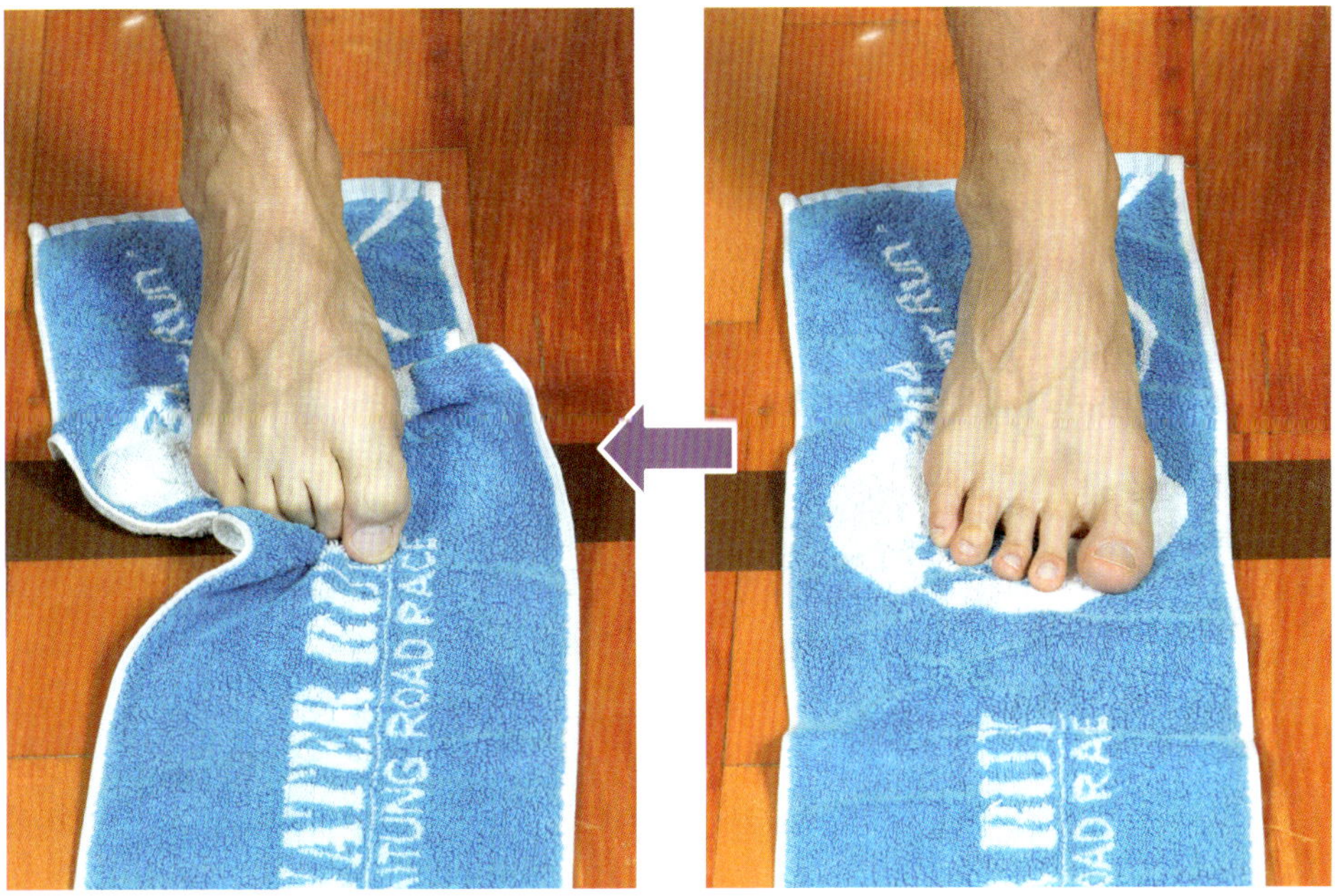

よい例

全部の指で握ることを意識しましょう。特に小指が動いていない人が多いので、「小指で、小指で」を意識して行う。

テニスへの応用

骨盤が回ることで速く正確なボールが打てる

テニスでボールを打とうとする際、ラケットを握っている側の脚に体重を移しますが、多くの場合、膝に体重を乗せて膝の曲げ伸ばしで体を回転させようとするため、スイングのスピードに脚のエネルギーがうまく伝わりません。

では、ここに68ページで解説した「股関節をたたむ動き」を取り入れると、どうでしょうか。まず、ラケットを握っているほうの股関節をたたみ、次に反対側の股関節に体重を乗せて、そのまま

○ よい例

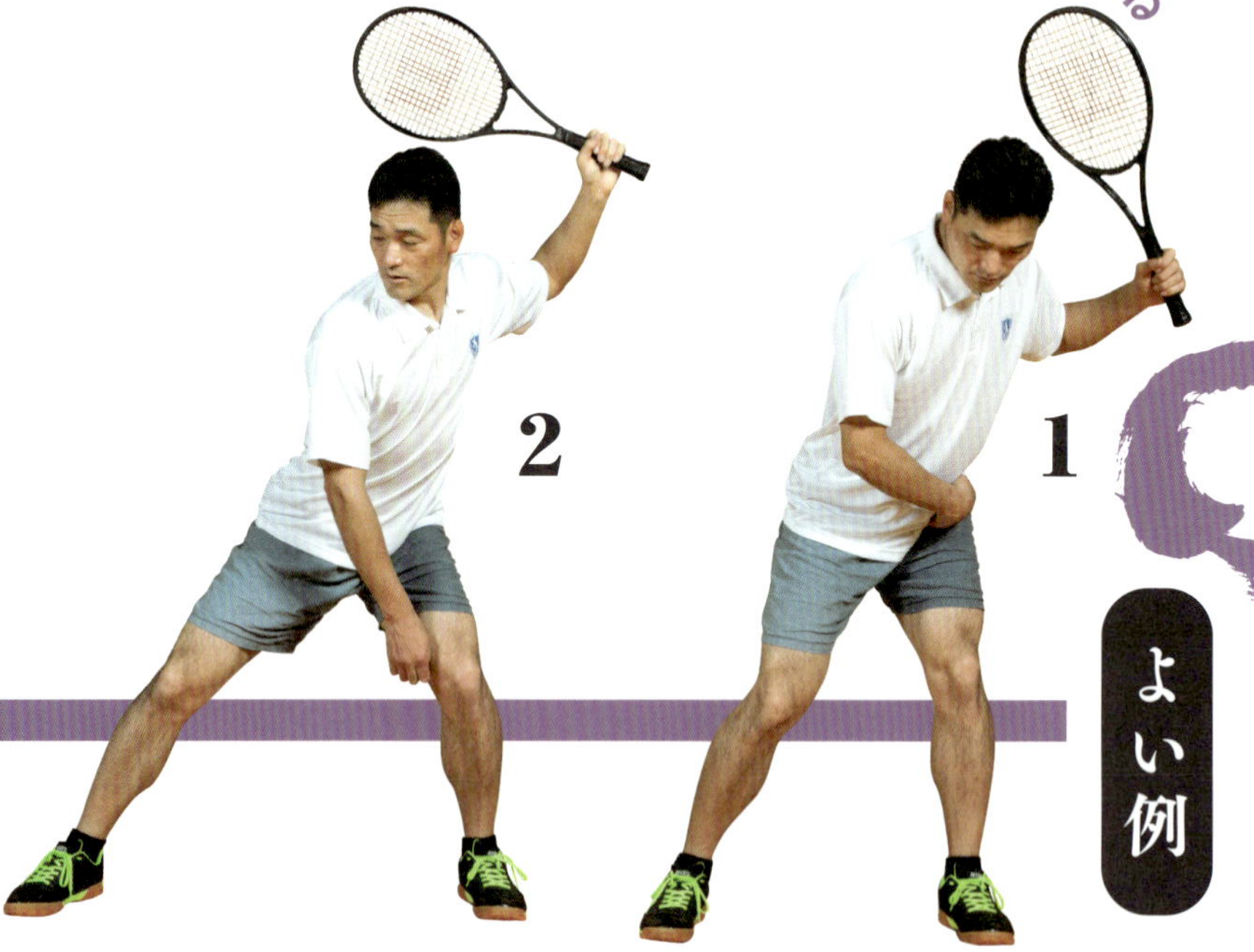

× NG例

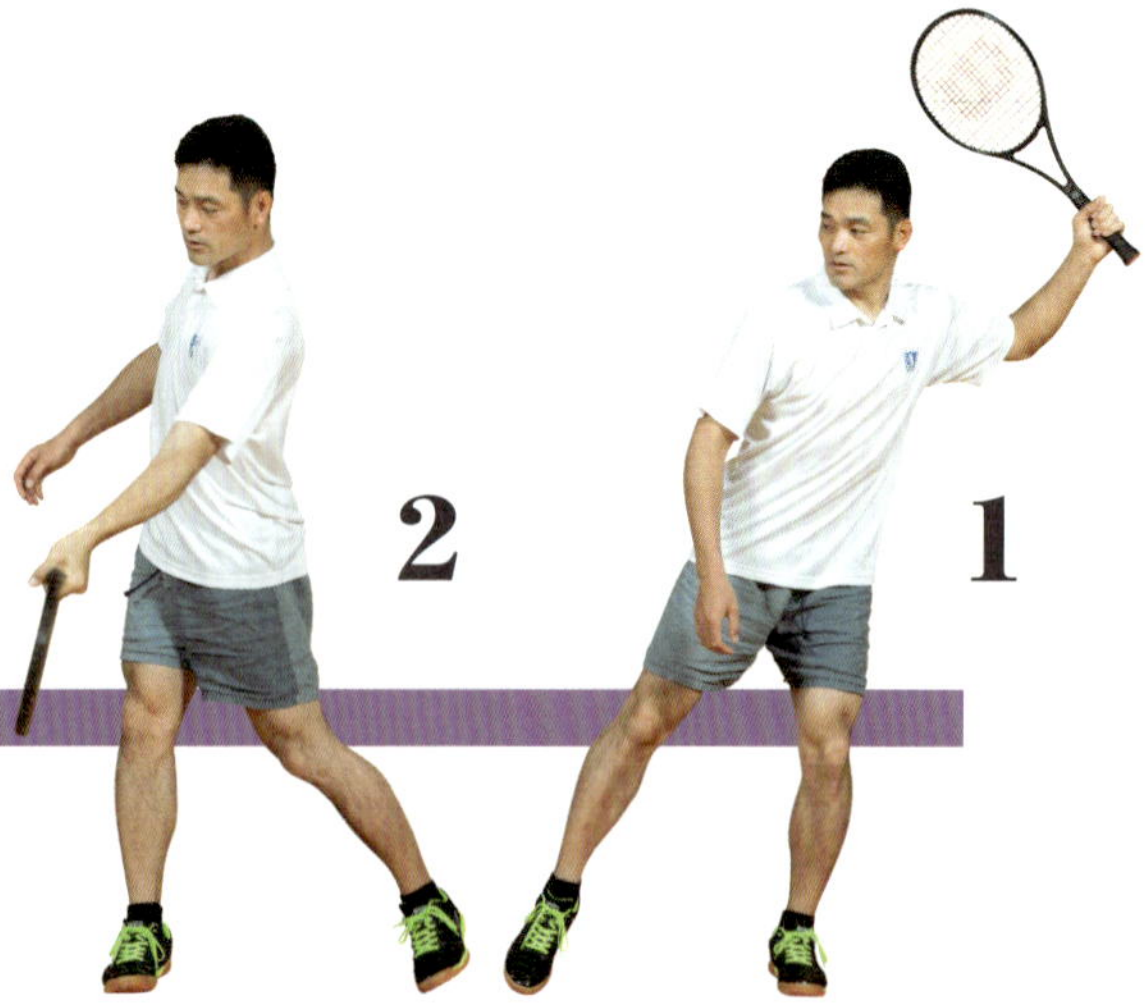

❶ ラケットを持たないほうの脚の膝が内側を向き、体重が股関節ではなく膝に乗っている。

❷ 膝の曲げ伸ばしでは骨盤の回転が不十分で、腕だけでスイングすることに。

❸ 脚や骨盤の運動が不十分なので、ボールスピードも出ない。

股関節をたたみます。すると骨盤がくるっと回るようになり、ラケットを速く強く振ることにつながります。スイング系のスポーツの場合、股関節をたたむ・たたみ返すという流れはとても大事になってくるので、この動きをしっかり練習してください。

　テニスの場合、ラケットを握っている側の股関節をたたみ、次に反対側の股関節をたたむという動きができると、ラケットを速く振ることができます。それをきちんとできるようにするためにも、肩甲骨の動きや膝の向きといった基本は押さえておくことが前提です。NGの動きを見ながら、ポイントとなる動きを再確認しておきましょう。

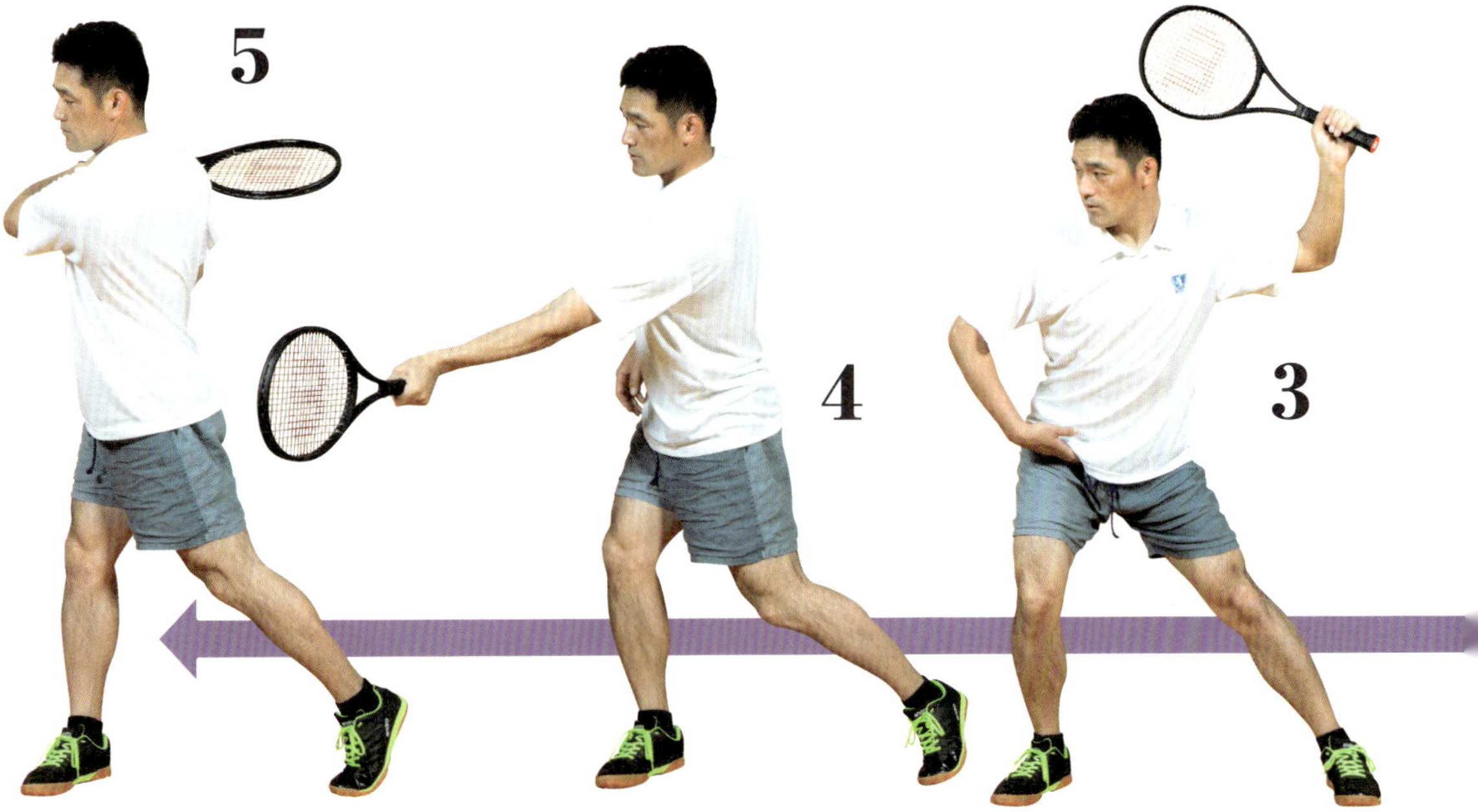

❶❷ 脚を開いてラケットを持っている側の股関節をたたみ、テイクバックの体勢に入る。足の小指に力を入れ、膝は外向きに。ラケットを持つ側の肩甲骨は、ぐっと後ろに出すことも意識して。

❸ 反対側の股関節に体重を乗せ、股関節をたたみ返す。すると、骨盤がくるっと回る。

❹ 骨盤が回ることで、ラケットを強く、速く振ることができる。腕ではなく、脚でスイングの速さが作られる。

❺ 腕はコントロールに専念できるので、ショットの正確性が増すことにつながる。

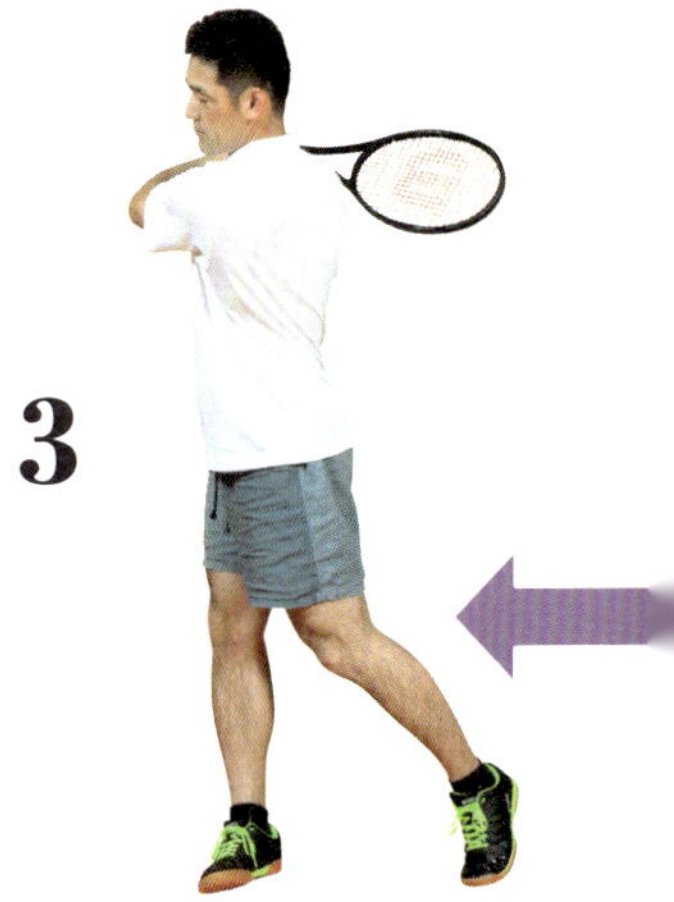

肩甲骨を意識！

ゴルフへの応用①

スイングの際は肩甲骨を下げて

本書で解説した体の動かし方は、ゴルフの動きにも応用できます。構えたときに肩（肩甲骨）が上がっていると、腕と体幹がばらばらになり、腰をひねっても腕がついていきません。肩甲骨を下げた体勢で構えると、体幹から腕までがちゃんとつながり、クラブにしっかり力が伝わります。

ただし、下げすぎると窮屈に感じて打ちづらくなるかもしれないので、自分にしっくりくる肩甲骨の位置を見つけてください。

NG例

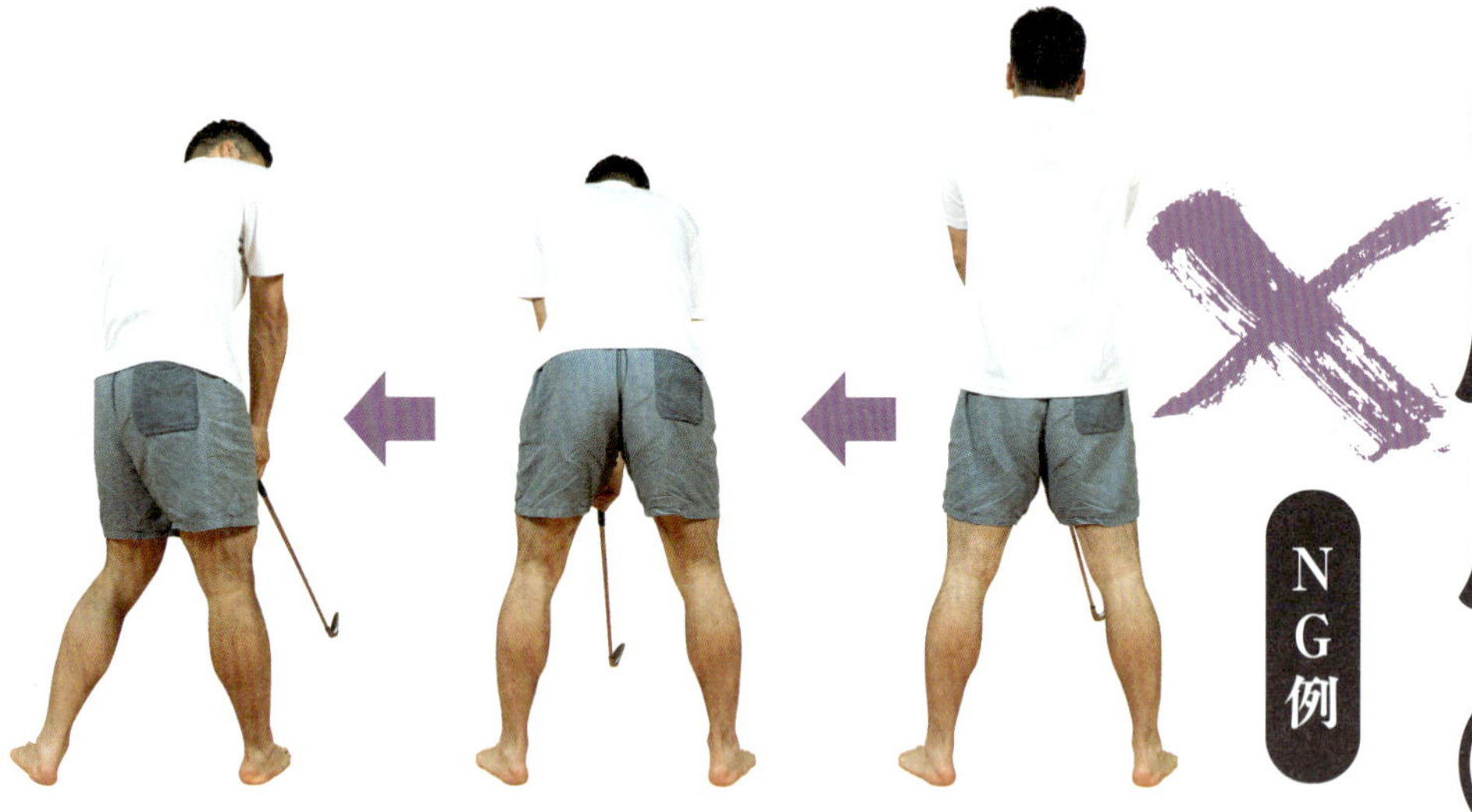

膝は外に向けて立ち、肩が上がらないよう気をつけながら腰を回していく。

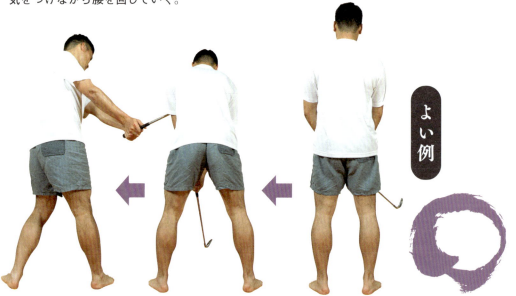

よい例

ゴルフへの応用②

股関節を意識したゴルフ・スイング

ゴルフのスイングの際、股関節が動かないと、腰だけで不十分にひねることになります。その場合、肩は入っているけれども、腰が十分に動いていないため、体の力が伝わりづらい窮屈な動きになってしまいます。股関節をうまく動かせると、体の力をうまくスイングに活かすことができます。また、股関節・腰がうまく回らないと、無理に踏ん張らざるを得ず、腰痛や膝痛など故障の原因にもなりやすいので要注意です。

NG例

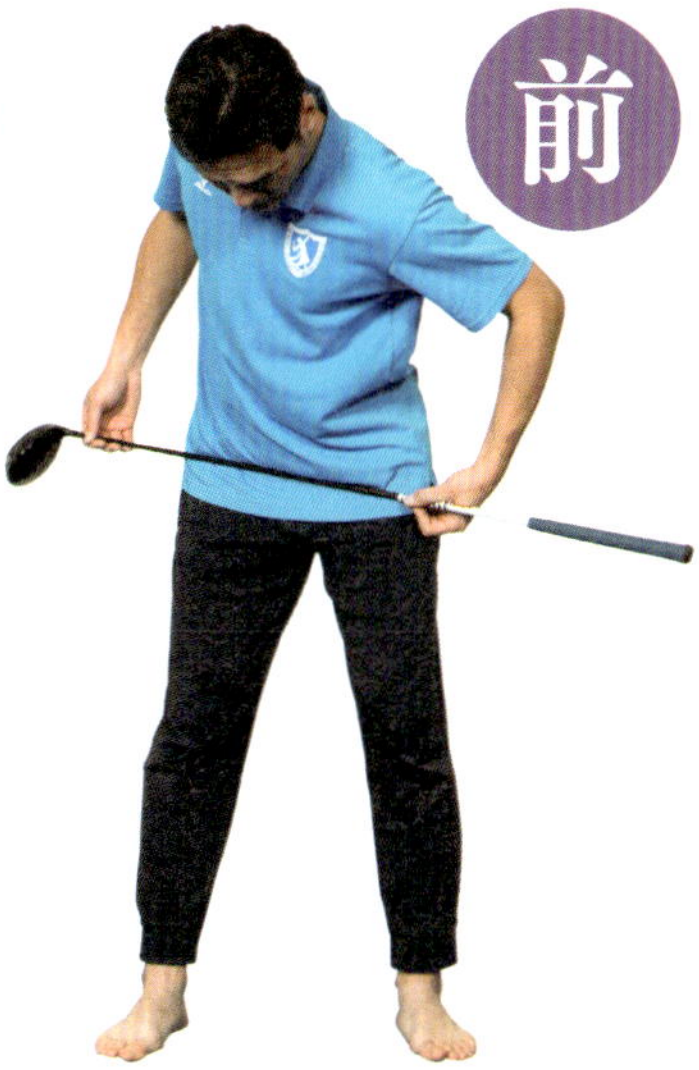

前

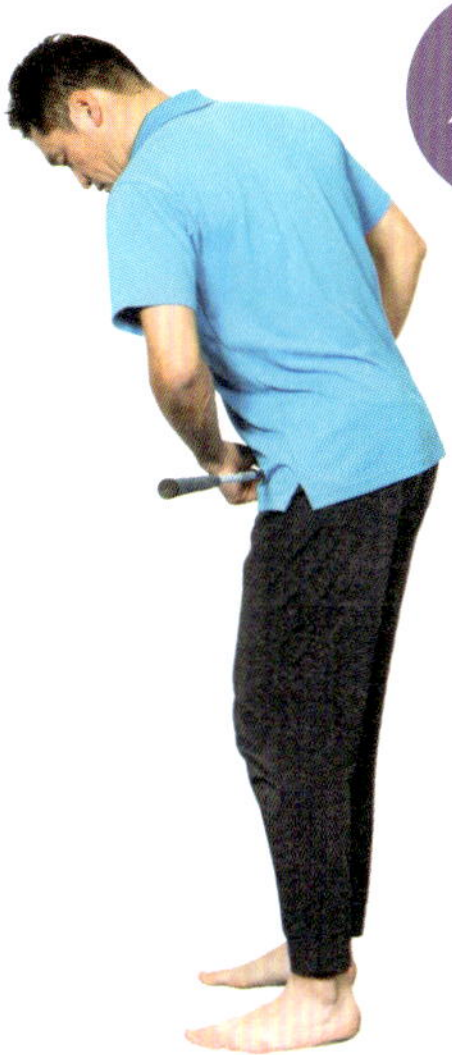

横

股関節が動いていないため、腰だけでひねるスイングとなる。腰や膝で踏ん張るため、怪我もしやすい。

よい例

骨盤を入れた動き

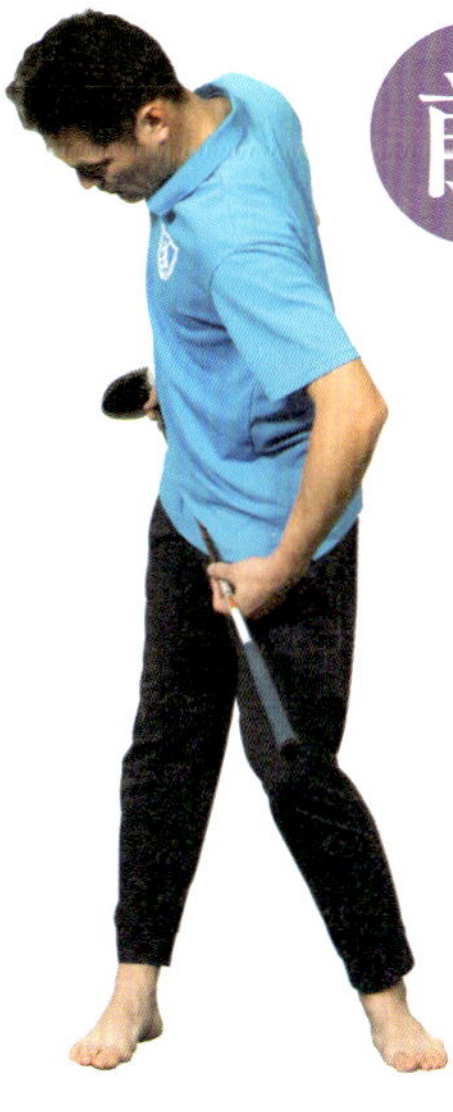

前

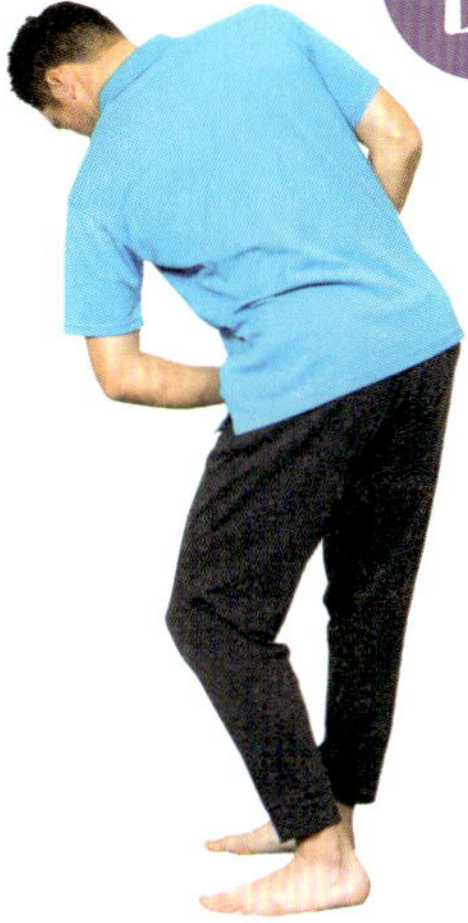

横

股関節をうまく動かせると、腰にもうまくひねりが加わり、全身でスイングすることができる。

監修者紹介

高橋佳三（たかはし　けいぞう）

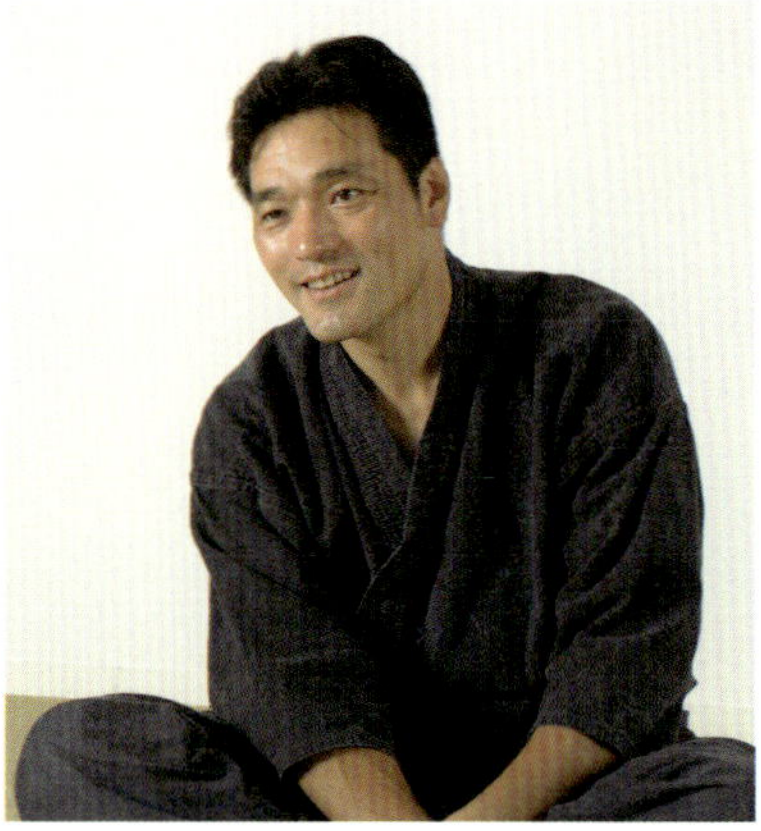

1974年7月15日、福井県生まれ。びわこ成蹊スポーツ大学教授。筑波大学大学院博士課程人間総合科学研究科修了。専攻はスポーツバイオメカニクス。野球との関わりは深く、小学校2年次より大学3年次までは選手として、以後、指導者として長く携わる。2003年、桑田真澄投手（当時・読売ジャイアンツ所属）の復活の陰に甲野善紀氏の古武術があったことを知り、学び始める。以後、光岡英稔氏より中国武術「韓氏意拳」、日本摔跤（シュアイジャオ）協会会長の駒井雅和氏より中国式レスリングといわれる武術「摔跤」を学ぶ。

取材協力

びわこ成蹊スポーツ大学

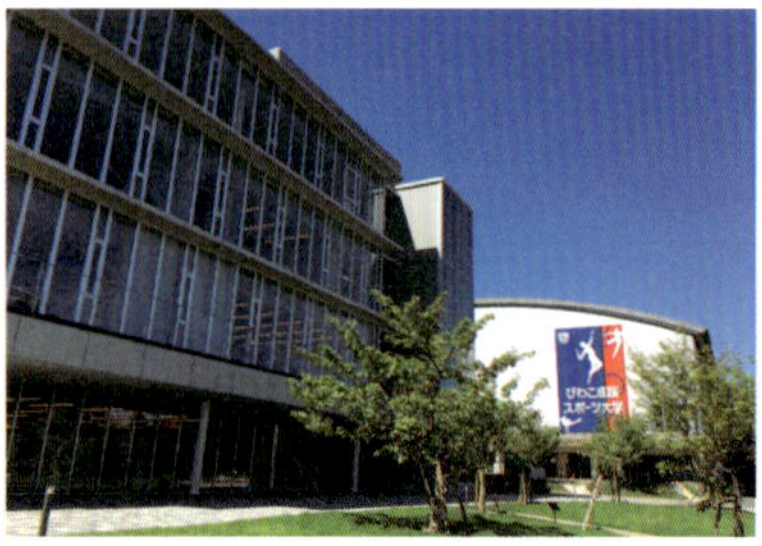

〒520-0503　滋賀県大津市北比良1204
https://biwako-seikei.jp

2003年に日本で初の「スポーツ」を冠にする大学として開学。スポーツを総合的な視野から把握し、未来のスポーツのあり方とその実践方法を考えるために「スポーツ学部」を設置。スポーツを専門的に学ぶ8つのコースがあり、今後のスポーツ領域をリードし、新しいスポーツ文化を創造する、深い知識と実践力を備えた人材を養成。

大きな活字と写真でよくわかる！
古武術に学ぶ
100歳まで動けるカラダ

2025年4月26日　第1刷発行

監　修　　高橋佳三
発行人　　関川 誠
発行所　　株式会社宝島社
〒102-8388
東京都千代田区一番町25番地
電話：営業　03-3234-4621
編集　03-3239-0646
https://tkj.jp
印刷・製本　株式会社シナノ

Printed in Japan
ISBN978-4-299-06707-4